PHYSIQUE MÉDICALE.

Paris — Imprimerie de L. MARTINET, rue Mignon, 2.

PHYSIQUE MÉDICALE

DE LA CHALEUR

PRODUITE

PAR LES ÊTRES VIVANTS

PAR

J. GAVARRET

Professeur de physique médicale à la Faculté de médecine de Paris

Avec 41 figures dans le texte

PARIS

LIBRAIRIE DE VICTOR MASSON

PLACE DE L'ÉCOLE-DE-MÉDECINE

1855

PRÉFACE.

L'utilité de l'introduction des sciences physiques et chimiques dans les études de physiologie et de pathologie n'est plus un sujet de doute pour personne. Nous sommes bien loin de l'époque où Bichat disait dans son *Anatomie générale* : « Comme les sciences physiques ont » été perfectionnées avant les physiologiques, on a cru » éclaircir celles-ci en y associant les autres; on les a » embrouillées, c'était inévitable... Laissons à la chimie » son affinité, à la physique son élasticité, sa gravité; » n'employons pour la physiologie que la sensibilité et la » contractilité. » Les travaux modernes ont heureusement renversé, à tout jamais, cette barrière que notre grand physiologiste s'efforçait d'élever entre *les lois des corps inertes et les phénomènes des corps vivants*. L'analyse a démontré que toute substance organique se compose d'un petit nombre d'éléments inorganiques, combinés sous une forme plus complexe que dans les corps purement inertes. Tout le monde comprend aujourd'hui que les agents physiques interviennent, comme cause ou comme effet, dans les fonctions de tout être vivant, et que les conditions physiques extérieures exercent une profonde influence sur son développement et son mode d'existence. A chaque pas, dans les études médicales, surgissent des problèmes dont la solution appelle impérieusement le concours des lumières fournies par les diverses branches de connaissances humaines ; la vie elle-même ne peut être saisie que dans les actes de l'organisme, et ces actes, pour une grande part, relèvent des lois de la physique et de la chimie. Dans une Faculté de médecine, le cours de physique est donc un complément nécessaire des études physiologiques, et en même temps une préparation utile aux études d'hygiène, de pathologie et de thérapeutique.

En dehors des propriétés générales de la matière et des actions moléculaires, la physique comprend la recherche des lois de production et de manifestation de la chaleur, de la lumière et de l'électricité. Chacune de ces parties de la physique fournit à l'observateur des notions spéciales et précieuses qu'il ne doit jamais perdre de vue, soit qu'il veuille, par l'analyse, découvrir la véritable cause des fonctions, soit que, s'élevant à des considérations plus générales, il veuille étudier l'être vivant dans ses rapports avec le monde extérieur. La science est riche de faits recueillis dans cette direction, mais ces faits sont épars dans des mémoires spéciaux, dans des communications adressées aux diverses académies, dans les grandes collections nationales et étrangères : personne n'a essayé de réunir ces matériaux dans un travail d'ensemble où ils seraient discutés et méthodiquement classés par ordre de matières. Un traité de physique médicale doit comprendre l'histoire de ces diverses applications, le développement des principes qui leur servent de base, et l'exposition des méthodes rigoureuses propres à servir de guide aux médecins dans ces difficiles et importantes recherches.

Convaincu de l'utilité d'un ouvrage de ce genre, nous offrons aujourd'hui, aux élèves et aux médecins, une première étude de physique médicale sur les sources de la chaleur produite par les êtres vivants dans l'état physiologique. Quant aux variations de la température de l'homme dans les maladies, nous avons, à dessein, évité d'en parler ; en raison de l'étendue et de l'importance des questions qui s'y rattachent, l'histoire de la calorification dans l'état pathologique mérite d'être exposée à part avec tous les développements qu'elle comporte. Cette publication sera immédiatement suivie d'un travail semblable sur le rôle de l'électricité, considérée comme cause ou comme effet, dans les fonctions de l'économie, et sur l'emploi de cet agent en thérapeutique. Notre intention est de passer ainsi successivement en revue toutes les applications de la physique à la médecine.

Dans notre travail, nous avons adopté une unité de mesure invariable pour toutes les quantités de même espèce. Les températures sont indiquées en degrés du thermomètre centigrade ; les poids et les capacités sont rapportés au kilogramme, au litre et à leurs subdivisions. En même temps qu'elle épargne au lecteur des calculs fastidieux de transformation des mesures anciennes ou étrangères en mesures nouvelles et françaises, cette manière uniforme d'exprimer la valeur des résultats permet de présenter les déterminations numériques empruntées aux divers observateurs, sous une forme qui les rend

directement comparables et en laisse saisir immédiatement les vrais rapports. Ainsi, l'interprétation des faits
particuliers, et l'appréciation du degré d'exactitude de
chacune des méthodes employées deviennent beaucoup
plus faciles.

Paris, 20 mai 1855.

PHYSIQUE MÉDICALE.

DE LA CHALEUR
PRODUITE PAR LES ÊTRES VIVANTS.

Les êtres vivants sont soumis aux lois générales des échanges de chaleur entre corps voisins, soit au contact ou par conductibilité, soit à distance ou par voie de rayonnement. Cependant, *tant qu'ils vivent*, quelque place qu'ils occupent dans l'échelle des êtres, ils jouissent de la faculté remarquable de ne se mettre *nécessairement* en équilibre de température, ni avec les corps inorganiques, ni avec les autres êtres vivants placés dans leur voisinage, ni même avec le milieu gazeux ou liquide qui les enveloppe de toutes parts. Dans les conditions *normales* de leur développement et de leur existence, les êtres organisés ont et conservent une température *supérieure* à celle du milieu ambiant; l'observation la plus vulgaire le démontre pour les oiseaux et les mammifères. Il est nécessaire de recourir à des procédés d'investigation plus délicats, et surtout de se garantir avec soin de l'action réfrigérante de l'*évaporation*, pour vérifier l'exactitude de cette proposition dans le reste du règne animal et dans toute l'étendue du règne végétal ; mais le fait n'en est pas moins général et aujourd'hui incontestable.

Lorsque, *exceptionnellement*, la température, autour d'eux, dépasse 40° à 45°, les êtres vivants résistent à l'échauffement et se maintiennent au-dessous de la température extérieure, pourvu toutefois que l'influence ne soit ni assez intense ni assez prolongée pour compromettre définitivement leur existence.

La recherche des causes qui, dans des limites variables selon les espèces et les classes, rendent la température des êtres organisés indépendante des oscillations de celle du milieu ambiant, a de tout temps beaucoup préoccupé les physiologistes. Grâce aux importants travaux des physiciens et des chimistes, ces causes sont aujourd'hui bien connues; l'histoire de la calorification est une des parties les plus avancées de la physiologie générale. Au milieu des efforts tentés pour élucider ce point de la science, bien des matériaux précieux ont été recueillis, bien des théories ont été proposées; avant d'aborder l'exposition des uns et la discussion des autres, il nous paraît utile de passer rapidement en revue les *principaux procédés thermométriques* et d'exposer les *notions fondamentales de calorimétrie*. Cette double étude préliminaire nous permettra de fixer la véritable signification des expressions empruntées à la physique, et d'introduire dans notre langage un degré de précision indispensable pour apprécier à leur juste valeur les conquêtes de la science moderne, et les objections encore adressées par quelques physiologistes à la doctrine qui place dans les phénomènes physico-chimiques de la respiration et de la nutrition la source de la chaleur produite par les êtres vivants.

CHAPITRE PREMIER.

INSTRUMENTS ET PROCÉDÉS THERMOMÉTRIQUES.

Les instruments employés pour déterminer la température des êtres vivants sont : 1° diverses espèces de thermomètres ; 2° des appareils thermo-électriques.

ARTICLE PREMIER.

DU THERMOMÈTRE.

Toute variation de la température d'un corps quelconque, solide, liquide ou gazeux, est accusée par une variation correspondante de son volume. Parmi les effets si nombreux et si variés qui traduisent l'action de la chaleur sur la matière pondérable, le changement de volume des corps, à cause de sa généralité et surtout du haut degré de précision dont son appréciation est susceptible, a été choisi comme moyen de mesurer et de comparer leur température. La science possède des thermomètres fondés sur la dilatation des liquides, d'autres sur celle des gaz, d'autres enfin sur celle des solides ; tous ont leur utilité incontestable, et, parmi ces divers instruments, l'observateur doit savoir choisir celui qui convient le mieux au genre de recherches qu'il a en vue. Dans les études de physiologie on a, avec raison, donné la préférence aux thermomètres construits avec des liquides, et, parmi ces derniers, au thermomètre à mercure, dont la marche est parfaitement régulière dans les limites de température que comporte ce genre d'observations ; c'est donc le seul dont nous ayons à nous occuper dans ce travail.

Les divers thermomètres, fondés sur la dilatation du mercure, ne diffèrent en réalité que par le mode de graduation de l'échelle qui sert à mesurer la *dilatation apparente* du liquide contenu dans l'enveloppe de verre ; nous passerons successivement en revue ceux qui ont été et ceux qui sont encore employés : il est nécessaire de les comparer pour se faire une idée juste de la valeur relative de leurs indications.

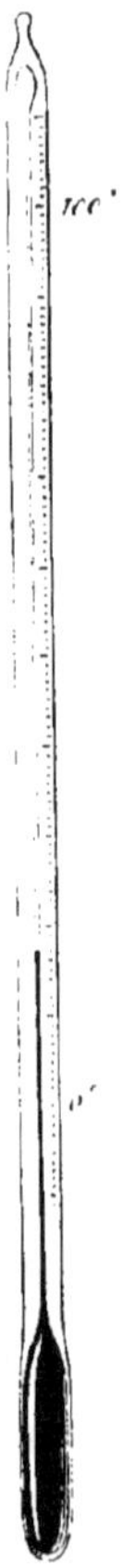

§ I. — Thermomètre centigrade.

Dans le thermomètre centigrade, le *point fixe inférieur* ou *zéro* correspond à la température de la glace fondante ; le *point fixe supérieur* marqué 100° correspond à la température de l'eau distillée bouillante sous la pression normale de 76 centimètres de mercure (fig. 1). L'intervalle qui sépare les deux points fixes est divisé en 100 parties égales, et chacune de ces parties est appelée *degré* ; la division de la tige en parties égales aux précédentes est ensuite continuée au-dessus et au-dessous des points fixes. La température, marquée par l'instrument, est traduite par le nombre de degrés dont la colonne de mercure s'est

Fig. 1.

Thermomètre centigrade.

élevée au-dessus ou abaissée au-dessous du point fixe inférieur ou *zéro* de l'échelle. Dans le thermomètre centigrade, le *degré*, ou *unité de température*, est donc la *centième* partie de la *dilatation apparente* qu'éprouve le mercure de l'instrument quand il passe de la température de la glace fondante à celle de l'eau distillée bouillante sous la pression normale de 76 centimètres de mercure.

§ II. — Thermomètre Réaumur.

Dans le thermomètre Réaumur, les points fixes correspondent aussi à la température de la glace fondante et à celle de l'eau distillée bouillante sous la pression normale de 76 centimètres de mercure (fig. 2); le point fixe inférieur est également marqué 0°, mais le supérieur est marqué 80° : l'intervalle entre les deux points fixes est donc divisé en 80 parties égales, tandis qu'il l'est en 100 dans le thermomètre centigrade. Il en résulte que le *degré Réaumur* est plus grand que le *degré centigrade*. Dès lors, une même température mesurée successivement ou simultanément avec un thermomètre Réaumur et avec un thermomètre centi-

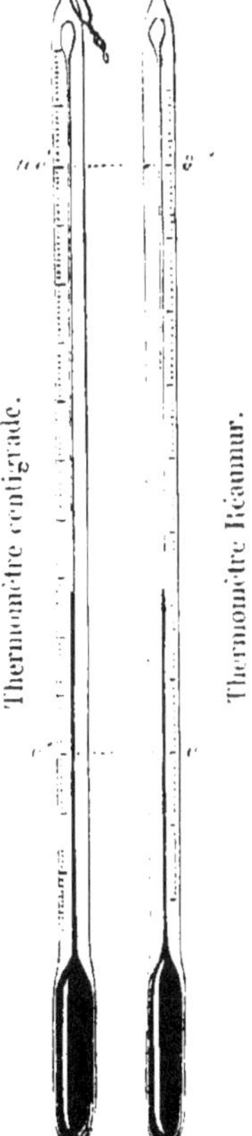

Fig. 2.

grade sera traduite par un nombre de degrés *plus petit* dans le *premier cas* que dans le *second*. Il est donc important de savoir ramener les indications de l'un de ces instruments à celles que l'autre aurait fournies dans les mêmes circonstances.

Pour cela, il suffit de se rappeler qu'une *même quantité*, l'intervalle qui sépare la température de la glace fondante de celle de l'eau bouillante, comprend 80 degrés Réaumur et 100 degrés centigrades. Une température quelconque, mesurée avec un thermomètre Réaumur et avec un thermomètre centigrade, sera donc traduite par des nombres de degrés qui seront dans le rapport de 80 à 100, ou plus simplement de 4 à 5. Ainsi, par exemple :

1° Le thermomètre Réaumur a marqué 32°, on veut connaître x le nombre de degrés qu'aurait marqué un thermomètre centigrade, dans les mêmes circonstances. Nous aurons, pour déterminer x, la proportion suivante :

$$32 : x :: 80 : 100, \text{ ou } 32 : x :: 4 : 5 ;$$

$$\text{d'où } x = 32 \times \tfrac{5}{4} = 40° \text{ centigrades.}$$

Ainsi, en multipliant par 5/4 l'indication fournie par un thermomètre Réaumur, on obtient le nombre de degrés qu'aurait marqué un thermomètre centigrade, dans les mêmes circonstances.

2° Le thermomètre centigrade a marqué 45°, on veut connaître x le nombre de degrés qu'aurait marqué un thermomètre Réaumur, dans les mêmes circonstances. Nous aurons, pour déterminer x, la proportion suivante :

$$45 : x :: 100 : 80, \text{ ou } 45 : x :: 5 : 4 ;$$

$$\text{d'où } x = 45 \times \tfrac{4}{5} = 36° \text{ Réaumur.}$$

Ainsi, en prenant les 4/5ᵉˢ de l'indication fournie par un thermomètre centigrade, on obtient le nombre de

degrés qu'aurait marqué un thermomètre Réaumur,
dans les mêmes circonstances.

§ III. — Thermomètre Fahrenheit.

Cet instrument, adopté en Angleterre et en Allemagne,
a servi à faire de nombreuses observations de température
animale, il est fort important de le
comparer à notre thermomètre centigrade (fig. 3). Dans le thermomètre Fahrenheit, le point fixe inférieur
ou *zéro* ne correspond pas à la température de la glace fondante, mais
à celle d'un mélange réfrigérant
composé de proportions déterminées
de sel marin et de neige; le point
fixe supérieur, marqué 212°, correspond à la température de l'eau
distillée bouillante sous la pression
normale de 76 centimètres de mercure. L'échelle Fahrenheit diffère
donc considérablement de celles des
deux autres thermomètres déjà étudiés. Faisons d'abord remarquer
que le 32ᵉ degré de l'échelle Fahrenheit correspond exactement à la température de la glace fondante; de
sorte que, entre le *zéro* du thermomètre centigrade et la température
de l'eau bouillante, il y a 212 — 32, ou 180 *degrés Fah-*

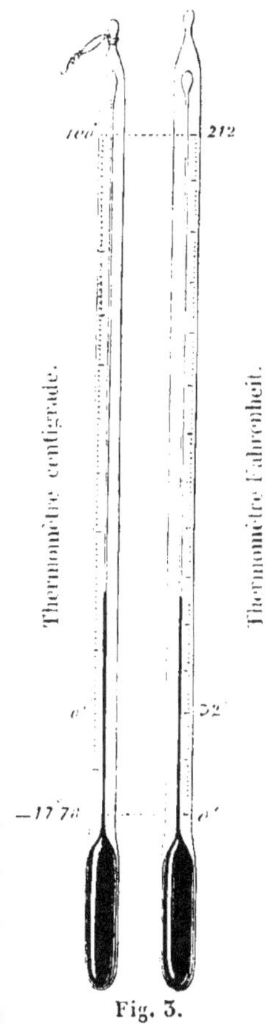

Fig. 3.

renheit. Il résulte de là qu'un intervalle quelconque de température, exprimé en degrés Fahrenheit et en degrés centigrades, sera toujours représenté par des nombres dont le rapport sera le même que celui de 180 à 100, ou plus simplement de 9 à 5. Cela posé, il devient très facile de convertir une indication du thermomètre Fahrenheit en l'indication correspondante du thermomètre centigrade.

Premier cas. — La température mesurée est supérieure à 32° du thermomètre Fahrenheit.

Le thermomètre Fahrenheit a marqué 104°, on veut connaître x le nombre de degrés qu'aurait marqué un thermomètre centigrade, dans les mêmes circonstances.

Du nombre 104° on commence par retrancher 32°, le reste 72° indique de combien de degrés Fahrenheit la température mesurée est supérieure à celle de la glace fondante ou au *zéro* centigrade. Il suffit maintenant de chercher combien 72° Fahrenheit valent de degrés centésimaux. Pour cela, nous avons la proportion suivante :

$$9 : 5 :: 72 : x = \text{le nombre de degrés centésimaux;}$$

$$\text{d'où } x = 72 \times {}^{5}/_{9} = 40° \text{ du thermomètre centigrade.}$$

Ainsi la température évaluée à 104° Fahrenheit, ou supérieure de 72° Fahrenheit à celle de la glace fondante, correspond à 40° au-dessus du *zéro* du thermomètre centigrade.

Deuxième cas. — La température mesurée est inférieure à 32° du thermomètre Fahrenheit.

Le thermomètre Fahrenheit a marqué 14°, on veut

connaître x le nombre de degrés qu'aurait marqué un thermomètre centigrade, dans les mêmes circonstances.

Cette température est évidemment inférieure à celle de la glace fondante. Si de 32° on retranche 14°, le reste 18° indique de combien de degrés Fahrenheit la température mesurée est inférieure au *zéro* centigrade. Il suffit maintenant de chercher combien 18° Fahrenheit valent de degrés centésimaux. Pour cela nous avons la proportion suivante :

$$9 : 5 :: 18 : x = \text{le nombre de degrés centésimaux ;}$$

$$\text{d'où } x = 18 \times {}^5/_9 = -10° \text{ du thermomètre centigrade.}$$

Ainsi la température évaluée 14° Fahrenheit, ou inférieure de 18° Fahrenheit à celle de la glace fondante, correspond à 10° au-dessous du *zéro* du thermomètre centigrade.

Quel que soit le thermomètre employé dans les recherches de physiologie, l'instrument doit satisfaire à deux conditions importantes : d'une part, il doit se mettre rapidement en équilibre de température avec la partie explorée, et, d'autre part, le degré doit avoir assez d'étendue sur la tige, pour qu'à l'œil nu il soit toujours facile d'apprécier directement au moins un *dixième* de sa valeur.

Pour remplir la première condition, il suffit d'employer un thermomètre dont le réservoir soit très petit. Plus, en effet, la capacité du réservoir sera faible, moins sera considérable la masse de mercure à échauffer ou à refroidir, et plus vite l'équilibre s'établira entre l'appareil indicateur et la partie explorée. Les thermomètres à petit réservoir ont encore un autre avantage. L'instrument emprunte toujours aux corps avec lesquels il est en contact, ou leur cède une certaine quantité de chaleur pour se mettre en équilibre de température avec eux. Pour que l'indication thermométrique finale soit bien la traduction fidèle de la température du corps au moment de l'observation, il faut de toute nécessité que la quantité de chaleur ainsi empruntée ou cédée par l'instrument soit négligeable par rapport à celle que possède le corps lui-même, et ne puisse pas sensiblement changer sa température. Sous peine de s'exposer à des erreurs d'observation très graves, il est donc indispensable de proportionner les dimensions des réservoirs des thermomètres au volume des animaux ou des portions d'animaux soumis à l'exploration.

Mais, si le calibre intérieur de la tige restait le même, évidemment l'étendue du degré diminuerait à mesure que la capacité du réservoir serait réduite à de plus faibles dimensions. En effet, le coefficient de dilatation apparente du mercure dans le verre, mesuré au thermomètre centigrade, étant de 1/6480, dans un instrument quelconque de ce genre le degré représentera toujours un cylindre de capacité égale à la 6480ᵉ partie du volume du métal contenu dans le réservoir et de même section transversale que le calibre intérieur de la tige. Ainsi, avec une tige de calibre invariable, la longueur du degré est directement proportionnelle à la capacité du réservoir. Il résulte aussi, des considérations précédentes, que, pour un réservoir de capacité donnée, la longueur du degré est en raison inverse de la section du calibre intérieur de la tige ou du carré du rayon du cercle qu'elle représente. On peut donc, en associant une tige extrêmement capillaire à un réservoir de petites dimensions, avoir un thermomètre *très sensible ;* c'est-à-dire qui se mette très rapidement en équilibre et dont les degrés aient assez d'étendue pour être divisés sur la tige même en *au moins* dix parties égales. On s'arrange de manière à donner au degré *cinq* millimètres et même *un* centimètre de longueur ; et, comme à l'œil nu on distingue très facilement des traits qui sont à un *demi-millimètre* de distance, il s'ensuit que la graduation de l'instrument peut donner directement la *dixième* ou la *vingtième* partie d'un degré centésimal.

§ IV. — Thermomètre à échelle fractionnée.

Pour ne pas donner à ces instruments très sensibles des dimensions en longueur qui les rendraient trop incommodes, on les construit de manière que la tige ne contienne qu'une portion très restreinte de l'échelle thermométrique (fig. 4). Supposons qu'il s'agisse de mesurer la température des animaux supérieurs, mammifères et oiseaux, dans l'état physiologique. On sait à l'avance que la température de ces animaux est toujours supérieure à 35°, et n'atteint jamais 45°. Après avoir choisi un tube suffisamment capillaire et lui avoir soudé un réservoir de dimensions

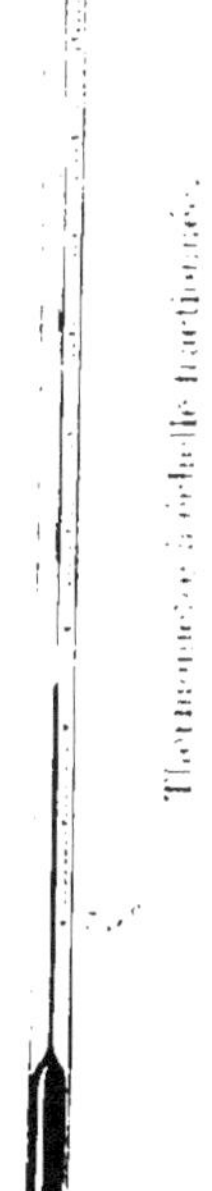

Fig. 4.

convenables, on introduit la quantité de mercure nécessaire pour que le 35ᵉ degré corresponde à la partie
inférieure, et le 45ᵉ à la partie supérieure de la tige
de l'instrument. On procède ensuite à la graduation
en plaçant le thermomètre ainsi préparé à côté d'un
thermomètre *étalon*, dans un bain dont la température est successivement élevée et maintenue constante
à tous les degrés compris entre les deux extrêmes
choisis. Dans les tubes très capillaires, le calibre intérieur peut être considéré comme exactement cylin-
drique; lorsque les degrés sont marqués sur la tige,
il suffit donc de diviser par des traits successifs l'intervalle correspondant à chacun d'eux, en 10 ou 20
parties égales, pour que l'instrument donne directement, à 1/10ᵉ ou 1/20ᵉ de degré près, toutes les températures comprises entre les limites adoptées. La graduation de ces thermomètres à échelle partielle est une
opération très délicate, les constructeurs très habiles
savent seuls en surmonter les difficultés. D'ailleurs, avec
un thermomètre tel que celui dont nous venons de
parler, il serait impossible de suivre toutes les variations
de température qu'éprouvent les animaux inférieurs; il
est nécessaire, pour des recherches de ce genre, d'avoir
une collection d'instruments dont la tige comprenne,
dans sa graduation, des portions différentes de l'échelle
thermométrique.

§ **V.** — **Thermomètre métastatique.**

M. Walferdin a imaginé un thermomètre à mercure,
extrêmement ingénieux, qui permet d'apprécier les tem-

pératures avec une très grande précision, et qui, *à lui tout
seul* (fig. 5), quoique ayant une tige de très faible longueur, peut remplacer tous les thermomètres
à échelle fractionnée dont nous venons de
parler.

Dans cet instrument, à échelle complètement arbitraire, la tige est divisée en parties
d'égale capacité. Le réservoir est très petit, et
le calibre intérieur du tube est tellement capillaire, qu'une variation de température de
3" à 4" suffit pour faire parcourir à la
colonne mercurielle toute l'étendue de la
tige. A la partie supérieure de l'instrument
est une ampoule B; le tube capillaire porte
un étranglement au point C, tout près de
l'ampoule. Il y a, dans l'instrument, assez de
mercure pour remplir le réservoir, le tube
capillaire et une partie de l'ampoule, même à
la température la plus basse qu'on se propose d'apprécier.

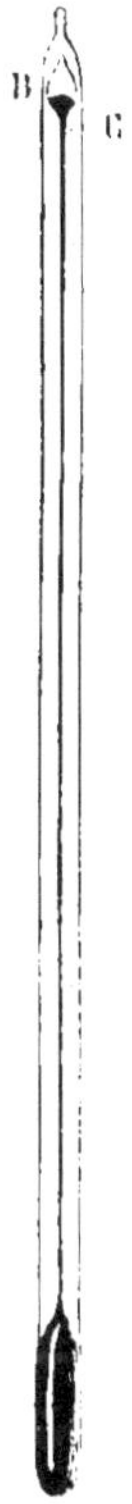

Supposons qu'il s'agisse de mesurer les différences qui existent entre les températures
des diverses parties d'un même animal. On sait, d'ailleurs, à l'avance que ces températures ne s'abaissent pas
au-dessous de 37° et ne s'élèvent pas au-dessus de
39°. On chauffe le réservoir au-dessus de 40", le
niveau du mercure s'élève dans l'ampoule B; puis
on place l'instrument dans un bain de liquide à 40° :
par l'effet du refroidissement, une partie du mercure
de l'ampoule redescend dans la tige et dans le ré-

Fig. 5.

Thermomètre métastatique.

servoir. Quand l'équilibre est bien établi et que la température est fixe à 40°, on retire le thermomètre du bain en lui imprimant une secousse brusque; la colonne mercurielle se brise en C au niveau de l'étranglement (fig. 6); le mercure situé au-dessous se sépare complétement du métal placé au-dessus, et celui-ci reste immobile dans sa position et ne peut plus se réunir au reste du mercure, tant que l'instrument est maintenu à des températures inférieures à 40°. Le thermomètre est alors préparé par l'observation; les indications seront fournies par la dilatation du mercure qui occupait le réservoir et le tube capillaire jusqu'en C, au moment où la séparation a été opérée.

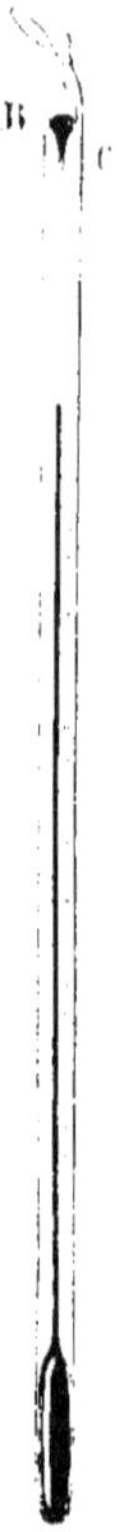

L'instrument est ensuite employé comme un thermomètre ordinaire, et l'on a soin, à chaque observation, de noter celle des divisions marquées sur la tige qui correspond à la position d'équilibre du sommet de la colonne mercurielle. Pour transformer les indications ainsi obtenues en degrés centigrades, on commence par chercher, à l'aide d'un bain d'eau convenablement échauffée et d'un thermomètre *étalon*, à quelle division de l'échelle du thermomètre métastatique correspond la température 38°, puis on laisse l'eau se refroidir *d'un degré* et l'on note de combien de divisions s'abaisse la colonne mercurielle. Connaissant ainsi le nombre de divisions qui représente la valeur *d'un degré centigrade* et la position sur la tige du 38e degré de tem-

Fig. 6.

pérature, une proportion suffit pour obtenir, en degrés centésimaux, la valeur réelle de chacune des indications de l'instrument. Il est évident, d'ailleurs, qu'une opération semblable peut être effectuée pour tous les degrés de l'échelle thermométrique, et que, par conséquent, un *seul* thermomètre *métastatique* peut remplacer avec avantage tous les thermomètres à échelle fractionnée.

Pour donner une idée de l'excessive sensibilité qu'un tel instrument peut atteindre, nous dirons que M. Walferdin a employé des thermomètres métastatiques pour lesquels le *degré centésimal* avait un *décimètre* de longueur. Une division en millimètres donnait donc directement un *centième* de degré, et la division en demi-millimètres, qui se lit sans peine à l'œil nu, donnait un *demi-centième* de degré ; avec une faible loupe il est très facile d'apprécier un *dixième* de millimètre et l'instrument pouvait indiquer un *millième* de degré. Sans aspirer à atteindre une aussi grande précision dans les mesures de température en physiologie, on pourra, à volonté et en choisissant convenablement son instrument, obtenir directement à l'œil nu un *vingtième*, un *quarantième*, un *centième* de degré ; il suffira pour cela que la tige soit divisée en *demi millimètres*, et que le tube soit assez capillaire pour que le degré occupe une longueur de *un*, *deux* ou *cinq* centimètres.

Dans les recherches thermométriques, il est nécessaire de disposer l'instrument de manière que les parties explorées enveloppent exactement son réservoir et même sa tige jusque dans le voisinage du point où doit monter la colonne mercurielle ; le thermomètre doit, d'ailleurs,

être rigoureusement maintenu en place, jusqu'à ce que l'équilibre soit établi et que la lecture de l'indication soit achevée. Sur des animaux d'un certain volume, en choisissant un thermomètre de dimension convenable, on peut l'introduire dans quelque cavité naturelle, ou le loger dans une incision faite aux téguments, ou encore le placer dans le pli d'une articulation; on satisfait alors à toutes les conditions d'une bonne observation, et l'on obtient d'excellents résultats. Avec des thermomètres à réservoir de très petite capacité, il est possible de mesurer les températures de parties de l'économie très limitées, et même celle de l'intérieur d'une veine et d'une artère, sans arrêter le cours du sang. Il est des parties profondément situées qu'on ne peut atteindre sans de grandes mutilations préalables; dans ce cas il faut opérer très vite et employer des instruments très sensibles qui se mettent très rapidement en équilibre, car leur température s'abaisse rapidement sous la triple influence du contact de l'air, de l'évaporation et de l'affaiblissement progressif ou même de la mort de l'animal. Quant à la température du cœur, on peut toujours et l'on doit l'explorer sur l'animal vivant, sans ouvrir la cavité thoracique en poussant successivement un *même* thermomètre très sensible dans les cavités gauches et droites de cet organe, à travers les gros vaisseaux du cou.

Au contact du corps des animaux, le réservoir du thermomètre est habituellement mouillé; il faut, avec grand soin, le mettre à l'abri des courants d'air; sans cette précaution, les liquides chauds, accumulés à sa surface, le refroidiraient par leur évaporation, et maintiendraient l'instrument à une température notablement inférieure à celle de la partie explorée. Nous insistons sur ces détails, parce que trop souvent ils ont été négligés par des physiologistes inexpérimentés, qui ont ainsi introduit dans la science des résultats de nulle valeur. Du reste, nous ne voulons pas ici passer en revue toutes les précautions à prendre pour obtenir de bonnes indications thermométriques. Nous aurons très souvent occasion de revenir sur ce sujet, et ces réflexions trouveront naturellement leur place dans cette partie de notre travail où nous analyserons les recherches entreprises pour déterminer la température des animaux et des végétaux. Alors aussi nous dirons dans quels cas le thermomètre à mercure doit être complétement abandonné et remplacé par les aiguilles thermo-électriques.

A cause de la température très élevée à laquelle ont été soumis les réservoirs des thermomètres pour être soufflés en sphère ou en cylindre, il se passe dans la matière qui les compose des changements moléculaires très lents. Ce travail intime dure quelquefois des années entières; il modifie le coefficient de dilatation du verre postérieurement à la graduation du thermomètre, et détermine une détérioration de l'instrument bien connue des physiciens, signalée depuis longtemps, et qui consi te en un déplacement du *zéro* de l'échelle. Il est donc nécessaire de vérifier de temps en temps les thermomètres à *échelle fixe* employés dans les recherches de physiologie. Comme généralement ces instruments n'ont que quelques degrés de course, et que leur échelle ne contient pas les points fixes, la vérification se fait en les comparant à de bons thermomètres *étalons*. Quant aux thermomètres métastatiques de M. Walferdin, l'échelle étant complétement arbitraire et la valeur du degré centésimal étant directement déterminée dans chaque série d'observations, nous n'avons pas besoin de dire qu'ils ne sont pas exposés à ce genre de détérioration.

ARTICLE II.

APPAREILS THERMO-ÉLECTRIQUES.

Nous ne voulons pas ici envisager, dans toute son étendue, la question de la chaleur considérée comme source d'électricité, cette étude trouvera naturellement sa place dans un travail que nous publierons bientôt sur les phénomènes électriques observés chez les êtres vivants. Il nous suffira, pour le moment, de rappeler succinctement les principes sur lesquels repose la construction des appareils destinés à mesurer les variations de température par l'observation des courants électriques qu'elles développent dans des circuits métalliques de forme déterminée.

Si aux deux extrémités d'un barreau d'antimoine A on soude deux barreaux de bismuth B, B (fig. 7), et qu'autour des bouts M et N du barreau ainsi composé on enroule les fils d'un galvanomètre G, tant que les soudures C et C′ sont à la même température, l'aiguille aimantée reste immobile sur le *zéro* de l'instrument. Mais si, pour une cause quelconque, la température de l'une des soudures est supérieure à celle de l'autre, immédiatement

un courant électrique prend naissance et est traduit par
une déviation de l'aiguille aimantée. Ce courant est,
d'ailleurs, toujours dirigé de manière à traverser la *soudure la plus chaude*, en cheminant du bismuth à l'antimoine. Par conséquent, si la soudure C' est échauffée, le

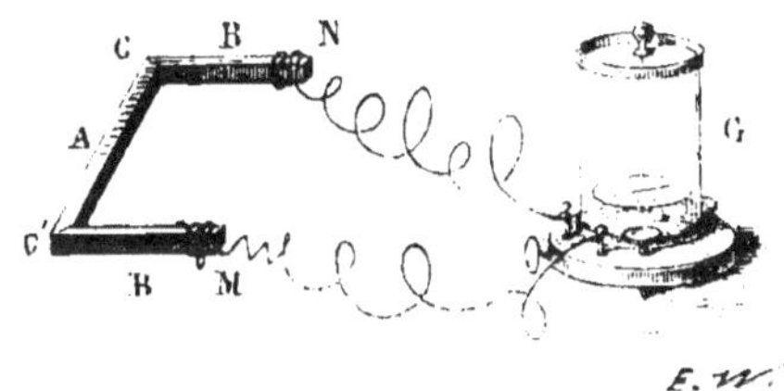

Fig. 7.

courant, dans le fil du galvanomètre, marche de N en G,
et de G en M ; si, au contraire, la soudure C est la plus
chaude, le courant se dirige en sens inverse, et marche
de M en G et de G en N dans le fil du galvanomètre.

Les barreaux de bismuth et d'antimoine peuvent être
associés en plus grand nombre, et de manière que toutes
les soudures de rang pair regardent d'un côté, tandis que

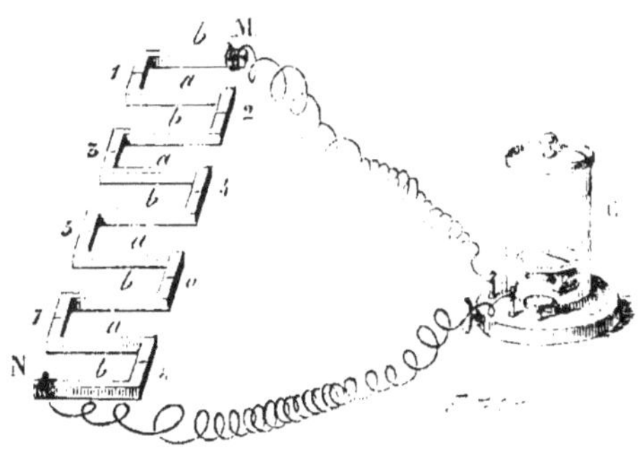

Fig. 8.

toutes les soudures de rang impair sont tournées en sens
inverse (fig. 8). Si l'on vient à chauffer toutes les sou-

dures situées d'un même côté, immédiatement un courant électrique prend naissance, et il est dirigé de manière à traverser toutes les soudures chaudes en marchant du bismuth à l'antimoine. Si, par exemple, on chauffe toutes les soudures de rang impair, le courant, dans le fil du galvanomètre, se dirige de N en G et de G en M ; si, au contraire, on chauffe les soudures de rang pair, le courant est de sens inverse, et il marche, dans le fil du galvanomètre, de M en G et de G en N. Les phénomènes observés sont donc les mêmes que ceux du cas précédent, seulement l'intensité du courant produit augmente en raison du nombre de soudures chauffées. L'ensemble des barreaux ainsi soudés deux à deux constitue une vraie *pile* thermo-électrique, dans laquelle le courant électrique est développé par le fait de la différence de température qui existe entre les soudures de rang pair et les soudures de rang impair. Chaque paire de barreaux bismuth et antimoine soudés ensemble est un *couple* ou *élément* de cette pile.

§ I. — Pile thermo-électrique.

Pour plus de commodité dans l'observation, on forme avec les barreaux un faisceau prismatique, en les disposant parallèlement dans des rangées superposées, de manière que l'ensemble représente une chaîne métallique semblable à la précédente et repliée plusieurs fois sur elle-même (fig. 9). Les extrémités du prisme C et D qui contiennent, l'une toutes les soudures de rang pair, et l'autre toutes les soudures de rang impair, sont appelées *faces* de la pile. D'ailleurs, chaque rangée est séparée de celle qui la précède et de celle qui la suit par une lame de papier verni, et, dans chaque rangée, tous les barreaux sont également isolés les uns des autres, afin qu'il n'y ait de contact métallique qu'aux soudures. Cette pile étant mise en communication avec les fils d'un galvanomètre, il suffit d'échauffer une face ou l'autre pour faire naître un courant électrique dont le sens est connu à

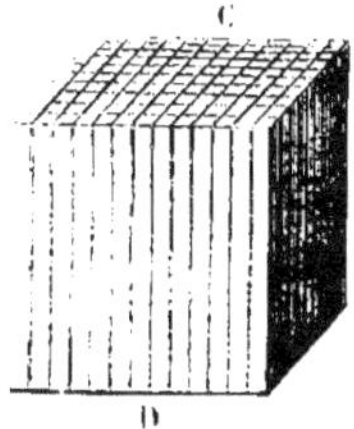

Fig. 9.

l'avance, puisqu'il traverse toujours les soudures chauffées en se dirigeant du bismuth vers l'antimoine. Ces piles étant destinées à étudier les lois de la chaleur rayonnante, on a soin de recouvrir leurs faces C et D, d'une couche de noir de fumée, pour augmenter le pouvoir absorbant et le rendre indépendant de la nature de la source d'où émane le flux de chaleur incidente.

Enfin la pile, ainsi disposée en faisceau prismatique, est mastiquée dans un anneau de cuivre, de manière que ses faces C et D, enduites d'une couche de noir de fumée, débordent un peu. A la partie supérieure de l'anneau sont deux petites colonnes métalliques isolées P, P' (fig. 10), qui communiquent aux extrémités de la chaine des barreaux bis-

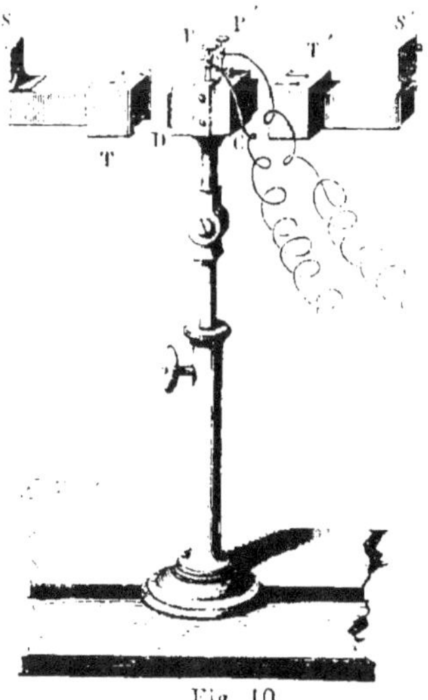

Fig. 10.

muth et antimoine, et servent à mettre la pile en rapport avec les fils du galvanomètre. Pour garantir les faces de l'appareil contre tout rayonnement latéral, on se sert de deux tubes prismatiques de cuivre T, T', noircis sur leur face intérieure, de 4 à 5 centimètres de longueur, qui coiffent exactement les deux extrémités de la pile. Chacun de ces tubes, d'ailleurs, est muni d'un opercule mobile S, S', qui tantôt obture complétement, tantôt laisse ouverte son extrémité libre.

Quand on veut faire une observation de chaleur rayonnante, on abaisse ces deux opercules et l'on attend que l'aiguille du galvanomètre se fixe au zéro de la graduation ; cela indique que les deux faces de la pile sont en équilibre de température. Alors on relève l'opercule du côté de la source de chaleur rayonnante, et la face correspondante de la pile est seule échauffée par le flux de chaleur incidente, tandis que l'autre est tenue à l'abri de tout rayonnement. De cette manière, l'effet traduit par la déviation de l'aiguille du galvanomètre est dû tout entier à la chaleur rayonnante émanée de la source qu'on se propose d'étudier.

Dans les limites dans lesquelles sont comprises les observations faites avec les piles thermo-électriques, les différences de température des deux faces de l'instrument sont directement proportionnelles aux *intensités* des courants électriques produits. Pour comparer entre elles les diverses températures observées, il suffit donc d'avoir un moyen d'apprécier, dans chaque expérience, l'*intensité* du courant électrique. Sans doute les déviations de l'aiguille du galvanomètre sont d'autant plus considérables

que le courant a plus d'intensité, mais il n'y a pas exacte
proportionnalité entre ces deux éléments : une aiguille
s'étant écartée, par exemple, de 10° de sa position
d'équilibre sous l'influence d'un courant donné, s'é-
cartera de moins de 20 et de moins de 30° sous
l'influence d'un courant d'intensité double ou triple.
Il faut donc, expérimentalement et pour chaque galvanomètre, étudier les rapports qui existent entre les
intensités du courant et la *marche* de l'aiguille influencée.
La science possède des procédés exacts pour dresser des
tables qui permettent de déduire l'*intensité* du courant
électrique du nombre de degrés dont l'aiguille s'est
écartée de sa position d'équilibre. Ce n'est pas ici le lieu
d'exposer ces moyens ; il nous suffit de dire qu'à l'aide
de ces tables une fois construites, on parvient à établir
rigoureusement les *rapports* qui existent entre les températures des divers flux de chaleur rayonnante reçus
sur une des faces de la pile, puisque ces *rapports* sont
les mêmes que ceux des *intensités* des courants observés.
La pile thermo-électrique n'étant pas employée pour la
détermination de la température des êtres vivants, nous
ne pousserons pas plus loin l'étude de cet instrument ;
ce que nous en avons dit nous paraît suffisant pour comprendre la théorie d'un appareil du même genre, qui a
rendu de grands services à la physiologie expérimentale :
nous voulons parler des *aiguilles thermo-électriques.*

§ II. — Aiguilles thermo-électriques.

Tous les autres métaux jouissent, comme l'antimoine
et le bismuth, de la propriété de devenir le siége de cou-

rants électriques, quand ils sont accouplés deux à deux et que leurs soudures sont maintenues à des températures différentes. Nous devons ici nous borner à l'étude du fer et du cuivre, qui seuls ont servi à la construction d'instruments employés dans les recherches de physiologie.

Si aux deux bouts d'un barreau de fer F (fig. 11) on soude deux barreaux de cuivre C, C, et si les extrémités

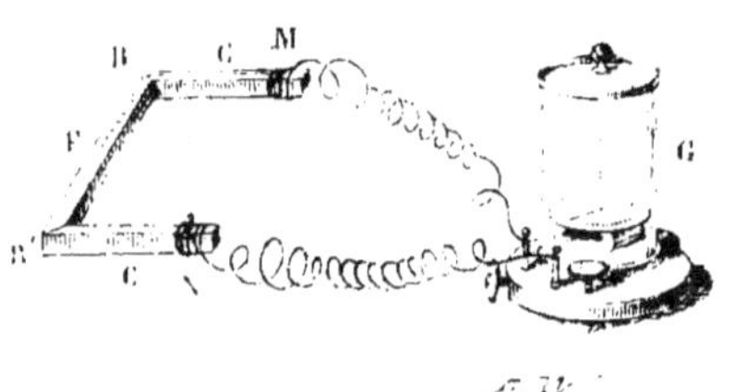

Fig. 11.

M et N de l'appareil sont mises en rapport avec le fil d'un galvanomètre G, tant que les deux soudures B, B' seront à la même température, l'aiguille aimantée restera immobile, aucun courant électrique ne se manifestera. Mais, du moment qu'une des deux soudures est chauffée, l'aiguille du galvanomètre est mise en mouvement par un courant dirigé de manière à traverser la soudure la plus chaude, en marchant du cuivre vers le fer. Si la soudure B est chauffée, le courant se dirige dans le fil du galvanomètre de N en G et de G en M; si, au contraire, on chauffe la soudure B', le courant marche en sens inverse et parcourt le fil du galvanomètre de M en G et de G en N. Cette propriété a été mise à profit pour construire des aiguilles, composées de deux métaux, assez déliées pour être enfoncées dans les tissus des êtres vivants, et destinées tantôt à donner leur température absolue, tantôt simplement la différence de température de deux points de leur corps. L'appareil se compose de deux aiguilles, dont chacune constitue un véritable couple d'une petite pile thermo-électrique. Elles ont, d'ailleurs, été employées sous deux formes différentes.

M. Becquerel (1), qui le premier a introduit ces appareils dans les recherches de physiologie, s'est surtout servi d'aiguilles à *soudure médiane* (fig. 12). Chacune d'elles est

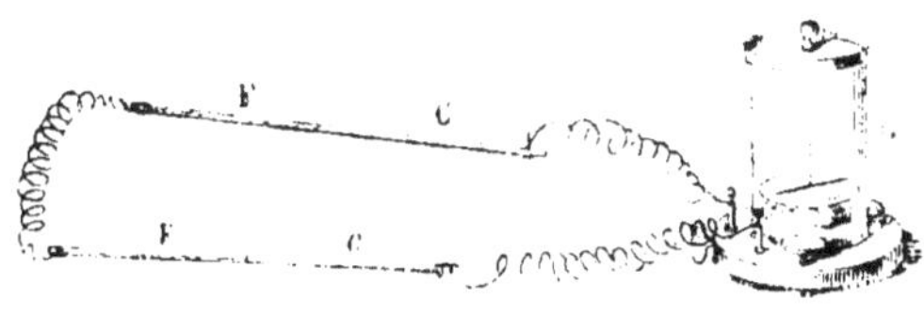

Fig. 12.

composée d'un fil de fer et d'un fil de cuivre, de même diamètre et de même longueur, soudés bout à bout : elles sont unies par leur extrémité fer au moyen d'un fil de même métal, assez long pour permettre de les écarter considérablement l'une de l'autre ; par le bout opposé elles sont fixées au fil du galvanomètre.

Les aiguilles à *soudure termino-latérale*, plus spéciale-ment employées par M. Dutrochet (2), se composent d'un fil de fer F (fig. 13) recourbé sur lui-même, soudé par chacune de ses extrémités et latéralement avec un fil de cuivre C de même diamètre. Lorsque la soudure est faite, on a soin de recouvrir les deux fils d'un vernis, tant pour

(1) *Annales de chimie et de physique*, 2ᵉ série, t. LIX, p. 113.
(2) *Annales des sciences naturelles*, 2ᵉ série, BOTANIQUE, t. XIII, p. 5.

les isoler l'un de l'autre que pour les mettre à l'abri de
l'action des agents chimiques que peuvent contenir les

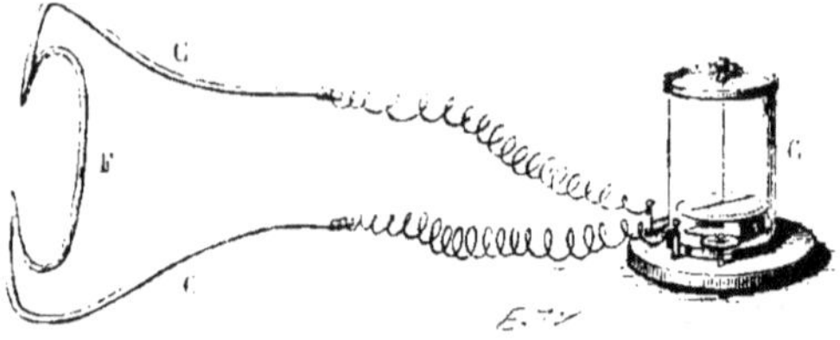

Fig. 15.

corps dans lesquels ces aiguilles sont plongées. Cette
petite pile thermo-électrique est mise en communication
avec le galvanomètre, par les extrémités des fils de
cuivre Dans l'appareil de M. Becquerel comme dans
celui de M. Dutrochet, l'égalité de température des soudures est indiquée par l'immobilité de l'aiguille du galvanomètre au zéro de la graduation ; la déviation de l'aiguille et le sens de cette déviation annoncent l'existence
d'une différence de température, et font connaître celle
des deux soudures qui est la plus chaude ; enfin, à l'aide
d'une étude préalable de la marche de l'instrument,
l'étendue de la déviation donne, en degrés centigrades,
la valeur de la différence de température des deux soudures.

Pour construire la table indicative de la valeur, en degrés ceatésimaux, de la déviation de l'aiguille du galvanomètre, on peut employer un procédé fort simple. L'une
des soudures est placée dans un bain d'huile à la température de l'air ambiant, l'autre dans un second bain
d'huile dont la température est un peu supérieure à celle
de l'atmosphère et qui se refroidit très lentement ; deux

thermomètres très sensibles donnent à chaque instant la température de chacun de ces deux bains. L'aiguille, d'abord écartée de sa position d'équilibre, rétrograde vers le zéro de la graduation du galvanomètre à mesure que le second bain d'huile se refroidit et tend à se mettre en équilibre avec le premier. On note alors avec soin les diverses positions successivement occupées par l'aiguille aimantée, on place en regard la différence des indications fournies par les deux thermomètres, et l'on dresse ainsi une table qui fournit directement, en degrés centésimaux, l'estimation de la différence de température des deux soudures correspondant à une déviation donnée de l'aiguille du galvanomètre. Pour donner une idée de la sensibilité de ces instruments, il nous suffira de dire que, dans l'appareil à soudures termino-latérales, employé par M. Dutrochet, une déviation de 16° de l'aiguille du galvanomètre correspondait à une différence de *un degré centigrade*, entre les températures des deux soudures Et, comme on peut facilement apprécier 1,5° de degré de la graduation du galvanomètre, il en résulte que les observations des différences de température étaient faites avec une approximation de 1/80° de *degré centigrade*.

Les aiguilles thermo-électriques ont encore d'autres avantages qui doivent les faire préférer au thermomètre à mercure dans certaines recherches de physiologie. Leur forme linéaire permet de les introduire dans l'intérieur des tissus et d'explorer la température de parties profondément situées, sans causer de délabrement, et sans qu'il soit besoin d'aucune mutilation préalable : on peut ainsi, par exemple, très facilement constater la température du sang dans les artères et dans les veines, sans causer le moindre trouble dans la circulation. A cause de leur faible volume elles peuvent être mises en contact avec des corps de très petite dimension, sans que l'on ait à craindre que la température de ces corps soit altérée par la quantité de chaleur cédée ou absorbée par l'instrument. Enfin, les aiguilles thermo-électriques se mettent si vite en équilibre de température, leurs indications sont si rapides, qu'elles sont aptes à accuser les variations de température les plus soudaines dans les parties au milieu desquelles leurs soudures sont plongées. Cette propriété précieuse a été mise à profit par M. Becquerel, pour mesurer l'influence exercée par la contraction violente d'un muscle sur son état thermique.

Lorsqu'on veut, avec les aiguilles thermo-électriques, mesurer la température absolue d'un corps, on enfonce la soudure de l'une d'elles dans le corps lui-même, et l'on place l'autre soudure dans un appareil à température *constante et connue*. La déviation observée au galvano-mètre indique la différence de température des deux soudures, et comme la température absolue de l'une d'elles est déjà connue, on en déduit celle du corps en expérience, par une simple addition ou par une soustraction, suivant le sens de la déviation observée. Dans ses recherches de physiologie, M. Becquerel (1) avait d'abord adopté l'*appareil Sorel*, pour maintenir l'une des soudures à une température constante; plus tard, dans ses recher-

---

(1) *Annales de chimie et de physique*, 2ᵉ série, t. LIX, p 113.

ches sur la température des mammifères, il abandonna l'*appareil Sorel*, et plaça la soudure d'une des aiguilles dans la bouche d'un homme, tandis que l'autre était enfoncée dans la partie du corps des animaux sur laquelle il voulait expérimenter. En introduisant un petit thermomètre sous la langue, on peut mesurer exactement, et aussi souvent qu'on le veut, la température de la bouche et de la soudure qu'elle contient ; on peut ainsi s'assurer que cette température reste sensiblement constante pendant le peu de temps que dure chaque observation, à la condition toutefois que la respiration s'exécute exclusivement par le nez. Quel que soit, d'ailleurs, l'appareil à *température constante* que l'on emploie, il faut toujours le choisir de telle façon que sa température ne diffère que très peu de celle du corps que l'on se propose de soumettre à l'expérience. Cette condition est une conséquence nécessaire de la sensibilité extrême de l'instrument.

Les aiguilles thermo-électriques sont surtout appliquées avec succès à l'appréciation de la différence de température qui existe entre deux parties d'un même corps. A cet effet, on les dispose de manière que chacune des deux parties à observer contienne une des soudures : le sens de la déviation de l'aiguille aimantée indique de quel côté existe l'excès de température, et l'intensité de la déviation fournit, au moyen de la table de réduction, l'estimation, en degrés centésimaux, de la valeur de cet excès. On procède de la même manière quand on veut constater une faible différence de température entre deux corps voisins. Nous reviendrons avec détail sur ce sujet, quand nous exposerons les recherches à l'aide desquelles M. Dutrochet a déterminé l'excès de température des animaux inférieurs et des végétaux sur l'air ambiant. Nous dirons aussi alors pourquoi, dans la majorité des cas, les aiguilles à *soudure termino-latérale* doivent être préférées aux aiguilles *soudure* à *médiane*.

§ **III**. — **Disques thermo-électriques.**

La détermination exacte de la température des diverses portions de leur enveloppe cutanée est certainement un des problèmes les plus difficiles et les plus intéressants soulevés pour l'étude de la distribution de la chaleur chez les animaux. Le thermomètre à mercure ne peut pas être employé à cette recherche, parce que son réservoir ne serait en contact que par une portion de sa surface avec la partie explorée. Les aiguilles thermo-électriques à *soudure médiane* et à *soudure termino-latérale*, merveilleusement disposées pour prendre la température des parties profondément situées, ne peuvent pas non plus servir à explorer la surface extérieure de la peau. Longtemps préoccupé de la solution de ce problème, et convaincu de l'importance qu'il y aurait à déterminer exactement la température des diverses portions de la surface cutanée, surtout dans le cas où elle devient le siége d'une inflammation, nous avions résolu de nous servir, à cet effet, d'une petite pile thermo-électrique, construite sur un nouveau modèle (fig. 14). Bien que nous n'ayons jamais eu occasion de nous en servir, nous croyons cependant

que son emploi peut conduire à de très bons résultats, et
nous en donnons ici la description.

Chacun des deux couples de la pile se compose d'un

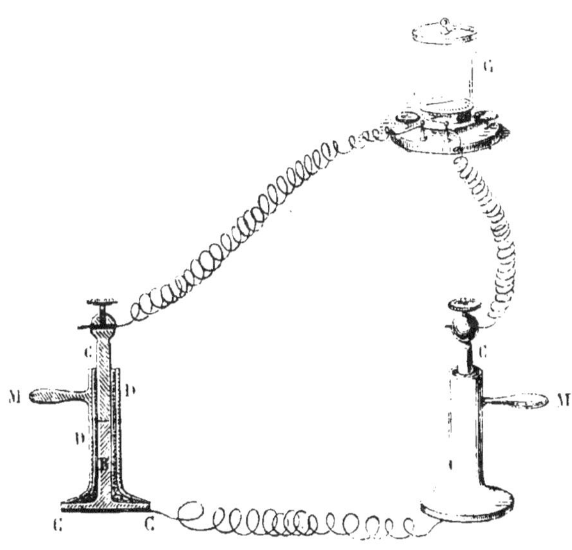

Fig. 14.

cylindre de bismuth B, étalé à sa partie inférieure de manière à former un disque mince de 1 centimètre au plus
de diamètre. A la face inférieure du disque de bismuth
est soudée une lame de cuivre très mince CC et de même
diamètre. A la partie supérieure du cylindre de bismuth
est soudé un cylindre de cuivre C terminé par une poupée
à vis à laquelle vient se fixer une des extrémités du fil du
galvanomètre G. Le cylindre de cuivre, le cylindre de bismuth, et la partie supérieure du disque de bismuth, sont
mastiqués dans un tube de bois ou d'ivoire D, muni d'un
manche M qui permet de manœuvrer le couple, sans que
la chaleur de la main puisse lui être communiquée. La

face inférieure du disque de cuivre est recouverte d'une couche mince de vernis, pour la garantir contre l'action chimique des liquides. Les deux couples sont reliés l'un à l'autre par leur élément cuivre, à l'aide d'un fil de même métal, entouré de soie, et assez long pour permettre de les appliquer sur les parties les plus éloignées d'un animal.

Chaque couple, étant appuyé par sa face cuivre sur une portion de la peau, se met rapidement en équilibre avec elle, et l'aiguille du galvanomètre indique, par le sens et l'étendue de sa déviation, quelle est la partie la plus chaude, et la valeur en degrés centigrades de l'excès de température. En employant le cuivre et le bismuth, le courant est dirigé de manière à traverser la soudure la plus chaude en allant du bismuth au cuivre. Il serait toujours facile de modifier, dans sa forme et son étendue, la partie inférieure évasée de chaque couple, de manière à pouvoir explorer successivement les portions de peau situées sur les parties les plus anfractueuses.

D'ailleurs, la table à l'aide de laquelle les déviations de l'aiguille du galvanomètre, accusant des différences de température entre les deux soudures, seraient estimées en degrés du thermomètre centigrade, pourrait être construite par le procédé très simple que nous avons indiqué précédemment pour les aiguilles thermo-électriques.

CHAPITRE II.

CALORIMÉTRIE.

Quels que soient son état physique et le degré de sa température, tout corps pondérable possède une certaine quantité de chaleur dont la détermination échappe à tous nos moyens d'investigation ; il nous est possible cependant d'apprécier et de comparer les quantités de chaleur mises en jeu, gagnées ou perdues, produites ou absorbées dans des circonstances données. Dans les recherches de calorimétrie, les indications thermométriques conservent une grande importance, mais ne fournissent pas toutes les notions nécessaires à la solution du problème ; en effet, dans tout phénomène la *quantité de chaleur* mise en jeu dépend d'un certain nombre d'éléments qui sont : *l'étendue de la variation thermométrique* observée, le *poids* et la *nature* du corps qui a éprouvé cette variation de température, et enfin le *changement d'état physique* du corps lui-même. Chacun de ces éléments doit être étudié isolément pour apprécier à sa juste valeur l'influence qu'il exerce, et la part qu'on doit lui faire dans toute recherche de calorimétrie.

1° *Étendue de la variation thermométrique.* — Prenons *deux kilogrammes d'eau*, l'un à la température de 80°, l'autre à la température de 20° ; en les mêlant, nous obtiendrons **2** kilogrammes d'eau à la température de 50°. Dans cette opération, le premier kilogramme d'eau a perdu une *certaine quantité de chaleur*, qui a été *tout entière* absorbée par le second. Pour se mettre en équilibre, ces deux masses d'un *même liquide* et de *même poids* se sont, l'une abaissée et l'autre élevée d'*un même nombre de degrés* du thermomètre (30°) au - dessous et au-dessus de leur température primitive, et elles ont, la première perdu, et la seconde gagné une *même quantité de chaleur*. De là nous sommes en droit de conclure que :

Dans une circonstance quelconque, un même corps, de même poids et persistant dans son état physique primitif, absorbe ou perd une quantité de chaleur proportionnelle au nombre de degrés dont sa température s'élève ou s'abaisse (1).

2° *Poids du corps.* — Prenons d'une part *deux kilogrammes d'eau* à la température de 80°, et d'autre part *un kilogramme d'eau* à la température de 20° ; par le mélange, nous obtiendrons 3 kilogrammes d'eau à la température de 60°. Ici encore *une même quantité de chaleur* a été *cédée* par la première masse de liquide et *absorbée* par la seconde. Seulement, pendant que la seconde masse, du poids d'un kilogramme, a gagné 40° du thermomètre, la première masse, du poids de 2 kilogrammes, n'a perdu que 20°. De cette expérience nous sommes en droit de conclure que :

(1) Nous faisons abstraction ici des variations qu'éprouvent les chaleurs spécifiques des corps à mesure que leur température s'élève.

Une *même quantité de chaleur*, absorbée ou perdue par un même corps persistant dans son état physique primitif, détermine une *variation de température inversement proportionnelle au poids* du corps lui-même.

Ou encore que : Pour éprouver une variation de température donnée, un même corps, persistant dans son état physique primitif, doit absorber ou perdre une *quantité de chaleur directement proportionnelle à son poids*.

3° *Nature du corps.* — Prenons d'une part *un kilogramme d'eau* à la température de 100°, et d'autre part *un kilogramme de mercure* à la température de 0°; par le mélange, nous obtiendrons 2 kilogrammes de liquide à la température de 96°,78. Ici, comme dans les cas précédents, c'est *une même quantité de chaleur* qui a été cédée par le liquide le plus chaud, l'*eau*, et absorbée par le liquide le plus froid, le *mercure*. Bien que les deux masses liquides mélangées soient de même poids, cependant ce déplacement d'une même quantité de chaleur d'un liquide à l'autre n'a abaissé la température de l'eau que de 3°,22, tandis qu'il a suffi pour élever celle du mercure de 96°,78. Cette expérience nous prouve que *des poids égaux* de deux corps de *nature différente* éprouvent des *variations de température différentes*, sous l'influence d'une *même quantité de chaleur* gagnée ou perdue ; ou bien qu'ils n'ont pas besoin d'une *même quantité de chaleur* pour que leur température varie d'un *même nombre de degrés*.

On appelle *capacité pour la chaleur*, ou *chaleur spécifique* d'un corps, la *quantité de chaleur* nécessaire pour faire varier de 1° la température de l'unité de poids de ce corps. L'exposé des moyens employés pour déterminer la chaleur spécifique est un des points les plus importants de la calorimétrie.

Les considérations et expériences précédentes se résument dans ce principe général :

Tout corps dont la température varie sans que son état physique change, absorbe ou perd une quantité de chaleur directement proportionnelle au nombre de degrés du thermomètre dont sa température varie, à son poids et à sa chaleur spécifique.

4° *Changement d'état physique.* — Tout changement d'état physique s'accompagne d'un dégagement ou d'une absorption de chaleur qui de latente devient sensible, ou de sensible passe à l'état latent. Nous nous contenterons ici de mentionner le fait, nous réservant d'indiquer plus tard, avec tous les détails convenables, les moyens de mesurer exactement les quantités de chaleur mises en jeu dans ces changements d'état qui sont, les uns des sources de chaleur, les autres des sources de froid.

Tout procédé calorimétrique suppose nécessairement l'adoption préalable d'une certaine quantité de chaleur qu'on prend pour *unité*, et qui sert de commune mesure à toutes les quantités de même espèce. L'*unité de chaleur* choisie, ou *calorie*, est la quantité de chaleur nécessaire pour faire varier de 1° la température de l'unité de poids d'eau distillée.

ARTICLE PREMIER.

DÉTERMINATION DE LA CHALEUR SPÉCIFIQUE DES CORPS SOLIDES ET LIQUIDES.

La chaleur spécifique d'un corps solide ou liquide est, ainsi que nous l'avons déjà dit, la quantité de chaleur nécessaire pour faire varier de 1° la température de l'unité de poids de ce corps.

Les procédés employés pour déterminer la chaleur spécifique des solides et des liquides sont au nombre de quatre : le *calorimètre de glace*, la *méthode des mélanges*, la *méthode du refroidissement*, et le *thermomètre à calories* de MM. Favre et Silbermann.

§ I. — Calorimètre de glace.

La méthode d u calorimètre de glace est due à Lavoisier et Laplace, qui l'ont employée dans leur grand travail sur la chaleur (1). Bien qu'elle soit aujourd'hui généralement abandonnée, elle a conservé une certaine importance dans la science, et nous devons l'exposer avec quelques détails, parce que Lavoisier s'en est servi pour déterminer la chaleur de combustion du carbone et de l'hydrogène, et pour comparer la quantité de chaleur cédée par un animal au milieu ambiant, à celle qui, dans le même temps, est fournie par les phénomènes physico-chimiques de la respiration.

(1) *Mémoires de l'Académie des sciences*, 1780, p. 369.

4

Le calorimètre de glace (fig. 15) se compose essentiellement de trois cavités concentriques, limitées par des parois métalliques. La première, A, est vide, ses parois sont
à claire-voie ; elle sert à loger le corps solide ou liquide

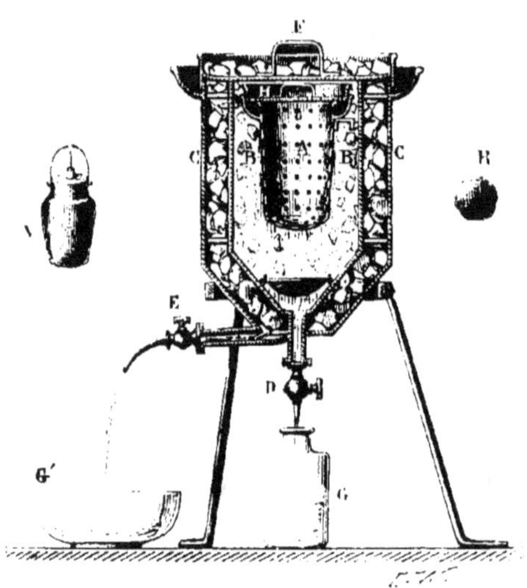

Fig. 15.

dont on veut déterminer la chaleur spécifique, elle est
d'ailleurs fermée supérieurement par une plaque métallique H disposée en couvercle. La seconde, B, est remplie
de glace fondante, et communique avec le robinet D.
La troisième, C, complétement isolée de la seconde, est
aussi remplie de glace fondante, et communique avec le
robinet E ; l'appareil est d'ailleurs fermé par un couvercle F, recouvert lui aussi de glace fondante.

Le corps dont on veut mesurer la chaleur spécifique
étant placé dans la cavité A, se refroidit et se met en
équilibre de température avec la glace qui l'entoure de
toutes parts ; toute la chaleur qu'il perd, en descendant

ainsi de sa température initiale à celle de zéro, est absorbée par la glace de la deuxième enceinte B et employée tout entière à la fondre sans élever sa température. L'eau qui provient de cette fusion coule par le robinet D, est recueillie dans le vase G, et son poids représente le poids de la glace fondue par la chaleur que le corps a perdue. Quant à la glace de la troisième enceinte C et du couvercle F, elle est simplement destinée à mettre celle de la deuxième enceinte à l'abri de l'influence de la température extérieure, afin que sa liquéfaction ne soit due qu'à la chaleur cédée par le corps en expérience.

Ce procédé suppose que l'on connait la *quantité de chaleur* nécessaire pour fondre l'unité de poids de glace à zéro sans produire d'élévation de température. Nous exposerons plus tard les moyens à l'aide desquels on a fait cette détermination ; contentons-nous de dire ici que l'unité de poids de glace à zéro, pour passer de l'état solide à l'état liquide, sans que sa température s'élève, absorbe 79,2 calories. Cela posé, nous avons tout ce qu'il faut pour déterminer une chaleur spécifique à l'aide du calorimètre de glace.

Soit R un corps solide dont on veut déterminer la chaleur spécifique. On commence par chercher son poids P ; puis on le chauffe et l'on note $t°$, le nombre de degrés qu'atteint sa température. On le place alors rapidement dans la cavité centrale A du calorimètre préparé à l'avance. On recueille avec soin l'eau qui s'écoule par le robinet D. Quand ce robinet ne fournit plus de liquide, cela indique que le corps est en équilibre de température avec la glace fondante de la deuxième enceinte ; il est alors descendu de la température initiale t^o à la température 0°. Pour terminer l'opération, il n'y a plus qu'à déterminer le poids M de l'eau écoulée par le robinet D et recueillie dans le vase G, eau qui représente toute la glace fondue par la chaleur que le corps en expérience a perdue en se refroidissant.

Puisque l'unité de poids de glace à zéro absorbe, pour fondre, 79,2 calories, la quantité de chaleur cédée par le corps dans cette opération est égale au poids M de l'eau qui s'est écoulée de la deuxième enceinte multiplié par 79,2.

Ce corps solide d'un poids P, en se refroidissant de t^o, a donc perdu une quantité de chaleur représentée par

$$M \times 79,2.$$

Sous l'unité de poids et pour un refroidissement de 1°, la quantité de chaleur cédée par ce corps serait donc :

$$C = \frac{M \cdot 79,2}{P \cdot t^o}.$$

D'après notre définition, cette valeur de C est la chaleur spécifique cherchée.

Quand il s'agit de déterminer la chaleur spécifique d'un liquide ou d'un corps pulvérulent, après avoir déterminé son poids P, on le place dans un vase V dont le poids et la chaleur spécifique sont connus. On échauffe le vase et le corps qu'il contient jusqu'à la température t^o, on suspend le vase au couvercle de la capacité intérieure A du calorimètre, et l'on procède comme précédemment. La chaleur absorbée par la glace est fournie à la fois par le vase et par le corps qu'il renferme, qui tous deux perdent t^o de température. Si C' est la chaleur spécifique du vase et P' son poids, ce vase aura cédé une quantité de chaleur égale à $C'.P'.t^o$.

Par conséquent, en désignant toujours par M la quantité de glace fondue dans l'opération, la quantité de chaleur cédée par le corps d'un poids P, en se refroidissant de t^o, sera égale à

$$M . 79,2 — C' . P' . t^o.$$

D'où l'on déduira que la chaleur spécifique du corps, c'est-à-dire la quantité de chaleur qu'il aurait perdue sous l'unité de poids et pour un refroidissement de 1°, est égale à

$$C = \frac{M . 79,2 — C' . P' . t^o}{P . t^o} .$$

Dans cette méthode, on suppose que l'eau recueillie dans le vase G, et qui s'est écoulée par le robinet D, représente la totalité de la glace fondue, et ne représente que la glace fondue. Mais d'abord les parois métalliques de la deuxième enceinte retiennent toujours une certaine quantité d'eau qui les mouille. Rien ne prouve qu'à la fin de l'expérience cette eau adhérente n'est pas en plus grande ou en plus petite quantité qu'au commencement. A cause du volume considérable de l'instrument, cette circonstance jette un peu d'incertitude sur l'exactitude du résultat final. De plus, la glace étant un corps très hygrométrique, si l'appareil a été chargé avec de la glace

4.

humide, chaque fragment contient une certaine quantité d'eau liquide d'imbibition qui s'écoule par le robinet D, en même temps que l'eau de fusion ; dans ce cas, le poids de l'eau recueillie est plus considérable que celui de la glace fondue pendant l'opération. Si, au contraire, la glace qui a servi à charger l'appareil est *très sèche*, une partie de l'eau de fusion, au lieu de s'écouler au dehors, sert à saturer les fragments de glace qui restent dans la deuxième enceinte, et le poids de l'eau recueillie est inférieur à celui de la glace fondue pendant l'opération. Cette dernière cause d'erreur se retrouve tout entière dans le *puits de glace* que Gay-Lussac avait proposé de substituer à l'appareil de Lavoisier.

La méthode de la fusion de la glace, malgré la simplicité et la rigueur des principes sur lesquels elle repose, est aujourd'hui complétement abandonnée, parce que ses résultats manquent d'exactitude et de précision, et que les causes d'erreur dont elle est entachée sont de celles dont il est impossible de se garantir complétement.

§ II. — Méthode des mélanges.

Généralement adoptée aujourd'hui pour déterminer la chaleur spécifique des corps solides et des corps liquides, la méthode des mélanges repose sur des principes d'une grande simplicité, et donne, quand elle est employée avec toutes les précautions convenables, des résultats d'une exactitude incontestable.

Soit V un vase de laiton à parois très minces supporté sur des fils de soie croisés, fixés eux-mêmes aux montants a, a, a (fig. 16). Dans ce vase on met un poids connu d'eau ; un thermomètre **K** à réservoir très long et de faible diamètre donne à chaque instant la tempé-

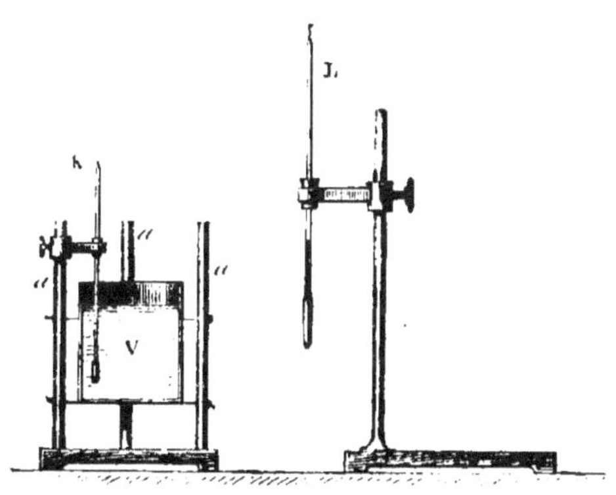

Fig. 16.

rature du liquide. Cet appareil constitue un calorimètre à eau. A côté du vase, et à une certaine distance, on place un thermomètre **L** destiné à donner la température de l'air.

Si, dans ce vase ainsi préparé, on plonge un corps dont la température soit supérieure à celle de l'eau qu'il contient, le corps se refroidit et l'eau s'échauffe jusqu'à ce qu'ils soient en équilibre de température. Tant que l'eau s'échauffe, le mercure monte dans la tige du thermomètre **K**, et son maximum d'élévation coïncide avec l'établissement de l'équilibre de température entre l'eau du vase **V** et le corps immergé. Il est évident qu'à ce moment toute la chaleur perdue par le corps est passée dans l'eau du vase **V** et a servi à élever sa température. D'ailleurs, pour que l'équilibre s'établisse vite et que la température soit uniformément répartie, il faut avoir soin d'agiter vivement l'eau calorimétrique.

Soient maintenant :

M, le poids de l'eau contenue dans le vase V ;

t^o, la température initiale de l'eau avant l'immersion du corps ;

t'^o, la température du corps avant son immersion dans l'eau ;

P, le poids du corps ;

θ^o, la température finale quand l'équilibre de température existe entre l'eau du vase V et le corps immergé ;

x, la chaleur spécifique cherchée du corps ;

$(\theta^o - t^o)$ sera le nombre de degrés dont s'est élevée la température de l'eau ;

$(t'^o - \theta^o)$ sera le nombre de degrés dont s'est abaissée la température du corps.

La quantité de chaleur gagnée par l'eau de poids M contenue dans le vase V, pour que sa température se soit élevée de $(\theta^o - t^o)$, est égale à

$$M \cdot (\theta^o - t^o)$$

Mais chaque unité de poids du corps immergé, pour un abaissement de 1° dans sa température, perd une quantité de chaleur représentée par x ; pour que la température d'un poids P de ce corps se soit abaissée de $(t'^o - \theta^o)$, le corps immergé a donc dû perdre une quantité de chaleur égale à

$$x \cdot P \cdot (t'^o - \theta^o).$$

La quantité de chaleur perdue par le corps étant nécessairement égale à celle que l'eau a gagnée, nous aurons, pour déterminer x, l'équation suivante :

$$(1) \qquad x \cdot P (t'^o - \theta^o) = M (\theta^o - t^o);$$

$$\text{d'où } x = \frac{M (\theta^o - t^o)}{P (t'^o - \theta^o)}.$$

Cette valeur de x est la chaleur spécifique cherchée, ou la quantité de chaleur qu'aurait perdue l'unité de poids du corps pour que sa température s'abaissât de 1°.

Dans cette opération nous avons supposé que l'eau du vase V avait absorbé toute la chaleur cédée par le corps ; mais le vase et le thermomètre K ont éprouvé la même variation de température que l'eau, et, par conséquent, ont absorbé une portion de la chaleur cédée par le corps immergé. C'est cette portion de chaleur qu'il faut apprécier et ajouter à la quantité $M (\theta^o - t^o)$ absorbée par l'eau, pour avoir la totalité de la chaleur réellement cédée par le corps au calorimètre employé.

Soient maintenant :

n, le poids du vase de laiton ;

c, la chaleur spécifique connue du laiton ;

n', le poids du réservoir et de la portion immergée de la tige du thermomètre ;

c', la chaleur spécifique du verre ;

n'', le poids du mercure du thermomètre ;

c'', la chaleur spécifique du mercure connue aussi.

Chacun de ces corps avait la même température initiale que l'eau et a éprouvé la même élévation de température $(\theta^o - t^o)$. Par conséquent :

Le vase V a absorbé une quantité de chaleur égale à $c \cdot n (\theta^o - t^o)$.

Le verre du thermomètre a absorbé une quantité de chaleur égale à $c'.n'(\theta^o - t^o)$.

Le mercure du thermomètre a absorbé une quantité de chaleur égale à $c''.n''(\theta^o - t^o)$.

La quantité de chaleur absorbée par le calorimètre tout entier, eau, vase et thermomètre, sera donc :

$$M(\theta^o - t^o) + c.n(\theta^o - t^o) + c'.n'(\theta^o - t^o) + c''.n''(\theta^o - t^o)$$
$$= (M + c.n + c'.n' + c''.n'')(\theta^o - t^o).$$

C'est cette dernière quantité qui est réellement égale à la chaleur perdue par le corps immergé ; l'équation (**1**) doit donc être remplacée par celle-ci :

$$x.P(t'^o - \theta^o) = (M + c.n + c'.n' + c''.n'')(\theta^o - t^o) ;$$

$$\text{d'où } x = \frac{(M + c.n + c'.n' + c''.n'')(\theta^o - t^o)}{P(t'^o - \theta^o)}.$$

Telle est la véritable expression de la chaleur spécifique du corps immergé dans l'eau du calorimètre V.

Pour tenir compte de l'influence exercée par le vase et le thermomètre du calorimètre, il suffit donc de multiplier le poids de chacune de ces pièces par sa chaleur spécifique, d'ajouter tous ces produits au poids de l'eau contenue dans le vase, et de multiplier la somme par le nombre de degrés dont le thermomètre s'est élevé. Cette opération est connue sous le nom de *transformation en eau* des diverses parties de l'appareil. Et, en effet, la chaleur spécifique d'un corps étant la quantité de chaleur nécessaire pour élever de 1° la température de l'unité de poids de ce corps, il est évident que le produit du poids du corps par sa chaleur spécifique représente le poids d'une masse d'eau qui absorberait la même quantité de chaleur que le corps lui-même, pour éprouver une même variation de température.

Pour que la méthode des mélanges donne de bons résultats, il est encore une circonstance dont il faut tenir compte. En effet, si, pendant toute la durée de l'opération, la température du calorimètre est inférieure à la température extérieure, le vase et l'eau qu'il contient s'échauffant aux dépens de l'air environnant, la variation de température observée ne sera pas due tout entière à la chaleur cédée par le corps immergé, et la chaleur spécifique déterminée sera trop forte. Dans le cas où au contraire le calorimètre aurait, pendant toute la durée de l'opération, une température supérieure à celle de l'air, l'appareil se refroidirait par rayonnement, une partie de la chaleur cédée par le corps immergé serait perdue, et la chaleur spécifique déterminée serait trop faible.

Pour remédier à cette cause d'erreur due au rayonnement, Rumford a proposé un mode d'opération connu sous le nom de *méthode de compensation*. A l'aide de quelques tâtonnements préliminaires, on modifie la masse d'eau du vase V, de manière que, au commencement de l'expérience, sa température initiale soit abaissée au-dessous de celle de l'air extérieur d'un nombre de degrés égal à celui dont sa température finale doit la dépasser à la fin de l'opération. De cette façon, en admettant que le vase emploie autant de temps pour atteindre la température du milieu extérieur que pour s'élever ensuite de ce dernier point à son maximum, le calorimètre emprunte autant de chaleur à l'air dans le premier temps de l'opération qu'il lui en cède dans le second temps, par suite les effets du rayonnement sont annulés, ou, pour parler plus exactement, *compensés*, et il n'y a pas à s'en occuper.

Cette méthode est aujourd'hui généralement abandonnée, parce que les résultats ainsi obtenus n'ont pas toute l'exactitude que beaucoup d'auteurs s'étaient plu à leur attribuer. En effet, le corps immergé cède d'autant plus lentement sa chaleur au calorimètre qu'il y a moins de différence entre sa température et celle de l'eau. Dès lors, dans les premiers temps de l'expérience, la température du calorimètre monte très vite et atteint très rapidement celle du milieu ambiant, puis son échauffement diminue de vitesse et devient d'autant plus lent qu'on approche davantage du moment où l'équilibre existe entre la température de l'eau et celle du corps immergé ; il s'ensuit que le temps pendant lequel le calorimètre a une température supérieure à celle de l'air, et se refroidit par voie de rayonnement, est beaucoup plus long que celui pendant lequel il reste au-dessous de la température des corps voisins et s'échauffe à leurs dépens : la *compensation* des gains et des pertes de chaleur n'a donc pas lieu.

Mais si l'on a déterminé avec soin à l'avance la marche de l'échauffement ou du refroidissement du calorimètre, suivant que sa température est inférieure ou supérieure à celle de l'air, on peut, pendant toute la durée de l'opération, noter la différence qui existe entre le thermomètre K et le thermomètre extérieur L, et déduire de cette comparaison la correction qu'il faut faire subir à la température *finale* de l'eau pour annihiler complétement les effets inévitables du rayonnement. Cette méthode, beaucoup plus exacte que celle de Rumford, est aujourd'hui généralement adoptée. Nous devons nous contenter ici d'exposer les principes fondamentaux sur lesquels repose la détermination de la chaleur spécifique des corps; pour la marche à suivre dans la détermination de cette correction de la température finale, et pour les détails de toutes les précautions que nécessite une bonne observation, comme pour la description de l'appareil dans lequel on élève la température du corps en expérience avant son immersion dans l'eau du calorimètre, nous ne saurions mieux faire que de renvoyer au si remarquable travail publié sur ce sujet par M. Regnault (1).

Quand le corps dont on veut déterminer la chaleur spécifique est pulvérulent ou de nature à exercer une action chimique sur l'eau, il est nécessaire de le placer dans des tubes très minces de métal et de verre fermés par les deux bouts. La chaleur spécifique et le poids des tubes étant connus, il est facile de tenir compte de la quantité de chaleur qu'ils ont cédée au calorimètre et de corriger le résultat final.

Soient, en effet :

M, le poids de l'eau et de toutes les pièces du calorimètre transformées en eau ;

$t°$, la température initiale de l'eau ;

P, le poids du corps enfermé dans les tubes ;

x, la chaleur spécifique cherchée de ce corps ;

P', le poids des tubes employés ;

____

(1) *Annales de chimie et de physique*, 2ᵉ série, t. LXXIII, p. 5.

c, la chaleur spécifique de ces tubes ;

t'°, la température initiale des tubes et du corps qu'ils renferment au moment de l'immersion ;

θ°, la température finale après l'immersion.

$(\theta^\circ - t^\circ)$ sera le nombre de degrés dont s'est élevée la température du calorimètre ;

$(t'^\circ - \theta^\circ)$ sera le nombre de degrés dont s'est abaissée la température des tubes et du corps qu'ils renferment.

Le calorimètre a gagné une quantité de chaleur égale à $M (\theta^\circ - t^\circ)$.

Les tubes ont cédé une quantité de chaleur égale à $c . P' (t'^\circ - \theta^\circ)$.

La quantité de chaleur cédée au calorimètre par le corps renfermé dans les tubes sera égale à la différence de ces deux dernières expressions :

$$M (\theta^\circ - t^\circ) - c . P' (t'^\circ - \theta^\circ).$$

Nous aurons donc, pour déterminer la chaleur spécifique du corps en expérience, l'équation suivante :

$$x . P . (t'^\circ - \theta^\circ) = M (\theta^\circ - t^\circ) - c . P' (t'^\circ - \theta^\circ) ;$$

$$\text{d'où} \quad x = \frac{M (\theta^\circ - t^\circ) - c . P' (t'^\circ - \theta^\circ)}{P (t'^\circ - \theta^\circ)} .$$

Dans ce cas, l'équilibre de température s'établit plus lentement que quand le corps est directement immergé dans l'eau, et il devient très important de corriger la température finale θ° des effets inévitables du rayonnement du calorimètre.

§ III. — Méthode du refroidissement.

Nous ne faisons que mentionner ici cette méthode qui avait acquis une si haute importance dans la science à la suite des beaux travaux de Dulong et Petit ; elle est aujourd'hui généralement abandonnée. Dans ses recherches sur la chaleur spécifique des corps simples et composés, M. Regnault a soumis la *méthode du refroidissement* à une série d'épreuves expérimentales dont le résultat l'a déterminé à en rejeter l'emploi. Cette méthode, en effet, présente beaucoup d'incertitudes dans l'application, et, indépendamment des causes générales d'erreur que l'on peut prévoir, elle expose à des influences étrangères dont il est impossible de constater l'existence dans chaque expérience particulière.

§ IV. — Thermomètre à calories.

Dans leurs belles recherches sur les quantités de chaleur dégagée dans les actions chimiques et moléculaires, MM. Favre et Silbermann ont imaginé un instrument extrêmement ingénieux, semblable par sa forme et par son mécanisme au thermomètre ordinaire, mais qui, au lieu de donner des *degrés de température*, fournit directement des *unités de chaleur* ou *calories*. Cet appareil est très commode pour mesurer les chaleurs spécifiques des liquides, qu'il permet de déterminer très rapidement et avec beaucoup d'exactitude.

L'appareil se compose d'un ballon B de verre, d'environ 1 litre de capacité et contenant à peu près 12 kilo-

grammes de mercure (fig. 17). Ce ballon est percé de
trois ouvertures. La première, *o*, reçoit un tube de fer,
plongeant tout entier dans le mercure de l'appareil et
mastiqué au verre du ballon par son extrémité exté-

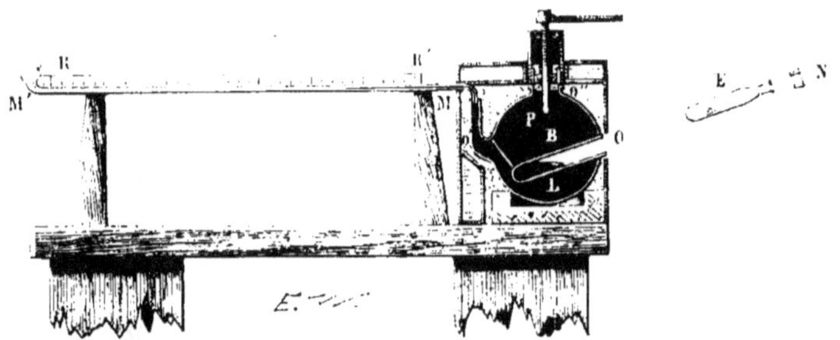

Fig. 17.

rieure ouverte ; la cavité de ce tube est le *moufle* dans lequel se passent les phénomènes soumis à l'observation :
c'est une espèce de laboratoire. La deuxième ouverture,
o', correspond à une partie du ballon étranglée, recourbée
verticalement, et sur laquelle on mastique un tube capillaire MM' destiné à mesurer la dilatation du mercure
de l'appareil. Ce tube MM' est choisi parfaitement cylin-
drique, et, contre le tube, est fixée une règle RR', divisée
en millimètres, qui sert à évaluer le déplacement de la
colonne mercurielle. La troisième ouverture, *o''*, est munie
d'un piston d'acier à vis P, qui plonge dans le mercure ;
ce piston sert à ramener le mercure au *zéro* de l'échelle
RR', au commencement de chaque expérience.

Le déplacement du mercure dans le tube capillaire
MM' est observé à l'aide d'une lunette portée sur un
pied et munie d'un micromètre qui permet de tenir
compte de 1/20e de millimètre.

Quand on veut faire une expérience, on commence par placer dans le *moufle* L un tube de verre E, étranglé légèrement vers son extrémité ouverte, et maintenu en place à l'aide d'un bouchon de liége N, dans lequel se fixe cette partie plus étroite. C'est dans la cavité de ce tube de verre que se passent les phénomènes soumis à l'observation; d'ailleurs ce tube de verre plonge lui-même dans du mercure placé dans la cavité du *moufle*. Cette disposition facilite beaucoup la transmission de la chaleur à travers les diverses pièces de l'appareil.

Le gros ballon, ainsi disposé, est placé dans une caisse de bois; il repose par sa partie inférieure sur les bords d'une cavité circulaire pratiquée dans une plaque épaisse de liége, et est entouré de toutes parts de duvet de cygne, enveloppe peu conductrice, qui protége le mercure du réservoir contre les variations de la température extérieure.

Pour introduire un liquide en ébullition dans l'intérieur du tube de verre du *moufle*, on se sert de la pipette S (fig. 18). On attire le liquide par aspiration dans la pipette, on ferme son extrémité I avec un bouchon de liége, et l'on chauffe avec une lampe

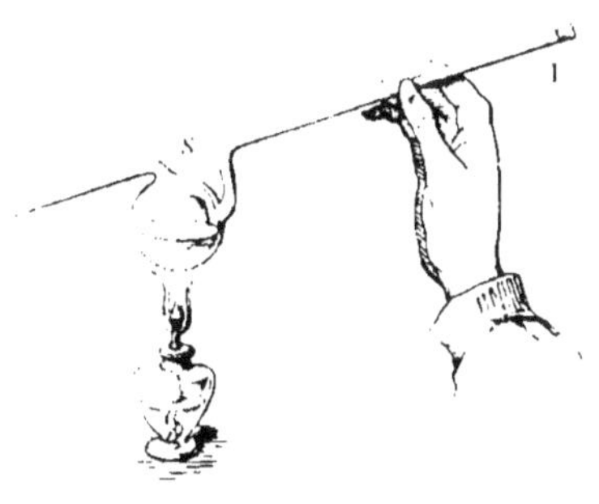

Fig. 18.

à alcool jusqu'à ce que l'ébullition soit bien établie.

On laisse l'ouverture I' bouchée; on renverse la pipette sur elle-même, on la met dans la position S' (fig. 19), on plonge rapidement son bec effilé dans le tube du moufle, et l'on continue à chauffer. Le liquide bouillant s'échappe par l'extrémité du bec, tombe dans le tube du moufle,

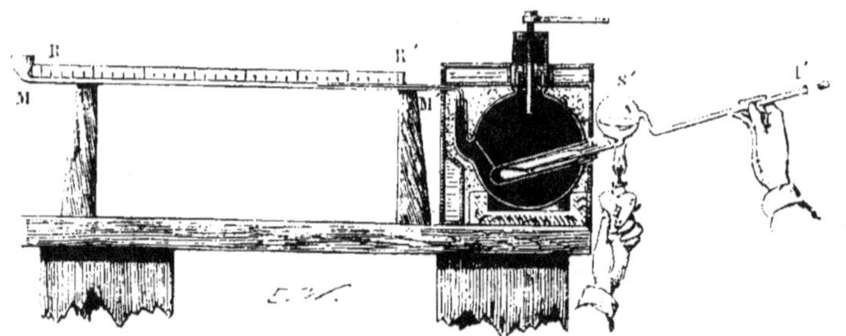

Fig. 19.

et se met rapidement en équilibre de température avec le mercure du réservoir. Cette manœuvre est très facile, et permet d'introduire dans l'appareil autant et aussi peu de liquide bouillant qu'on le désire.

Il ne s'agit plus maintenant que de graduer l'instrument d'après un principe qui rende ses indications indépendantes de toute correction relative à la masse et aux chaleurs spécifiques respectives des différentes pièces qui entrent dans sa composition, et de manière qu'il fournisse directement, en *calories*, la mesure de la quantité de chaleur absorbée par le mercure du réservoir pendant l'expérience effectuée dans l'intérieur du tube de verre E du moufle.

Pour cela, on commence par ramener le mercure de l'appareil au *zéro* de l'échelle RR′ à l'aide du piston d'acier. Puis, à l'aide de la pipette S, on introduit dans le tube de verre du moufle une certaine quantité d'eau distillée bouillante ; avec la lunette mobile on suit le déplacement de la colonne mercurielle dans le tube capillaire MM', et l'on note le point de l'échelle où elle s'arrête quand elle a atteint son maximum d'écart. Alors il y a nécessairement équilibre de température entre l'eau introduite et le mercure du réservoir ; on arrête l'opération.

Les données de l'expérience sont :

P, le poids de l'eau distillée introduite. Ce poids est fourni par la pesée, après l'expérience, du tube de verre E, préalablement taré.

$t°$, la température de l'eau bouillante au moment de l'introduction. Cette température initiale est déterminée en tenant compte de l'indication du baromètre.

$t'°$, la température de l'eau au moment où l'équilibre est établi. Cette température finale de l'eau est donnée directement par un thermomètre à très petit réservoir, introduit dans la cavité du tube de verre E.

N, le nombre de millimètres dont le mercure s'est déplacé dans le tube capillaire pour atteindre son maximum d'écart.

La quantité de chaleur perdue par l'eau dans cette opération, et absorbée par le mercure de l'appareil, est égale au poids P de cette eau multiplié par le nombre de degrés $(t° - t'°)$ dont sa température s'est abaissée.

Ainsi, pour un nombre de calories égal à $P(t° - t'°)$, la colonne mercurielle s'est déplacée de N millimètres.

Donc le déplacement éprouvé, pour l'absorption d'une *calorie*, par le mercure de l'appareil est représenté par :

$$C = \frac{N}{P(t° - t'°)}.$$

Pour déterminer la quantité de chaleur absorbée par le mercure du réservoir dans une opération quelconque, il suffira de mesurer en millimètres le déplacement de la colonne mercurielle dans le tube MM' et de diviser cette longueur par C ; le quotient indiquera le nombre de calories cédées à l'appareil.

Dans l'appareil employé par MM. Favre et Silbermann, $C = 0^{mm},3$, c'est-à-dire que, pour chaque unité de chaleur absorbée ou perdue par le mercure du réservoir, la colonne mercurielle se déplace de 3/10es de millimètre dans le tube capillaire horizontal MM'.

L'appareil étant ainsi réglé, la valeur du déplacement de la colonne mercurielle équivalent à une *calorie* étant déterminée en millimètres de l'échelle RR', il est très facile de trouver la chaleur spécifique d'un liquide quelconque.

Le tube de verre E étant taré et placé dans le moufle, la colonne mercurielle étant ramenée au *zéro* de l'échelle RR' à l'aide du piston, on chauffe jusqu'à l'ébullition dans la pipette S une certaine quantité du liquide dont on veut mesurer la chaleur spécifique ; on renverse la pipette, on a soin de maintenir l'ébullition et l'on introduit le liquide dans l'appareil, ainsi que nous l'avons indiqué pour l'eau. On attend que l'équilibre de température s'établisse, on note le nombre de millimètres dont la colonne mercurielle s'est déplacée dans le tube horizontal MM', on prend la température finale du liquide introduit, et on le pèse.

Soient :

P, le poids du liquide introduit ;

t^o, sa température initiale d'ébullition ;

t'^o, sa température finale quand l'équilibre est établi ;

x, sa chaleur spécifique cherchée ;

N, le nombre de millimètres dont la colonne mercurielle s'est déplacée.

$(t^o - t'^o)$ sera le nombre de degrés dont s'est abaissée la température du liquide pendant l'opération.

Puisque $C = 0^{mm},3$ est le déplacement qu'éprouve la colonne mercurielle pour une calorie, la quantité de chaleur absorbée par le mercure du réservoir dans cette opération sera :

$$\frac{N}{C} = \frac{N}{0,3}\,.$$

Mais, d'autre part, la quantité de chaleur perdue par le liquide est représentée par l'expression

$$x \,.\, P\,(t'' - t''').$$

Ces deux expressions sont nécessairement égales, puisque chacune d'elles est la mesure d'une même quantité ; nous aurons donc l'équation :

$$x \,.\, P\,(t'' - t''') = \frac{N}{C} = \frac{N}{0,3}\,;$$

$$\text{d'où } x = \frac{N}{C \,.\, P\,(t^o - t''')} = \frac{N}{0,3 \,.\, P\,(t^o - t''')}\,.$$

Cette valeur de x sera la chaleur spécifique cherchée.

ARTICLE II.

DÉTERMINATION DES QUANTITÉS DE CHALEUR MISES EN JEU DANS LES CHANGEMENTS D'ÉTAT PHYSIQUE.

Tout démontre que la force répulsive intermoléculaire qui s'exerce au contact apparent, tient les dernières particules des corps à distance, les empêche d'obéir à leur attraction mutuelle et d'arriver au contact réel, n'est autre chose que la chaleur. Indépendamment de la chaleur *sensible au thermomètre* qui détermine sa température actuelle, tout corps contient donc une certaine quantité de chaleur qui ne produit aucun effet sur le thermomètre et se trouve complétement employée à maintenir son état moléculaire actuel. Cette chaleur *latente ou de constitution* est à chaque instant traduite par l'intensité de la répulsion intermoléculaire ; il en résulte que, dans le même corps, elle varie en quantité suivant l'état physique sous lequel on l'étudie. Ainsi le même corps contient nécessairement une plus grande quantité de chaleur *latente* à l'état gazeux qu'à l'état liquide, et à l'état liquide qu'à l'état solide. Tout corps qui change d'état est donc, pour le milieu ambiant, une source de chaleur ou de froid. En passant de l'état solide à l'état liquide, ou de l'état liquide à l'état gazeux, il emprunte aux corps voisins une certaine quantité de leur chaleur *sensible* qu'il transforme en chaleur *latente* et détermine un abaissement de leur température. Quand, au contraire, un corps passe de l'état gazeux à l'état liquide ou de l'état liquide à l'état solide, une partie de sa chaleur *latente* primitive, étant inutile au maintien de son nouvel état, redevient *sensible* au thermomètre, se répand dans les corps voisins et élève leur température. Désirant nous borner aux notions indispensables pour nos études ultérieures, nous nous contenterons d'exposer les moyens de déterminer les quantités de chaleur mises en jeu pendant la fusion de la glace et la vaporisation de l'eau. Le premier de ces phénomènes est utilisé comme moyen calorimétrique, le second est une cause puissante et incessante de refroidissement qui pèse sur tous les êtres vivants, et dont il faut tenir compte dans l'interprétation de leurs rapports avec le milieu ambiant, sous peine de tomber dans de graves erreurs.

§ I. — Chaleur de fusion de la glace.

Dans leur grand mémoire sur la chaleur (1), Lavoisier et Laplace annoncèrent que pour fondre un poids donné de glace à zéro, sans élévation de température, il fallait toute la chaleur que cède un égal poids d'eau en se refroidissant de la température de 75° à celle de zéro. La chaleur latente de fusion de la glace se trouvait ainsi fixée à 75 calories, et cette évaluation fut acceptée sans contestation, comme une quantité sur laquelle on ne concevait aucun doute.

Dans ces dernières années, MM. de la Provostaye et Desains ont repris cette importante question (2), et ont employé, pour déterminer la chaleur latente de fusion

(1) *Mém. de l'Acad. des sciences*, 1780, p. 373.
(2) *Ann. de chim. et de phys.*, 3ᵉ série, t. VIII, p. 5.

de la glace, un procédé en tout semblable à celui qui, sous le nom de *méthode des mélanges*, sert à chercher la chaleur spécifique des corps solides et liquides.

Un vase de laiton, très mince (fig. 20), est en partie

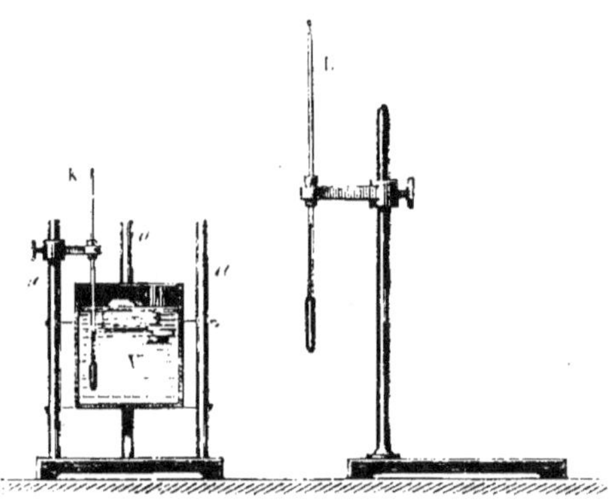

Fig. 20.

rempli d'eau à une températ ure comprise entre 18° et 30°. Dans cette eau on place un thermomètre qui en indique la température à chaque instant. Le poids du vase et du thermomètre étant connu, une pesée suffit pour déterminer le poids de l'eau employée. On prend alors un fragment de glace à zéro, bien essuyé avec des doubles de papier joseph, et on le plonge dans l'eau ; on agite le liquide pour maintenir l'uniforme répartition de la température et hâter la fusion, puis on note la température finale du mélange nécessairement inférieure à la température initiale de l'eau. Une seconde pesée indique l'augmentation de poids de l'appareil, et par conséquent la quantité de glace employée. Tous ces résultats de l'observation directe subissent d'ailleurs une double correction, l'une relative à la perte de poids de liquide due à l'évaporation, l'autre au refroidissement du vase, suite nécessaire du rayonnement.

Cela posé, soient :

M, le poids de l'eau, plus le poids du vase et du thermomètre transformés en eau ;

t^o, la température initiale de l'eau ;

t'^o, la température finale du mélange ;

P, le poids de la glace à zéro qui a été fondue ;

x, la quantité de chaleur nécessaire pour fondre l'unité de poids de glace sans élever sa température.

$(t^o - t'^o)$ sera le nombre de degrés dont s'est abaissée la température de l'eau dont le poids est M ;

t'^o sera le nombre de degrés dont s'est élevée la température du poids P d'eau provenant de la fusion de la glace.

La quantité de chaleur cédée par l'eau dans cette opération est nécessairement

$$M (t^o - t'^o).$$

Cette quantité de chaleur a été employée d'une part à fondre la glace, d'autre part à élever de 0° à t'^o la température de l'eau provenant de la glace fondue.

Puisque x est la quantité de chaleur nécessaire pour fondre l'unité de poids de glace sans élévation de température, la fusion du poids P de glace a nécessairement absorbé une quantité de chaleur égale à

$$x \cdot P.$$

Pour passer de 0° à t'^o, l'eau provenant de la fusion de la glace a, de son côté, absorbé une quantité de chaleur égale à

$$P \cdot t'^o.$$

6

La somme de ces deux dernières expressions doit nécessairement être égale à la quantité de chaleur qu'a cédée l'eau de l'appareil ; nous aurons donc l'équation suivante :

$$x \cdot P + P \cdot t'' = M (t' - t'''); \text{ d'où } x \cdot P = M (t' - t''') - P \cdot t'';$$

et enfin :

$$x = \frac{M (t' - t''') - P \cdot t''}{P} = 79,25.$$

Cette dernière valeur de x représente, d'après MM. de la Provostaye et Desains, la chaleur latente de fusion de la glace, c'est-à-dire la quantité de chaleur nécessaire pour déterminer la fusion de l'unité de poids de glace à zéro, sans élévation de température.

M. Regnault (1) s'est aussi occupé de la même question. Dans une première série d'expériences, il s'est servi de neige à une température inférieure à zéro; dans une deuxième série il a employé la glace fondante La moyenne de ses déterminations est 79,15 calories.

La concordance remarquable de ces résultats ne laisse subsister aucun doute sur leur exactitude, et prouve en même temps que ceux de Lavoisier et Laplace étaient trop faibles. Nous pouvons donc, sans erreur sensible, prendre la moyenne de ces deux déterminations, et adopter le nombre 79,2 calories pour l'expression de la chaleur latente de fusion de la glace.

(1) *Ann. de chim. et de phys.*, 3ᵉ série, t. VIII, p 19.

§ II. — Chaleur de vaporisation de l'eau.

En passant de l'état de vapeur à l'état liquide, l'eau cède une certaine quantité de chaleur, qui de *latente* devient *sensible*, et cette quantité de chaleur est nécessairement égale à celle que le même poids d'eau absorberait sous forme *latente* pour passer, sans élévation de température, de l'état liquide à l'état de vapeur. La chaleur latente de la vapeur d'eau peut donc indifféremment être déterminée en mesurant la quantité de chaleur mise en jeu, soit par la vaporisation de l'eau, soit par la liquéfaction de sa vapeur. Ce dernier phénomène, se prêtant beaucoup mieux à des expériences exactes, sert de base à tous les procédés employés pour cette détermination. Nous nous contenterons d'exposer ici celui qui repose sur l'emploi du thermomètre à calories de MM. Favre et Silbermann.

Le tube de verre E étant taré et placé dans le moufle

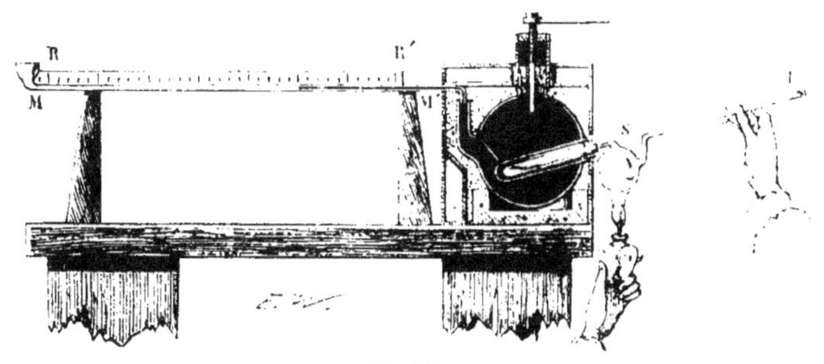

Fig. 21.

(fig. 21), et la colonne mercurielle ramenée au *zéro* de l'échelle RR' à l'aide du piston, on introduit une cert..ine quantité d'eau dans la pipette S, on bouche l'ouverture I, et l'on chauffe jusqu'à l'ébullition. On prolonge cette ébullition jusqu'à ce que la vapeur sorte parfaitement *sèche* par le bec effilé qu'on plonge alors rapidement dans le tube E du moufle, en ayant soin de continuer à chauffer, et de maintenir la pipette dans sa position primitive. La vapeur qui s'échappe par l'extrémité du bec à la même température que l'eau en ébullition, se refroidit dans l'intérieur de l'appareil et passe *tout entière* à l'état liquide. Quand on juge que la quantité de vapeur liquéfiée est suffisante, on retire rapidement la pipette et l'on attend que la colonne mercurielle atteigne son maximum d'écart ; alors l'équilibre de température est établi entre le mercure du réservoir et l'eau provenant de la vapeur liquéfiée.

Soient :

P, le poids de l'eau provenant de la liquéfaction de la vapeur ;

t^o, la température initiale de la vapeur ou de l'eau en ébullition ;

t'^o, la température finale de l'eau contenue dans le tube E;

x, la chaleur que céderait l'unité du poids de vapeur en se liquéfiant sans changer de température ;

N, le nombre de millimètres dont s'est déplacée la colonne mercurielle.

$(t^o - t'^o)$ sera le nombre de degrés dont s'est abaissée, dans l'appareil, la température de l'eau provenant de la liquéfaction de la vapeur.

Puisque $C = 0^{mm},3$ est le déplacement qu'éprouve la

colonne mercurielle pour une calorie, la quantité de chaleur absorbée par le mercure du réservoir dans cette opération sera :

$$\frac{N}{C} = \frac{N}{0,3} \, .$$

Cette quantité de chaleur représente d'une part la chaleur cédée par la vapeur en se liquéfiant sans changer de température, et d'autre part celle que l'eau provenant de la liquéfaction de la vapeur a cédée, en s'abaissant de t^o à t'^o.

Puisque x est la quantité de chaleur que perdrait l'unité de poids de la vapeur d'eau en se liquéfiant sans changer de température, le poids P de vapeur d'eau liquéfiée aura nécessairement cédé une quantité de chaleur égale à

$$x \, . \, \mathrm{P}.$$

Pour descendre de t^o à t'^o, l'eau provenant de la liquéfaction de la vapeur aura cédé à son tour une quantité de chaleur égale à

$$\mathrm{P} \, (t^o - t'^o).$$

La somme de ces deux dernières expressions doit nécessairement être égale à la chaleur absorbée par le mercure du réservoir; nous aurons donc l'équation suivante :

$$x \, . \, \mathrm{P} + \mathrm{P} \, (t^o - t'^o) = \frac{N}{C} = \frac{N}{0,3} \, ;$$

d'où

$$x \, . \, \mathrm{P} = \frac{N}{C} - \mathrm{P} \, (t^o - t'^o) = \frac{N}{0,3} - \mathrm{P} \, (t^o - t'^o);$$

6.

ou encore :

$$x \cdot P = \frac{N - C \cdot P \, (t'' - t''')}{C} = \frac{N - 0,3 \cdot P \cdot (t'' - t''')}{0,3} ;$$

ou enfin :

$$x = \frac{N - C.P \, (t'' - t''')}{C \cdot P} = \frac{N - 0,3 \cdot P \, (t'' - t''')}{0,3 \cdot P} = 535,77.$$

Cette valeur de x représente la chaleur *latente* de vaporisation de l'eau, c'est-à-dire la quantité de chaleur que l'unité de poids de vapeur d'eau peut céder aux corps environnants en passant à l'état liquide sans changer de température, ou bien la quantité de chaleur que l'unité de poids d'eau absorbe et transforme en chaleur latente, pour passer de l'état liquide à l'état gazeux.

Par des procédés très différents du précédent, M. Regnault a fixé la chaleur latente de la vapeur d'eau à 536,66 calories. Ces deux nombres peuvent être considérés comme identiques, leur différence ne dépasse pas les limites des écarts observés dans des expériences de ce genre, et cette concordance de résultats dépose hautement en faveur de l'exactitude de la méthode employée par MM. Favre et Silbermann. Nous pourrons donc, sans erreur sensible, dans les calculs ultérieurs que nous serons appelés à faire, prendre, pour représenter la chaleur latente de la vapeur d'eau, l'un ou l'autre de ces deux résultats, ou mieux leur moyenne 536,215.

Les animaux et les végétaux qui vivent dans l'air perdent nécessairement, par leurs surfaces cutanée et respiratoire, une certaine quantité d'eau qui se dissipe dans l'atmosphère sous forme de vapeur. Or, cette eau emprunte à l'être vivant et emporte avec elle toute la quantité de chaleur sensible nécessaire pour maintenir sa température égale à celle du corps qui la fournit, et toute la chaleur latente nécessaire pour lui permettre de passer de l'état liquide à l'état de vapeur. La double évaporation pulmonaire et cutanée est donc, pour les plantes et les animaux aériens, une cause incessante et quelquefois très puissante de réfrigération. À un moment quelconque de son existence, P étant le poids de l'eau qu'il cède à l'atmosphère sous forme de vapeur dans un temps donné, et $t°$ étant la température de son corps ou de la vapeur qui s'en échappe, l'être vivant perd nécessairement, dans le même espace de temps, une quantité de chaleur égale à

$$P (t° + 536,215).$$

Nous verrons plus tard de quelle importance est cette considération dans l'histoire du maintien de la température propre des êtres vivants au milieu des variations incessantes des conditions ambiantes de température et d'humidité.

ARTICLE III.

DÉTERMINATION DES QUANTITÉS DE CHALEUR MISES EN JEU DANS LES RÉACTIONS CHIMIQUES.

MM. Fabre et Silbermann ont communiqué à l'Académie des sciences, et publié dans la 3ᵉ série des *Annales de chimie et de physique* (1) une très belle série de recher-

(1) *Ann. de chim. et de phys.*, 3ᵉ série, t XXXIV, p. 357.

ches sur les quantités de chaleur mises en jeu dans les actions chimiques. Il n'est pas de notre sujet de les suivre dans toutes les grandes questions qu'ils ont soulevées et résolues avec tant d'habileté et de précision. Après avoir fait observer que toute combinaison chimi-

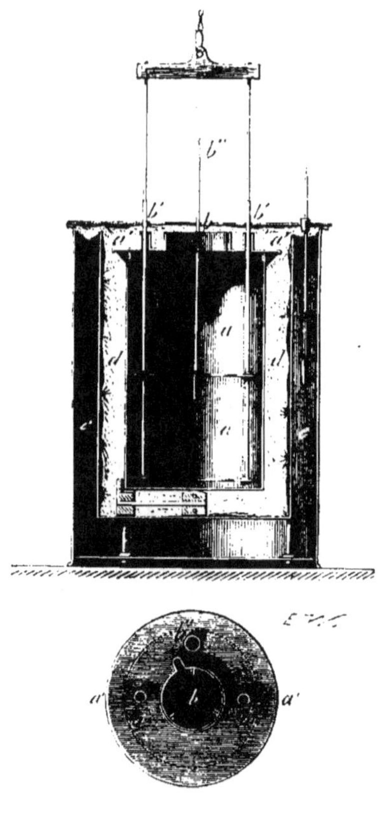

Fig. 22.

que s'accompagne d'un dégagement plus ou moins considérable de chaleur, nous devons nous borner à emprunter à leur travail la description de leur appareil calorimétrique, l'exposé de la méthode expérimentale qu'ils ont suivie, et les résultats relatifs à la combinaison de l'hydrogène et du carbone avec l'oxygène.

La chaleur de combustion d'un corps quelconque, solide, liquide ou gazeux, simple ou composé, est la quantité de chaleur que dégage l'unité de poids de ce corps en se combinant avec l'oxygène.

Appareil à combustions vives. — Cet appareil est à la fois le plus simple, le plus exact et le plus rationnellement conçu de tous ceux qui ont été successivement employés. Il se compose d'un calorimètre à eau et d'une chambre à combustion.

1° *Calorimètre à eau.* — Ce calorimètre se compose (fig. 22) de trois vases cylindriques de cuivre, placés l'un dans l'autre de manière que leurs axes se confondent ; ces cylindres ne se touchent d'ailleurs que par quelques points destinés à les maintenir dans leurs positions respectives.

Le vase *aa*, le plus intérieur, est le véritable calorimètre. Il est de cuivre plaqué extérieurement d'argent très poli pour le rendre inoxydable, et diminuer son pouvoir émissif d'une manière permanente. Sa capacité est de 2 litres environ. Ce vase est rempli d'eau destinée à recueillir la chaleur produite pendant les combustions opérées dans une chambre A complétement immergée dans le liquide. Pour éviter l'évaporation du liquide pendant l'opération, ce vase est fermé par un couvercle *a'a'* de même métal, et percé de quatre tubulures. La tubulure centrale *b*, la plus large, est destinée à donner passage à la chambre à combustions vives, et à permettre de la manier facilement. Deux autres tubulures *b'*, *b'* donnent passage aux deux supports d'un agitateur qui, par son mouvement continuel de haut en bas et de bas en haut, mêle les différentes couches de liquide et maintient l'uniforme distribution de la température. La quatrième tubulure b'' donne passage à la tige d'un thermomètre qui accuse à chaque instant la température du liquide, et dont les indications sont lues à l'aide d'un cathétomètre.

Le second vase dd est aussi de cuivre plaqué sur sa face intérieure. L'espace qui le sépare du premier est de 20 millimètres latéralement, et de 25 millimètres entre les deux fonds. Cet espace est rempli par une peau de cygne dont le duvet est tourné vers le vase aa : cette disposition a pour but de rendre difficile la circulation de l'air autour du calorimètre, et de l'envelopper de toutes parts d'une substance très mauvaise conductrice de la chaleur.

Le vase intérieur aa repose d'ailleurs sur quatre bouchons de liége taillés en biseau, qui soutiennent son fond à 25 millimètres au-dessus de celui du second vase bb.

Le troisième vase ee est séparé du second par un espace de 35 millimètres entre les deux fonds, et de 25 millimètres latéralement. Cet intervalle est rempli d'eau à la température ambiante, et cette eau, dont la température est constamment accusée par un thermomètre maintenu plongé dans le liquide, n'a d'autre objet que de rendre insignifiantes, pour le calorimètre aa, les variations qui peuvent survenir dans l'air environnant.

Pour empêcher le rayonnement de la partie supérieure du calorimètre, on y adapte, comme couvercle général, un

disque de carton garni de duvet de cygne, qui s'appuie
sur les rebords du vase *ee*; ce disque, formé de deux
parties qui peuvent se séparer suivant un diamètre, porte
des échancrures convenables pour livrer passage aux diverses pièces qui sortent du calorimètre.

2° *Chambre à combustion.* — Cette chambre (fig. 23), destinée à être complétement plongée dans le liquide du vase
calorimétrique *aa*, est un
vase A de cuivre, mince,
doré, suspendu à l'aide de
trois montants *e′*, *e*, au
couvercle du calorimètre,
de manière à pouvoir à
volonté être immergé plus
ou moins complétement
dans le liquide. Cette
chambre, d'ailleurs, porte
trois tubulures. La pre-

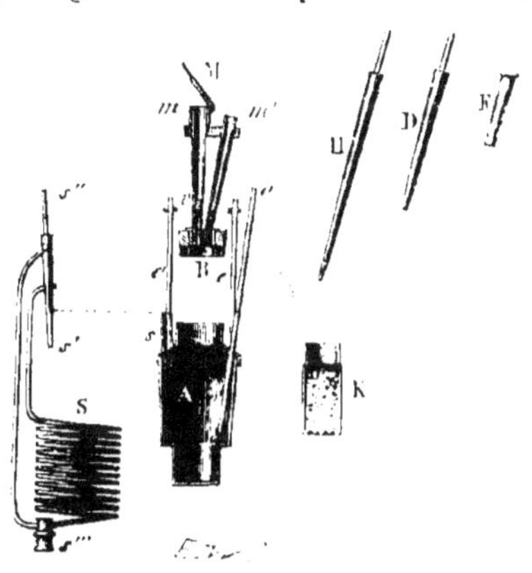

Fig. 23.

mière, *o*, est destinée à donner passage à l'oxygène quand
on brûle l'hydrogène. La seconde, *s*, s'abouche avec un
serpentin S dans le cas où les produits gazeux de la
combustion doivent s'échapper au dehors ; les gaz, passant de la chambre A dans le serpentin S par la branche *s′*, en parcourent toutes les sinuosités, se mettent en
équilibre de température avec l'eau du calorimètre, et
sortent par l'ouverture *s″*. La troisième tubulure centrale est circulaire et destinée à recevoir le bouchon
métallique B.

Ce bouchon B lui-même porte à sa partie supérieure
deux tubulures. La première, *m*, sert de fenêtre à la

chambre à combustion, et, pour que rien ne s'échappe, elle est bouchée en *v* par une petite vitre mastiquée et formée de trois pièces accolées, un disque de quartz, un disque d'alun et un disque de verre. Cette fenêtre forme un système athermane qui ne permet pas la sortie de la chaleur rayonnante. D'ailleurs, à la partie supérieure de la tubulure on adapte le petit miroir M qui, par réflexion, permet de suivre la marche de la combustion dans l'appareil. La seconde tubulure, *m'*, donne passage, suivant la nature de l'opération, au jet d'hydrogène H, ou au jet d'oxygène D, ou bien est fermée à l'aide du bouchon métallique F. De cette manière l'appareil, hermétiquement clos, peut être plongé complétement dans le liquide du vase calorimétrique *aa*.

C'est à la partie inférieure du bouchon B que sont suspendus les divers appareils contenant les substances solides et liquides destinées à être brûlées ; le cartouche K, ainsi fixé au bouchon, sert à la combustion du carbone.

§ I. — Chaleur de combustion de l'hydrogène pour former de l'eau.

Lavoisier, dans ses belles recherches sur la chaleur, s'occupa de la combustion de l'hydrogène. La combinaison de l'hydrogène et de l'oxygène s'opérait [dans la chambre intérieure de son calorimètre de glace. Il trouva ainsi (1) que, *une livre* d'hydrogène brûlé et transformé en eau produisait assez de chaleur pour fondre 295,6

____

(1) *Traité de chimie*, t. 1, p. 108.

livres de glace. La chaleur de fusion de la glace ayant
été fixée par lui à 75 calories, il en résulte que, pour Lavoisier, la chaleur de combustion de l'hydrogène était
de $295,6 \times 75 = 22170$ calories. Cette détermination fut
adoptée par Dulong, dans ses recherches sur la chaleur
animale. En substituant au nombre 75 la véritable chaleur de fusion de la glace qui est 79,2, la chaleur de
combustion de l'hydrogène, d'après les expériences de
Lavoisier, s'élèverait à $295,6 \times 79,2 = 23411,52$ calories.
M. Despretz (1), à la suite d'expériences personnelles,
porta la chaleur de combustion de l'hydrogène à 23640
calories. Les manuscrits de Dulong (2) contiennent un
travail complet sur la chaleur de combustion de l'hydrogène. De ses cinq expériences il résulte que, *un litre*
d'hydrogène, à la température de zéro et sous la pression
de 76 centimètres de mercure, dégage moyennement
3106,64 calories en se combinant avec l'oxygène. En
admettant avec M. Regnault que *un litre* d'hydrogène,
dans ces conditions de température et de pression, pèse
$0^{gr},0896$, la chaleur de combustion de ce gaz serait
égale à $\frac{3106,64}{0,0896} = 34672,32$ calories, nombre bien supérieur à tous ceux qui avaient été admis jusque-là. Tel
était l'état de la question, lorsque MM. Favre et Silbermann publièrent leurs recherches sur les quantités de
chaleur dégagée dans les actions chimiques. Nous devons ici exposer avec quelques détails la méthode suivie par ces habiles expérimentateurs.

(1) *Traité de physique*, p. 898.
(2) *Ann. de chim. et de phys.*, 3ᵉ série, t. VIII, p. 186.

Pour la combustion de l'hydrogène, le serpentin est
inutile (fig. 24). On ferme la tubulure *s* de la chambre
A, on fait communiquer la tubulure *o* avec un gazomètre
rempli d'oxygène, on met le bouchon B en place, et l'on im-
merge la chambre A dans l'eau du calorimètre. Quand la

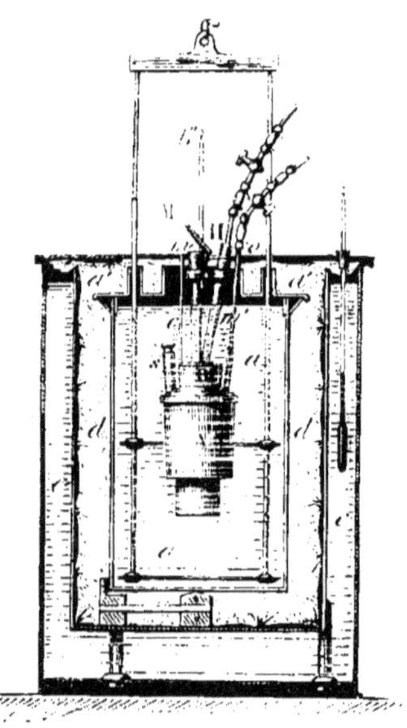

Fig. 24.

chambre A est bien pleine d'oxygène, on enflamme l'hydrogène, qui s'échappe d'un second gazomètre à travers
le dard H, et l'on plonge rapidement ce dard dans la tubulure *m'*. De cette manière, il arrive dans la chambre A
un double courant d'oxygène et d'hydrogène; la vapeur d'eau résultant de la combustion passe tout entière à l'état liquide, et tombe à la température de
l'eau qui l'entoure; l'opération se fait en vase clos sans
que rien puisse être perdu. La quantité d'hydrogène

brûlé se déduit très facilement ensuite du poids de l'eau formée dans l'intérieur de la chambre à combustion. Il ne reste plus qu'à déterminer les éléments du calcul très simple à l'aide duquel on mesure la chaleur produite pendant l'opération.

On commence par *transformer en eau* les diverses pièces métalliques du calorimètre, le verre et le mercure du thermomètre, en multipliant leurs poids respectifs par leurs chaleurs spécifiques. La somme de ces produits ajoutée au poids de l'eau contenue dans le vase calorimétrique *aa* représente la masse totale échauffée *transformée en eau*, ou, en d'autres termes, la quantité d'eau qui, multipliée par la variation de température observée, fournira le nombre de calories cédées au calorimètre.

Soit M ce poids d'eau ainsi corrigé.

L'observation du thermomètre du calorimètre donne le nombre de degrés dont s'est élevée, pendant l'opération, la température de l'eau au milieu de laquelle plonge la chambre à combustion. Mais la température de cette eau était, au commencement de l'opération, inférieure à celle de l'air ambiant, tandis que, à la fin, elle lui est supérieure ; cette eau, qui s'est d'abord échauffée aux dépens de l'air extérieur, a donc perdu de la chaleur par rayonnement dans les derniers temps de la combustion ; la variation de température observée doit être corrigée de cette cause d'erreur inévitable. MM. Favre et Silbermann ont étudié avec beaucoup de soin la marche du refroidissement et de l'échauffement de leur calorimètre dans des circonstances très variées de milieu ambiant, et ont fourni des moyens très simples de déduire cette correction de la comparaison de la marche du thermomètre plongé dans l'eau du vase extérieur *ee* avec celle du thermomètre du calorimètre *aa*.

Soit T^o la variation de température ainsi corrigée éprouvée par l'eau du calorimètre.

Cela posé, la quantité de chaleur absorbée par le calorimètre, pendant l'opération, sera nécessairement égale à

$$M \cdot T^o.$$

On pèse l'eau formée dans la chambre à combustion quand l'opération est terminée, on divise ce poids par 9, et le quotient représente le poids de l'hydrogène qui s'est combiné avec l'oxygène.

Soit P le poids de cet hydrogène brûlé.

Si nous appelons x la quantité de chaleur dégagée par la combustion de l'unité de poids d'hydrogène, la chaleur produite pendant l'opération sera nécessairement égale à

$$x \cdot P.$$

Or la quantité de chaleur produite par la combustion de l'hydrogène étant rigoureusement égale à celle qui a été absorbée par le calorimètre, nous avons, pour déterminer x, l'équation suivante :

$$x \cdot P = M \cdot T^o;$$

$$\text{d'où } x = \frac{M \cdot T^o}{P} = 34462.$$

Cette valeur de x est la quantité de chaleur que produit l'unité de poids d'hydrogène en se combinant avec l'oxygène pour faire de l'eau : c'est le résultat moyen de six déterminations qui oscillent entre les limites très rapprochées 34340 et 34576. Le faible écart de ces valeurs extrêmes dépose en faveur de l'exactitude de la méthode suivie.

Il existe un accord très remarquable entre la chaleur de combustion de l'hydrogène déduite par Dulong de ses expériences, et celle qu'ont trouvée MM. Favre et Silbermann. Ces derniers observateurs ont déterminé le poids de l'hydrogène brûlé en pesant directement l'eau formée pendant l'opération ; cette manière de procéder est beaucoup plus exacte que celle qu'a employée Dulong, et qui consiste à mesurer le volume de l'hydrogène introduit dans la chambre à combustion. Pour cette raison, les résultats de MM. Favre et Silbermann nous paraissent mériter plus de confiance que ceux de Dulong, et nous adopterons le nombre de 34462 calories pour représenter la chaleur de combustion de l'hydrogène.

§ II. — Chaleur de combustion du carbone pour former de l'acide carbonique.

La détermination de la chaleur de combustion du carbone a préoccupé tous les physiciens qui ont tourné leurs recherches du côté de l'étude de la chaleur animale. Lavoisier (1) dit qu'*une livre de charbon*, en brûlant dans son calorimètre, dégage assez de chaleur pour fondre 96,5 livres de glace. La chaleur de combus-

____

(1) *Traité de chimie*, t. I, p. 108.

tion du carbone, pour Lavoisier, était donc égale à
$96,5 \times 75 = 7237,5$ calories. Cette détermination fut
adoptée par Dulong dans ses recherches sur la chaleur
animale. En substituant au nombre 75 la véritable chaleur de fusion de la glace, qui est 79,2, la chaleur de
combustion du carbone, d'après les expériences de Lavoisier, s'élèverait à $96,5 \times 79,2 = 7642,8$ calories.
M. Despretz (1), à la suite de ses propres expériences,
admi tle nombre 7914. Enfin, les résultats incomplets
de recherches inachevées trouvées dans les manuscrits de
Dulong (2) portent à penser que, dans les dernières
années de sa vie, cet illustre physicien avait adopté le
nombre 7300 comme représentant la quantité de chaleur
développée par l'unité de poids de carbone pendant sa
combinaison avec un poids d'oxygène suffisant pour le
transformer en acide carbonique.

Ces diverses évaluations sont trop faibles, et les erreurs
commises tiennent à la formation constante d'une quantité variable d'oxyde de carbone, même alors que la
combustion est vive et s'opère dans un courant d'oxygène pur. Or, comme le carbone dégage beaucoup moins
de chaleur en se combinant avec *un* équivalent d'oxygène qu'en passant d'emblée au second degré d'oxydation, le résultat brut de ces expériences, dans lesquelles
on admettait que tout le carbone brûlé était transformé
en acide carbonique, devait nécessairement conduire à des
déterminations trop faibles. MM. Favre et Silbermann ont

(1) *Traité de physique*, p. 898.
(2) *Ann. de chim. et de phys.*, 3e série, t. VIII, p. 186.

seuls tenu compte de cette cause d'erreur. Après avoir mesuré la chaleur de combustion de l'oxyde de carbone lui-même, ils ont apprécié, dans chaque opération, la quantité d'oxyde de carbone produit, et ajouté aux indications directes de leur calorimètre toute la chaleur qu'aurait fournie l'oxyde de carbone formé pendant l'expérience, s'il s'était transformé en acide carbonique.

Pour la combustion du carbone, l'appareil doit être disposé d'une manière spéciale sur laquelle nous devons nous arrêter un instant (fig. 25).

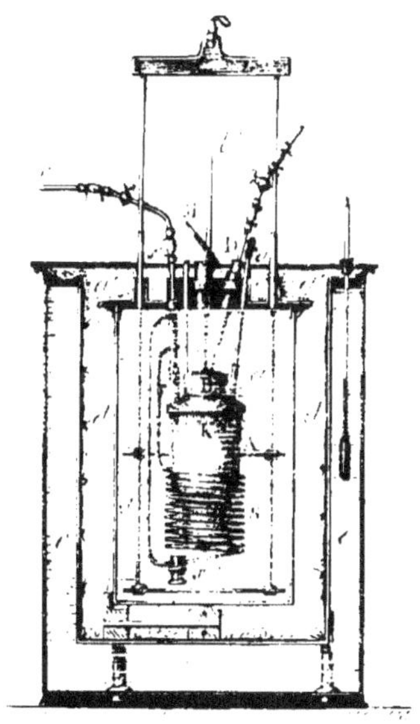

Fig. 25.

Le charbon, parfaitement purifié et débarrassé de l'hydrogène qu'il contient toujours, est placé en petits fragments dans le *cartouche* de platine K, dont le fond est percé de trous pour livrer passage aux produits

de la combustion. Ce cartouche est fixé à la partie inférieure du bouchon B de la chambre à combustion. La
tubulure *o*, devenant inutile, est fermée. L'oxygène arrive par le dard D, que l'on plonge dans la tubulure *m'* du bouchon, après avoir préalablement introduit dans le cartouche, à travers cette même tubulure *m'*, un fragment de charbon en combustion du poids de 4 à 5 milligrammes. A la tubulure *s* de la chambre à combustion on adapte le serpentin S. De cette manière les produits complètement gazeux de la combustion, mêlés à l'oxygène en excès, circulent dans le serpentin, se mettent en équilibre de température avec l'eau du calorimètre, et s'échappent par l'ouverture *s''* pour pénétrer dans une seconde portion de l'appareil.

Au sortir du serpentin, les gaz traversent (fig. 26) une série de tubes (1, 2, 3, 4) destinés à absorber l'acide carbonique formé directement dans la chambre à combustion, et à en

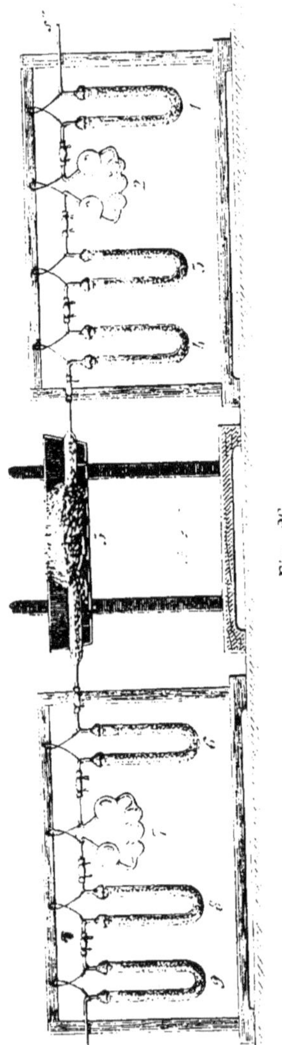

Fig. 26.

indiquer le poids. L'oxyde de carbone mêlé à l'oxygène en excès traverse le tube (5) rempli d'oxyde de cuivre et chauffé au rouge ; cet oxyde de carbone est complétement brûlé et transformé en acide carbonique qui, à son tour, est absorbé dans la seconde série de tubes (6, 7, 8, 9). De cette manière on connaît le poids de l'acide carbonique *directement formé*, et le poids de celui qui provient de la combustion de l'oxyde de carbone ; il est facile d'en déduire (1) le poids total du carbone brûlé, et aussi le poids de l'oxyde de carbone produit pendant la combustion opérée dans le calorimètre.

Soient maintenant :

M, le poids de l'eau du calorimètre et de ses diverses pièces transformées en eau ;

T', la variation de température observée et corrigée ;

P, le poids total de carbone brûlé ;

x, la chaleur de combustion du carbone quand il se transforme en acide carbonique ;

P', le poids de l'oxyde de carbone formé dans l'opération.

La quantité de chaleur *réellement* absorbée par le calorimètre, dans cette opération, est

$$M . T'.$$

2403 étant la chaleur de combustion de l'oxyde de

(1) Nous devons rappeler ici que 11 en poids d'acide carbonique (CO^2) contiennent 3 de carbone et 8 d'oxygène ; et que 7 en poids d'oxyde de carbone (CO) contiennent 3 de carbone et 4 d'oxygène. Par conséquent, 11 en poids d'acide carbonique représentent 7 d'oxyde de carbone et 4 d'oxygène.

carbone préalablement déterminée, l'oxyde de carbone formé dans l'opération, en se transformant en acide carbonique, donnerait une quantité de chaleur égale à

$$P' \times 2403.$$

Par conséquent, si tout le charbon brûlé s'était transformé directement en acide carbonique dans la chambre à combustion, la chaleur absorbée par le calorimètre aurait été égale à

$$M.T'' + P' \times 2403.$$

Nous avons donc, pour déterminer x, l'équation suivante :

$$x.P = M.T° + P' \times 2403;$$

$$\text{d'où } x = \frac{M.T'' + P' \times 2403}{P} = 8080.$$

Cette valeur de x représente la quantité de chaleur dégagée par l'unité de poids de carbone en passant directement à l'état d'acide carbonique : c'est la moyenne de six expériences dont les résultats varient entre les limites très rapprochées 8070 et 8089.

Pour corriger les résultats bruts de leurs expériences, MM. Favre et Silbermann ont nécessairement supposé qu'un poids donné de carbone, en passant successivement par ses deux degrés d'oxydation, dégage des quantités de chaleur dont la somme est égale à celle qu'il aurait produite en se transformant d'emblée en acide carbonique. Il serait sans doute fort désirable que l'exactitude de cette hypothèse eût été vérifiée par la détermination directe de la chaleur de combustion du carbone pendant sa transformation en oxyde de carbone; cependant les proportions d'acide carbonique et d'oxyde de carbone formés dans la chambre à combustion sont tellement variables d'une expérience à l'autre, que la concordance si remarquable de leurs résultats doit être considérée comme une véritable démonstration *à posteriori* du principe qui a servi de base à leur méthode opératoire. En effet, tandis que, pour 1 gramme d'oxyde de carbone, la quantité d'acide carbonique formé directement dans ces expériences a varié de 2 à 67 grammes, les valeurs corrigées de la chaleur de combustion du carbone se sont maintenues entre 8070 et 8089. Un tel accord dans les résultats définitifs suppose nécessairement que la correction est juste ; nous pouvons donc admettre, avec MM. Favre et Silbermann, que :

L'unité du poids de carbone, en passant à l'état d'oxyde de carbone, dégage 2473 calories.

L'unité de poids de carbone, pour passer de l'état d'oxyde de carbone à celui d'acide carbonique, dégage 5607 calories.

Et enfin l'unité de poids de carbone, pour se transformer directement en acide carbonique, dégage 8080 calories, c'est-à-dire une quantité de chaleur égale à la somme des deux quantités précédentes.

Cette étude de la quantité de chaleur dégagée par le carbone dans ses oxydations successives est fort importante pour l'interprétation des phénomènes au milieu desquels prend naissance la chaleur produite par les animaux. Nous verrons en effet que, chez eux, les matériaux organiques du sang, avant d'être expulsés au dehors, subissent une série de combustions dont chacune simplifie leur composition, les rapproche de plus en plus de l'état minéral, et dont le résultat incontestable est une production de chaleur. Pour en apprécier la quantité, il suffit donc de reconnaître l'état définitif auquel a été ramenée la matière organique complétement ou incomplétement brûlée, sans tenir compte des transformations successives qu'elle a éprouvées. L'exemple du carbone, en effet, nous autorise à admettre que, pour parvenir à un certain degré d'oxydation, une substance quelconque développe une quantité de chaleur toujours la même, quel que soit le nombre des degrés intermédiaires par lesquels elle passe avant d'atteindre cet état final.

§ **III**. — **Chaleur de combustion des corps composés**.

Nous trouvons dans les travaux de MM. Favre et Silbermann les éléments nécessaires pour résoudre une autre question très importante. La chaleur dégagée pendant la combustion d'un corps composé est-elle égale à la somme des quantités de chaleur que produirait la combustion de chacun de ses éléments pris isolément et à l'état de corps simple? Les résultats consignés dans le mémoire de MM. Favre et Silbermann nous permettent de chercher la solution de ce problème pour les corps binaires et les corps oxygénés ternaires.

Corps binaires. — MM. Favre et Silbermann ont déterminé expérimentalement la chaleur de combustion de l'hydrogène protocarboné C^2H^4, de six carbures d'hydrogène appartenant à la série $(C^2H^2)^n$, et du sulfure de carbone. Comparons, dans tous ces cas, les résultats déduits du calcul à ceux fournis (1) par l'expérience directe.

1° Pour l'hydrogène protocarboné C^2H^4, la chaleur de combustion déterminée expérimentalement est de 13063 calories.

Le calcul appliqué à la détermination de la quantité de chaleur fournie par les éléments de ce gaz donne :

Pour le carbone..... $^3/_4 \times 8080 = 6060$ calories.
Pour l'hydrogène.... $^1/_4 \times 34462 = 8615,5$ id.

Total...... 14675,5 calories.

Ainsi, pour la chaleur de combustion de l'hydrogène protocarboné,

L'expérience directe donne.......... 13063 calories.
Le calcul donne.................... 14675,5 id.

Différence..... — 1612,5 calories.

La différence est beaucoup trop considérable pour qu'elle puisse être rangée au nombre des erreurs d'observation.

2° Pour la chaleur de combustion du gaz oléfiant C^4H^4 :

L'expérience directe donne.......... 11857,8 calories.
Le calcul donne.................... 11848,8 id.

Différence..... + 9 calories.

La différence est tellement minime, que les résultats de

(1) Dans cette comparaison, nous avons admis, pour les équivalents des corps simples, les valeurs suivantes :

Hydrogène..... = 1 | Oxygène..... = 8
Carbone...... = 6 | Soufre...... = 16

l'expérience et du calcul peuvent et doivent être considérés comme identiques.

Pour l'amylène, le paramylène, le carbure $C^{22}H^{22}$, le cétène et le métamylène, tous carbures d'hydrogène *liquides* appartenant, comme le gaz oléfiant, à la série $(C^2H^2)''$, la chaleur de combustion fournie par l'expérience directe est très notablement inférieure à celle que l'on obtient en calculant la chaleur produite par leurs éléments brûlés isolément.

3° Pour le sulfure de carbone CS^2, la chaleur de combustion du soufre à l'état de corps simple étant 2220 calories, nous avons les deux estimations suivantes :

Par l'expérience directe............ 3400,5 calories.
Par le calcul.................... 3145,3 id.
                Différence....... $+$ 255,2 calories.

La différence dépasse de beaucoup les limites des erreurs d'observation.

Ainsi, le gaz oléfiant est le seul corps binaire dont la chaleur de combustion puisse être déduite avec exactitude de la connaissance de la proportion de chacun des éléments qui entrent dans sa composition. Pour tous les autres corps binaires dont la chaleur de combustion a été déterminée directement, les résultats de l'expérience sont, tantôt supérieurs, tantôt inférieurs à ceux du calcul, et les différences sont trop considérables pour être négligées. Pour les composés binaires, il n'est donc pas permis d'admettre que leurs éléments engagés dans une combinaison conservent la même chaleur de combustion qu'à l'état de corps simples.

Corps oxygénés ternaires. — MM. Favre et Silbermann ont déterminé expérimentalement la chaleur de combustion de trois alcools liquides ; leurs résultats sont très inférieurs à la somme des quantités de chaleur que fournirait la combustion directe de tout le carbone et de tout l'hydrogène qui entrent dans leur composition. Mais on peut supposer que leur oxygène, combiné avec un nombre égal d'équivalents d'hydrogène, existe à l'état d'eau ; alors ces alcools sont représentés par la formule $(C^2H^2)^n + H^2O^2$. Est-il permis d'admettre que leur chaleur de combustion est égale à la somme des quantités de chaleur dégagée par la combustion directe des éléments de l'hydrogène carboné $(C^2H^2)^n$? L'exactitude de cette dernière hypothèse mérite d'être vérifiée par la comparaison des résultats de l'expérience directe avec ceux du calcul.

1° Chaleur de combustion de l'alcool vinique $(C^4H^6) + H^2O^2$:

L'expérience directe donne .... 7183,6 calories.
Le calcul donne.................... 7212,3   id.

Différence...... — 28,7 calories.

2° Chaleur de combustion de l'huile de pomme de terre $(C^{10}H^{10}) + H^2O^2$:

L'expérience directe donne........... 8958,6 calories.
Le calcul donne.................... 9425,2   id.

Différence........ — 466,6 calories.

3° Chaleur de combustion de l'esprit de bois $(C^2H^2 + H^2O^2$:

L'expérience directe donne.......... 5307,1 calories.
Le calcul donne.................. 5184,0 id.

Différence........ $+$ 123,1 calories.

La série des alcools fournit les mêmes résultats que les carbures d'hydrogène. Pour l'alcool vinique, la différence entre la chaleur de combustion calculée et la chaleur de combustion déterminée par l'expérience est si minime, qu'elle rentre dans les limites des erreurs d'observation. Pour les deux autres, la différence est tantôt en faveur du résultat expérimental, tantôt en faveur du nombre déduit du calcul ; mais, dans l'un comme dans l'autre cas, elle est trop considérable pour être négligée. Quelle que soit l'hypothèse admise sur le groupement moléculaire de leurs éléments constituants, les corps oxygénés ternaires se conduisent donc comme les corps binaires, et, dans la détermination de leur chaleur de combustion, il est impossible de remplacer l'expérience directe par le calcul.

La quantité de chaleur produite par la combustion d'un poids donné de carbone et d'hydrogène n'est pas la même quand ces corps sont à l'état libre que quand ils sont combinés l'un avec l'autre ou avec d'autres corps ; elle varie même suivant la combinaison dans laquelle ils sont engagés. Par conséquent, lorsque l'oxygène agit sur un groupe de matières organiques, il ne suffit pas de peser l'acide carbonique et l'eau qui en résultent pour calculer exactement la quantité de chaleur produite. Pour une pareille détermination, il faudrait, de toute nécessité, connaître le poids et la nature de chacune des sub-

stances brûlées, et tenir compte du degré d'oxydation
auquel chacune d'elles est parvenue. Nous aurons à revenir sur ces considérations, quand nous apprécierons la
valeur et la signification des travaux entrepris pour mesurer la quantité de chaleur produite, chez les animaux,
par les phénomènes physico-chimiques de la respiration.

CHAPITRE III.

TEMPÉRATURE DES ANIMAUX.

Les recherches entreprises dans le but de déterminer
la température des animaux sont très nombreuses; malheureusement les résultats n'en sont pas très exactement
comparables, parce qu'ils n'ont été obtenus ni dans des
conditions identiques, ni avec des instruments d'égale
sensibilité. Ainsi, pour les animaux supérieurs, les uns
ont choisi la *bouche* pour lieu d'observation, d'autres
l'*aisselle*, d'autres le *rectum ;* et, comme la chaleur est
loin d'être uniformément répartie dans le corps des animaux, déjà cette circonstance jette un peu de vague et
d'incertitude sur la valeur relative des déterminations de
température fournies par les divers auteurs. Martine,
J. Hunter, J. Davy, Newport et la plupart des observateurs
ont employé, dans leurs recherches, le *thermomètre à
mercure ;* MM. Becquerel et Dutrochet se sont servis des
aiguilles thermo-électriques. Nous verrons plus tard que,
soit pour certaines déterminations de température locale

chez les animaux supérieurs, soit pour apprécier exactement l'état thermique de certains animaux inférieurs, et surtout des végétaux, les appareils thermo-électriques peuvent seuls donner des résultats acceptables. Il ne faudrait pourtant pas exagérer les inconvénients de ce manque d'homogénéité dans les instruments et les procédés d'observation. En analysant avec soin les faits particuliers, en tenant compte des circonstances au milieu desquelles ils ont été recueillis, en ne rapprochant qu'avec une certaine réserve les matériaux fournis par les divers observateurs, il nous sera toujours possible d'éviter l'erreur et d'asseoir nos conclusions sur des bases incontestables.

ARTICLE PREMIER.

TEMPÉRATURE DES ANIMAUX SUPÉRIEURS.

L'étude comparative de la température des animaux et de celle du milieu, air ou eau, dans lequel ils vivent, les a fait partager en deux groupes très naturels. Le premier comprend les mammifères et les oiseaux, pour lesquels a été longtemps et exclusivement réservée la dénomination d'*animaux à sang chaud*, parce qu'on les considérait, *à tort*, comme les seuls êtres vivants doués d'une *température propre ;* dans le second groupe rentrent tous les autres animaux, encore généralement connus sous le nom impropre d'*animaux à sang froid.* Chez ces derniers, la production de chaleur est assez faible pour avoir été mise en doute par quelques physiologistes. Longtemps, en effet, on a pu croire que leur température se confond avec celle du milieu ambiant et la suit exactement dans toutes ses variations ; des faits nombreux fournis par des moyens d'observation plus exacts ont fait justice de cette erreur.

§ I. — Température des oiseaux et des mammifères.

Oiseaux.—De tous les êtres organisés, les oiseaux sont ceux dont la température est la plus élevée. Ce fait, universellement reconnu, a été mis hors de toute contestation par les travaux de Martine, de J. Hunter, de J. Davy, de M. Despretz, de MM. Prévost et Dumas, etc., etc. Il résulte des recherches de ces observateurs que, à l'âge adulte et sous l'influence d'une alimentation suffisante, la température des oiseaux ne s'abaisse pas normalement au-dessous de 39°,44, et ne s'élève pas au-dessus de 43°,90.

Mammifères. — Quoique placés à un degré supérieur de l'échelle animale, les mammifères ont une température sensiblement moins élevée que celle des oiseaux. Les résultats nombreux dont la science s'est successivement enrichie nous permettent d'établir que la température des animaux appartenant à cette première classe des vertébrés oscille entre 35°,50 et 40°,50, s'élevant ainsi par sa limite supérieure au même degré que celle des oiseaux. Malgré leur présence continuelle dans l'eau, les cétacés ne font pas exception à cette règle ; il n'en est pas de même des *mammifères hibernants.* Quoique leur organisation leur assigne une place très élevée dans l'échelle des êtres, ces derniers animaux, par les phénomènes de calorification, se confondent presque complé-

tement avec ceux des classes inférieures ; nous nous
contenterons de mentionner ici ce fait, nous réservant
d'en faire plus tard une étude détaillée.

Entre les limites précédemment établies, la température des mammifères et des oiseaux varie suivant que
l'animal appartient à telle famille, à tel genre ou à telle
espèce ; on ne la trouve pas non plus absolument identique chez les divers individus d'une même espèce. Nous
verrons plus tard comment le climat, la saison, les diverses heures du jour et de la nuit, et beaucoup d'autres
conditions physiologiques, influent sur la température
générale de ces animaux ou sur la température locale
des diverses parties de leur corps. Les tableaux suivants,
dont nous avons emprunté les éléments aux principaux
observateurs qui se sont occupés de recherches de ce
genre, en même temps qu'ils serviront de justification à
nos propositions générales, donneront une juste idée de
l'étendue et de l'importance de ces variations indivi-
duelles.

TEMPÉRATURE DES OISEAUX.

DÉSIGNATION DE L'ANIMAL.	Tempéra-ture de l'animal.	Lieu de l'observa-tion.	Nom de l'observateur.
Chat-huant	40,00	Rectum.	J. Davy (1).
Pétrel	40,30	Id.	Id.
P. Capensis	40,80	Id.	Id.
Perroquet.....................	41,10	Id.	Id.
Oie commune	41,70	Id.	Id.
Choucas.	42,10	Id.	Id.

(1) *Ann. de chim. et de phys.*, 2ᵉ série, t. XXXIII, p. 192.

DÉSIGNATION DE L'ANIMAL.	Tempéra-ture de l'animal.	Lieu de l'observa-tion.	Nom de l'observateur.
Moineau commun	42,10	Rectum.	J. Davy.
Pigeon commun en cage	42,10	Id.	Id.
Poule des jungles.	42,00	Id.	Id.
Id. id.	42,50	Id.	Id.
Poule commune.	42,50	Id.	Id.
Coq d'Inde.	42,70	Id.	Id.
Grive commune.	42,80	Id.	Id.
Pigeon commun libre	43,00	Id.	Id.
Id. id. id.	43,50	Id.	Id.
Poule commune.	43,30	Id.	Id.
Id. id.	42,20	Id.	Id.
Id. id.	43,30	Id.	Id.
Id. id.	43,90	Id.	Id.
Poule de Guinée.	43,90	Id.	Id.
Canard commun	43,90	Id.	Id.
Héron	41,00	Id.	Prévost et Dumas (1).
Poule.	41,50	Id.	
Pigeon.	42,00	Id.	Id.
Canard.	42,50	Id.	Id.
Poules . . . . de 39,44 à 40,00		Id.	J. Hunter (2).
Coqs . . . . de 39,44 à 40,00		Id.	Id.
Pigeon	41,80	Id.	Delaroche (3).
Id.	41,90	Id.	Id.
Id.	42,50	Id.	Id.
Trois moineaux francs bien couverts de plumes.	39,08	Id.	Despretz (4).
Quatre chats-huants volant bien . .	40,91	Id.	Id.

(1) *Ann. de chim. et de phys.*, 2ᵉ série, t. XXIII, p. 64.

(2) *OEuvres compl.*, trad. de Richelot, 1839, t. IV, p. 219

(3) *Journ. de phys.*, t. LXXI, p. 298.

(4) *Ann. de chim. et de phys.*, 2ᵉ série, t. XXVI, p. 338.

DÉSIGNATION DE L'ANIMAL.	Température de l'animal.	Lieu de l'observation.	Nom de l'observateur.
Deux corneilles commençant à manger seules..........................	41,17	Rectum.	Despretz.
Chouette adulte.................	41,47	Id.	Id.
Tiercelet adulte	41,47	Id.	Id.
Moineau complétement élevé	41,67	Id.	Id.
Moineau adulte..................	41,96	Id.	Id.
Bruant adulte	42,88	Id.	Id.
Deux corbeaux adultes	42,91	Id.	Id.
Trois pigeons...................	42,98	Id.	Id.
Quelques petits oiseaux..........	44,03	»	Pallas.
Divers oiseaux........ de 39,44 à 42,22		L'aine.	Martine (1).

TEMPÉRATURE DES MAMMIFÈRES.

DÉSIGNATION DE L'ANIMAL.	Température de l'animal.	Lieu de l'observation.	Nom de l'observateur.
Tigre............	37,20	Rectum.	J. Davy (2).
Cheval arabe	37,50	Id.	Id.
Rat commun......	38,80	Id.	Id.
Lièvre commun ...	37,80	Id.	Id.
Jackal	38,30	Id.	Id.
Chat commun	38,30	Id.	Id.
Écureuil..........	38,80	Id.	Id.
Chat commun	38,90	Id.	Id.
Panthère	38,90	Id.	Id.
Chien............	39,00	Id.	Id.
Id............	39,60	Id.	Id.
Ichneumon.	39,40	Id.	Id.
Élan femelle	39,40	Id.	Id.
Bouc *châtré*	39,50	Id.	Id.
Singe adulte......	39,70	Id.	Id.

(1) *Essays medic. and philosophical*, 1740, p. 338.
(2) *Loc. cit.*, p. 190.

DÉSIGNATION DE L'ANIMAL.	Température de l'animal.	Lieu de l'observation.	Nom de l'observateur.
Mouton... de 37,3 à 40,00		Rectum.	J. Davy.
Id. ... de 39,5 à 40,00		Id.	Id.
Id. ... de 40,0 à 40,50		Id.	Id.
Chèvre..........	40,00	Id.	Id.
Singe...........	35,50	Id.	Prévost et Dumas (1).
Cheval..........	36,80	Id.	Id.
Chien..........	37,40	Id.	Id.
Cochon d'Inde.....	38,00	Id.	Id.
Lapin..........	38,00	Id.	Id.
Mouton..	38,00	Id.	Id.
Chat...........	38,50	Id.	Id.
Chèvre.........	39,20	Id.	Id.
Cochon d'Inde adulte	35,76	Id.	Despretz (2).
Chien de trois mois.	39,48	Id.	Id.
Chat adulte......	39,78	Id.	Id.
Bœuf..........	37,50	Id.	J. Hunter (3).
Lapin..........	37,50	Id.	Id.
Ane..........	36,95	Id.	J. Hunter (4).
Anesse.........	37,78	Vagin.	Id.
Cabiai..........	38,40	Rectum.	Delaroche (5).
Id............	39,00	Id.	Id.
Id............	39,00	Id.	Id.
Id............	39,00	Id.	Id.
Lapin..........	39,60	Id.	Id.
Id............	39,60	Id.	Id
Id............	39,70	Id.	Id
Id............	40,00	Id.	Id

(1) *Loc. cit.*, p. 64.

(2) *Loc. cit.*

(3) *Loc. cit.*, t. IV, p. 219.

(4) *Loc. cit.*, t. III, p. 382.

(5) *Loc. cit.*

DÉSIGNATION DE L'ANIMAL.	Température de l'animal.	Lieu de l'observation.	Nom de l'observateur.
Lapin............	40,00	Rectum.	Delaroche.
Id.	40,00	Id.	Id.
Marsouin	37,80	Dans le foie.	J. Davy (1).
Id.	35,62	Dans une plaie du cou.	Broussonnet (2).
Lamantin........	38,89	A la peau.	Martine (3).
Id.	40,00	Dans le ventre.	Id.

A la suite de ces tableaux, nous sommes heureux de pouvoir donner un extrait d'un très remarquable travail sur la température des palmipèdes, publié dans les *Mémoires de l'Académie de Montpellier* par M. Ch. Martins, professeur d'histoire naturelle médicale à la Faculté de Montpellier. Il a voulu déterminer la température moyenne d'une espèce animale et les limites dans lesquelles elle peut varier. Il s'est servi d'un thermomètre construit par M. Walferdin, assez sensible pour donner directement un *centième* de degré. L'instrument était introduit par l'anus, de manière que le réservoir se trouvait placé à peu près au centre du corps de l'animal. M. Martins a pris ainsi, en hiver et en été, la température de 85 canards domestiques des deux sexes vivant dans les conditions les plus diverses, dans le nord et le midi de la France.

La température moyenne de l'espèce est de..... 42,118

La température moyenne des mâles est de...... 41,962

La température moyenne des femelles est de..... 42,273

(1) *Loc. cit.*

(2) *Mém. de l'Acad. des sciences*, 1785, p. 192.

(3) *Loc. cit.*, p. 337.

Les températures extrêmes observées ont varié :

Pour les mâles, entre.......... 40°,97 et 42°,47
Différence.......... 1°,50
Pour les femelles, entre....... 40°,90 et 43°,45
Différence.......... 2°,55

Ces résultats nous prouvent que, dans l'espèce canard, la température propre des femelles est sensiblement plus élevée et aussi plus variable suivant les sujets, que celle des mâles.

La température moyenne de sept eiders, sans distinction de sexe, dans des conditions telles que l'air ambiant a varié entre — 1°,7 et + 17°, s'est élevée à 42°,79.

Les températures extrêmes observées ont varié :

Pour l'eider entre....... .... 42°,10 et 43°,22
Différence.......... 1°,12

La température moyenne de l'oie domestique adulte, conclue de cinquante observations portant sur des individus différents, s'est élevée à 41°,477.

Les températures extrêmes observées ont varié :

Pour l'oie entre............. 40°,82 et 42°,02
Différence.......... 1°,20

Ce travail de M. Martins montre combien il serait à désirer que les températures des principales espèces animales fussent établies par des moyennes déduites elles-mêmes d'un nombre considérable d'observations. Les résultats précédents prouvent, en effet, que les différences entre la température d'un *individu isolé* et la température moyenne de l'espèce à laquelle il appartient peuvent dépasser *un degré* du thermomètre centigrade.

§ II. — Température de l'homme.

La détermination de la température de l'homme a beaucoup préoccupé les observateurs. Ce point très important de physiologie humaine mérite d'être traité à part et avec quelques développements. Boerhaave était certainement resté au-dessous de la vérité en la disant comprise entre 33°,33 et 34°,44; Martine donna une bonne indication en la fixant entre 36°,11 et 36°,67 (1). Plus tard, J. Hunter annonça qu'un homme bien portant avait, dans le rectum, une température de 36°,95 (2), et enfin, dans ses leçons de chirurgie (3), il dit : « La température normale du corps humain est d'environ 37°,22.» MM. Prévost et Dumas nous paraissent avoir adopté un chiffre trop élevé en indiquant 39° pour la température de l'homme (4). Les résultats de M. Despretz et de J. Davy nous semblent de nature à fixer la science à ce sujet. La moyenne de 17 observations, faites par M. Despretz sur l'homme adulte entre dix-huit et soixante-huit ans, fixe sa température à 37°,09 (5). La moyenne de 45 observations, faites par J. Davy (6) dans des conditions de température extérieure qui ont varié entre 15°,5 et 27°,8,

(1) *Loc. cit.*, p. 335.
(2) *Loc. cit.*, t. IV, p. 214.
(3) *Loc. cit.*, t. I, p. 334.
(4) *Loc. cit.*, p. 64.
(5) *Loc. cit.*, p. 338.
(6) *Loc. cit.*, p. 183 et suivantes.

donne 37°,30 pour la température de l'homme prise à la racine de la langue. Nous avons déjà dit combien il serait désirable que les divers observateurs se fussent accordés pour choisir une même partie du corps comme siége de leurs recherches thermométriques ; les résultats seraient plus comparables. Tout courant d'air passant sur une surface humide étant une cause d'évaporation et de refroidissement, tant que le thermomètre reste dans la bouche, il faut de toute nécessité que la respiration se fasse *exclusivement* par les narines ; notre expérience personnelle nous a appris que cette condition indispensable est très difficile à réaliser. L'anus n'expose pas aux mêmes causes d'erreur, mais la difficulté de l'opération et la répugnance invincible opposée par certains sujets à une semblable manœuvre ne permettent pas de généraliser ce mode d'observation. La main embrasse bien le réservoir du thermomètre ; mais elle est trop influencée par les variations du milieu ambiant pour que ses indications puissent être prises pour la traduction de la véritable température du corps. L'aisselle nous a toujours paru et nous paraît encore le lieu que l'on doit choisir pour déterminer la température du tronc. Le thermomètre s'applique bien de toutes parts contre la peau quand on a soin, ce qui est toujours facile, de tenir le bras rapproché du thorax ; la lecture se fait facilement sur place et sans avoir besoin de déranger l'instrument. Cette région est assez bien abritée contre les variations extérieures pour que les résultats obtenus représentent exactement la température du corps, et enfin l'observation, n'entraînant après elle ni fatigue ni répugnance, peut être prolongée assez longtemps pour que l'équilibre s'établisse entre le thermomètre et la peau. Malgré les différences signalées dans le procédé opératoire suivi, en consultant nos résultats personnels et en les rapprochant de ceux des observateurs précédents, nous croyons être dans la vérité en disant que, dans l'état physiologique, la température de l'homme adulte prise sur l'aisselle peut, dans nos climats tempérés, osciller entre 36°,50 et 37°,50.

§ III. — Invariabilité de la température des animaux supérieurs.

Le trait caractéristique des oiseaux et des mammifères est d'avoir une température *sensiblement* indépendante des variations de celle du milieu ambiant. Il ne faudrait pourtant pas exagérer la résistance opposée par ces animaux aux influences extérieures. Indépendamment des refroidissements si fréquemment observés aux extrémités des membres, il est bien prouvé aujourd'hui que la température du tronc est légèrement modifiée par le passage des climats froids aux climats chauds. Ces oscillations, quoique d'ailleurs bien exactement constatées et dont nous nous occuperons avec détail quand nous étudierons l'influence des saisons et des climats sur la production de chaleur chez les animaux, ne sont pas assez considérables pour jeter des doutes sur l'exactitude des résultats généraux précédemment exposés. La force de résistance des animaux supérieurs aux causes de refroidissement est suffisamment prouvée par la lecture des relations de voyages vers les régions polaires, pendant lesquels l'homme a pu vivre dans une atmosphère à 70° au-dessous de zéro sans éprouver de changements notables dans sa température. Pour fixer les idées à ce sujet, nous rapportons ici les résultats obtenus par le capitaine Parry et le capitaine Back dans leurs voyages vers le pôle nord. Le premier a vu un renard conserver une température supérieure de 76°,7 à celle du milieu ambiant, et le second a constaté qu'un lagopède des saules l'emportait de 79°,1 sur la température de l'atmosphère. Ces faits paraîtront sans doute suffisants pour nous autoriser à considérer les mammifères et les oiseaux comme des animaux à *température physiologiquement constante.*

RÉSULTATS FOURNIS PAR LE CAPITAINE PARRY (1).

DÉSIGNATION DE L'ANIMAL.	Température de l'animal.	Température de l'atmosphère.	Différence.
Renard arctique.....	41,5	— 25,6	67,1
Id.............	38,5	— 20,6	59,1
Id...........	37,8	— 19,4	57,2
Id............	38,5	— 29,4	67,9
Id............	37,6	— 26,2	63,8
Id............	36,6	— 23,3	59,9
Id............	37,6	— 23,3	60,9
Id............	40,2	— 30,5	70,7
Lièvre blanc........	38,3	— 29,4	67,7
Renard............	37,8	— 26,2	64,0
Id............	41,1	— 35,6	76,7
Id............	39,4	— 32,8	72,2
Id............	39,4	— 32,8	72,2
Id............	38,9	— 31,7	70,6
Id............	38,3	— 35,6	73,9
Loup............	40,5	— 32,8	73,3

(1) *Ann. de chim. et de phys.*, 2ᵉ série, t. XXVIII, p. 223.

9.

RÉSULTATS FOURNIS PAR LE CAPITAINE BACK (1).

DÉSIGNATION DE L'ANIMAL.	Température de l'animal.	Température de l'air.	Différence.
Gelinotte noire d'Amérique (mâle).	43,2	— 12,7	56,0
Gelinotte d'Amérique...... Id..	43,0	— 15,0	58,0
Id......... (femelle).	42,8	— 8,3	51,1
Id......... Id....	42,3	— 8,0	50,3
Id......... Id....	42,8	— 1,1	43,9
Lagopède des saules (mâle).......	42,4	— 19,7	62,1
Id...... Id.........	43,3	— 32,8	76,1
Id...... Id.........	43,3	— 35,8	79,1

§ IV. — Répartition de la température chez les animaux supérieurs.

Les diverses parties du corps d'un même animal n'ont pas toutes la même température. Dans ses recherches, Martine a trouvé à la peau 1° de moins que dans les viscères intérieurs, et dans ceux-ci 1° de moins que dans le sang. Sur un chien, J. Hunter (2) a trouvé 38°,06 dans le rectum, 38°,20 dans le tissu du foie, 38°,33 dans l'estomac et dans les cavités droites du cœur. Le même observateur (3), ayant exploré l'urètre à diverses profondeurs, trouva 33°,33 dans le canal, à 1 pouce de l'extrémité du gland, 33°,89 à 2 pouces, 34°,44 à 4 pouces, 36°,11 au niveau du bulbe. Par une température extérieure de 17°,78, J. Hunter (4) constata, sur un loir bien

(1) *Comptes rendus des séances de l'Acad. des sciences*, t. II, p. 621.

(2) *Loc. cit.*, t. IV, p. 219.

(3) *Loc. cit.*, t. I, p. 333.

(4) *Loc. cit.*, t. I, p. 334.

éveillé, que le thermomètre montait à 23°,33 dans le milieu de l'abdomen, à 27°,67 près du diaphragme, et à 37°,50 près du foie. Sur un cheval tué par la section de la moelle épinière, Carlisle trouva 36°,11 dans la vessie, 36°,67 dans le côlon, 38°,33 dans l'estomac, 39°,44 dans la rate. C'est surtout J. Davy (1) qui a publié de nombreux et importants résultats sur la distribution de la température dans les diverses parties du corps d'un même animal. Sur cinq agneaux, au moment de la mort, il a trouvé moyennement 40°,45 dans le rectum, 40°,67 dans le ventricule droit du cœur, 41°,22 dans le ventricule gauche. Sur quatre agneaux récemment tués, la température du cerveau s'élevait moyennement à 40°,53 et celle du rectum à 40°,91. Nous devons au même observateur le tableau suivant de la distribution de la température dans les diverses parties du corps d'un agneau qu'on venait de tuer.

Sur l'os du tarse.	32,22
Sur l'os du métatarse	36,11
Sur l'articulation du genou.	38,89
Vers le haut de la cuisse.	39,44
Sous la hanche.	40,00
Au milieu de la matière cérébrale...	40,00
Rectum.	40,56
Sang de la veine jugulaire.	40,84
Vers la base du foie.	41,11
Dans le ventricule droit du cœur.	41,11
Dans le parenchyme du foie.	41,39
Dans le parenchyme pulmonaire.	41,39
Sang de la carotide.	41,67
Dans le ventricule gauche du cœur.	41,67

(1) *Bibliothèque britannique*, 1815, t. LX, p. 115.

Les températures locales superficielles rapportées dans le tableau précédent ont été prises en plaçant le réservoir du thermomètre sous la peau au moyen d'une incision. La même précaution n'a pas pu être observée dans les recherches suivantes qui portent sur l'homme vivant; cependant, bien qu'elles aient moins de valeur que les précédentes, nous croyons devoir les mentionner.

Sous la plante du pied.....................	32,22
Entre la malléole interne et l'insertion du tendon d'Achille, sur l'artère...............	33,89
Sur le milieu du tibia.....................	33,06
Sur le milieu du mollet...................	33,89
Sur l'artère poplitée au pli du genou........	35,00
Sur la fémorale au milieu de la cuisse.......	34,44
Sur le milieu du muscle droit..............	32,78
Sur les gros vaisseaux de la hanche.........	35,84
1/4 de pouce au-dessous du nombril........	35,00
Sur la sixième côte *gauche*, sur le *cœur*......	34,44
Sur la sixième côte *droite*.................	33,89
Sous l'aisselle, où l'on *applique la surface entière du réservoir du thermomètre*.........	36,67

La température relativement très élevée de l'aisselle tient évidemment à ce que le thermomètre s'est trouvé là seulement convenablement placé pour une bonne observation, parce que la totalité du réservoir était en contact avec des parties vivantes. Ce résultat prouve que, pour constater la température des parties superficielles, le thermomètre ne peut rendre que très peu de services.

Des tableaux et des résultats qui précèdent on peut conclure que : 1° La température va croissant à mesure que de la peau on pénètre dans l'intérieur de l'animal et qu'on s'avance des extrémités des membres vers leurs racines; 2° les parties contenues dans l'intérieur du crâne ont une température inférieure à celles des viscères du bassin ; 3° la température du tronc va croissant de ses deux extrémités vers le diaphragme ; 4° le maximum de température existe dans le ventricule gauche du cœur.

Depuis Boerhaave, les physiologistes les plus recommandables ont admis que la température du sang artériel est supérieure à celle du sang veineux. J. Davy (1) a fourni sur ce sujet des documents d'une haute importance ; il a constaté que la température du sang de la carotide l'emportait moyennement sur celle du sang de la jugulaire de 0°,67 chez cinq agneaux, de 0°,62 chez trois brebis, de 0°,66 chez deux bœufs. Ces expériences ont été pratiquées sur des animaux vivants en introduisant de très petits thermomètres dans les vaisseaux. Ce mode opératoire n'est point à l'abri de toute objection ; il peut en résulter un trouble notable dans la circulation. J. Davy dit aussi avoir constaté, sur des agneaux morts d'hémorrhagie, que les cavités gauches du cœur ont une température supérieure à celle des cavités droites.

M. Becquerel (2) a employé des aiguilles thermo-électriques pour étudier la distribution de la température dans le corps des animaux. Après avoir vérifié l'exactitude des résultats obtenus par Davy, il a appliqué très heureusement cette méthode d'exploration très délicate et irréprochable à des questions dont le thermomètre à mer-

(1) *Bibliothèque britannique*, 1815, t. LX, p. 115.
(2) *Ann. de chim. et de phys.*, 2e série, LIX, p. 113.

cure n'aurait jamais pu fournir une solution satisfaisante. Les aiguilles thermo-électriques, en effet, peuvent être glissées dans les interstices des tissus sans les désorganiser ni les déchirer, et poussées dans les vaisseaux sanguins sans occasionner aucun trouble dans la circulation.

Supposons qu'il s'agisse de mesurer la température des masses musculaires du bras (fig. 27). M. Becquerel

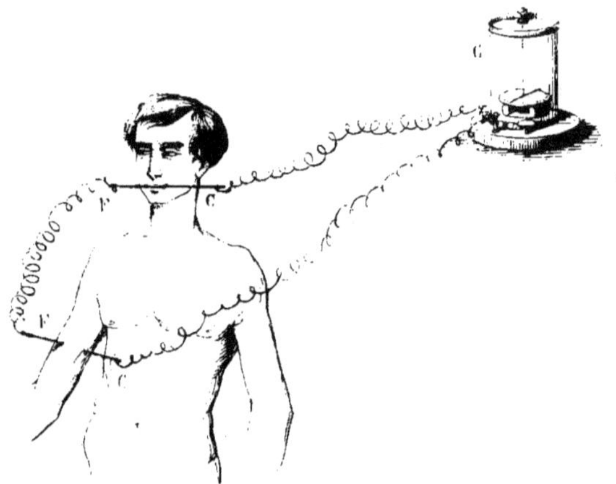

Fig. 27.

commence par traverser le corps des muscles de cette région avec une aiguille thermo-électrique à *soudure médiane*; il place dans la bouche la soudure de la seconde aiguille. Ces deux aiguilles, mises en communication avec le galvanomètre par leur extrémité cuivre, sont reliées l'une à l'autre par leur extrémité fer, à l'aide d'un fil de même métal. Le sujet en expérience respire par le nez; un très petit thermomètre placé sous la langue indique la température de la bouche et prouve qu'elle reste constante pendant toute la durée de l'observation.

Le sens de la déviation de l'aiguille du galvanomètre indique de quel côté existe l'excès de température, et la table de réduction construite à l'avance sert à estimer la valeur de cet excès en degrés du thermomètre à mercure.

Quand il s'agit de comparer la température de deux portions du corps, comme, par exemple, d'un muscle et du tissu cellulaire qui l'entoure, chacune de ces parties est transpercée avec une des deux aiguilles qu'on met ensuite en communication entre elles et avec le galvanomètre, et l'opération se termine comme précédemment par l'observation de la déviation et sa transformation en degrés centésimaux.

Les faits dont ces recherches de M. Becquerel (1) ont enrichi la science sont trop importants pour que nous n'en consignions pas ici les principales conséquences :

1° Le sang, soit artériel, soit veineux, est d'autant plus chaud qu'on l'examine plus près du cœur. Ainsi, dans la carotide, la température du sang est de 0°,15 au-dessus de celle du sang de l'artère crurale ; la température du sang de la veine jugulaire l'emporte de 0°,30 sur celle du sang de la veine crurale.

2° La température du sang artériel est toujours notablement supérieure à celle du sang veineux quand l'expérience porte sur des points correspondants de vaisseaux collatéraux. Ainsi, à l'origine de l'aorte, la température du sang l'emporte de 0°,84 sur celle du sang de la veine cave supérieure, au point où ce dernier vais-

____

(1) *Traité de physique*, t. II, p. 54.

seau s'ouvre dans l'oreillette droite; la température du sang de l'artère crurale est moyennement supérieure de 0°,98 à celle du sang de la veine crurale.

3° La température des muscles l'emporte considérablement sur celle du tissu cellulaire qui leur sert d'enveloppe. M. Becquerel a constaté directement ce fait sur l'homme et sur les animaux. Ainsi, chez l'homme, la moyenne de quatre expériences donne au biceps brachial au repos une température supérieure de 1°,57 à celle du tissu cellulaire adjacent; sur un chien, la température d'un muscle de la cuisse au repos a été trouvée supérieure de 1°,40 à celle du tissu cellulaire.

La question de la distribution de la température dans le sang artériel et dans le sang veineux des diverses parties de l'économie a été reprise dans ces derniers temps par M. le professeur Bernard; bien que ses recherches ne soient pas encore publiées, il a bien voulu nous en communiquer les principaux résultats. M. Bernard a opéré constamment sur des mammifères, sur des lapins, des chiens, des moutons et des chevaux; les thermomètres employés étaient des thermomètres métastatiques à mercure assez petits pour pouvoir être introduits directement dans les vaisseaux sur l'animal vivant, sans arrêter la circulation, et assez sensibles pour permettre d'apprécier, à l'œil nu, *un vingtième* de degré. Ces recherches, d'ailleurs, ont été faites en commun par MM. Bernard et Walferdin. Pour mettre de l'ordre dans l'exposition des résultats remarquables obtenus par ces deux éminents observateurs, il est nécessaire de diviser le système circulatoire en trois sections.

PREMIÈRE SECTION, *comprenant la veine cave supérieure et toutes les veines qui y aboutissent, la crosse de l'aorte et toutes les artères qui en émanent.* — Dans toute l'étendue de cette section, lorsque l'observation porte sur des portions de vaisseaux situées à la même distance du cœur, la température du sang veineux est *constamment inférieure* à celle du sang artériel. Ainsi le sang des veines des membres antérieurs et de la jugulaire est *moins chaud* que celui des artères des mêmes membres et de la carotide ; le sang de la veine cave supérieure jusqu'à son abouchement dans l'oreillette droite est *moins chaud* que le sang de l'aorte ascendante.

DEUXIÈME SECTION, *comprenant la circulation abdominale, la veine cave ascendante et toutes les veines qui y aboutissent, l'aorte descendante et toutes les artères qui en émanent.* — Dans cette section, les résultats sont complexes ; ils varient suivant les régions explorées.

1° Le sang de la veine rénale est *plus chaud* que celui de l'artère rénale.

2° Le sang de la veine porte, en un point quelconque de son trajet avant son entrée dans le foie, est *moins chaud* que celui des veines sus-hépatiques.

3° Le sang des veines sus-hépatiques est *plus chaud* que celui de l'aorte descendante immédiatement au-dessous du diaphragme.

4° Le sang des veines des membres inférieurs est *moins chaud* que celui des artères correspondantes. Il en est de même du sang des veines et des artères iliaques ; le sang de la veine cave ascendante jusqu'à *l'abouchement de la veine rénale* est aussi *moins chaud* que celui de l'aorte descendante au-dessous de l'origine des artères rénales.

5° Le mélange du sang de la veine rénale avec celui qui revient des membres inférieurs entraîne ce résultat que, dans toute la portion de la veine cave comprise entre l'abouchement des veines rénales et le foie, le sang est *plus chaud* que dans la partie de l'aorte descendante qui s'étend du diaphragme à l'origine des artères rénales.

6° Au moment où les veines sus-hépatiques se dégorgent dans la veine cave ascendante, la température du sang de cette dernière veine s'élève encore et l'*emporte de beaucoup* sur celle du sang de la partie correspondante de l'aorte. Le confluent des sus-hépatiques et de la veine cave est le *lieu le plus chaud* de l'économie; c'est là que le sang atteint le *maximum* de température.

TROISIÈME SECTION. *Cavités du cœur*. — Dans l'oreillette droite, le sang *très chaud* de la veine cave inférieure se mêle au sang de la veine cave supérieure; sa température tombe au-dessous de ce qu'elle était au niveau du diaphragme, mais reste cependant supérieure à celle du sang de l'aorte descendante. Il était curieux de constater l'influence du passage du sang dans les capillaires pulmonaires sur la température de ce liquide; à cet effet, M. Bernard a entrepris une très belle série d'expériences comparatives sur les cavités droites et les cavités gauches du cœur.

Sans ouvrir la poitrine, il a introduit successivement le *même thermomètre* dans le ventricule droit et dans le ventricule gauche, en faisant pénétrer l'instrument par la veine jugulaire et par le tronc brachiocéphalique. Cette opération a été pratiquée sur quinze moutons *vivants*.

Sept fois le thermomètre fut introduit d'abord dans le ventricule droit et puis dans le ventricule gauche ; huit fois l'exploration fut tentée dans l'ordre inverse.

Constamment le sang du ventricule droit du cœur, chez les animaux vivants, a été trouvé *plus chaud* que le sang du ventricule gauche.

M. Bernard a aussi opéré directement sur le cœur des animaux morts. Quand la poitrine est ouverte très rapidement et que les cavités du cœur sont explorées avec des instruments très sensibles, de manière qu'il s'écoule très peu de temps entre la mort de l'animal et l'indication thermométrique, les résultats sont les mêmes que sur le vivant, et la température du cœur droit est *supérieure* à celle du cœur gauche. Mais, si le cœur est resté exposé quelque temps au contact de l'air, si l'opération n'est pas faite très vite, les résultats sont inverses et le cœur droit est *moins chaud* que le cœur gauche. Les expériences directes de M. Bernard sur la vitesse relative du refroidissement des liquides contenus dans le ventricule droit et dans le ventricule gauche du cœur exposé au contact de l'air donnent la clef de cette apparente contradiction. Il a plongé un cœur dans de l'eau légèrement échauffée après avoir introduit un thermomètre dans chacun de ses ventricules, et il a attendu que l'équilibre s'établît entre l'eau extérieure et les cavités de l'organe ; les deux thermomètres marquaient la même température. Il a alors retiré le cœur de l'eau, il l'a laissé au contact de l'air ; il a étudié la marche descendante des deux thermomètres, et il a vu que, en raison de la moindre épaisseur de ses parois, le ventricule droit se refroidit plus vite que le gauche. Ceci nous explique pourquoi les observateurs qui, comme **J. Davy**, ont opéré sur des animaux morts, ont pu être induits en erreur et assigner au ventricule gauche une température *supérieure* à celle du ventricule droit.

Il résulte incontestablement des recherches de **M. Bernard** que le sang se *refroidit* en traversant le poumon, et que *normalement* la température des cavités gauches du cœur est *inférieure* à celle des cavités droites. Ce fait important avait déjà été découvert, en 1832, par **M. Malgaigne**, et *publié* dans un mémoire de **M. Collard de Martigny**, intitulé : *De l'influence de la circulation générale et pulmonaire sur la chaleur du sang, et de celle de ce fluide sur la chaleur animale* (1). **M. Malgaigne**, d'ailleurs, avait, comme **M. Bernard**, poussé des thermomètres dans les cavités du cœur à travers les gros vaisseaux du cou.

Nous devons nous contenter ici d'une simple exposition des résultats fournis par l'étude de la distribution de la température dans les diverses parties de l'économie; plus tard (chap. **V**, art. ii), nous les reprendrons et nous les discuterons. Nous montrerons alors que tous ces faits, loin d'être en contradiction avec la doctrine qui place, dans les phénomènes physico-chimiques de la respiration, la véritable source de la chaleur animale, sont au contraire, dans leur ensemble, une démonstration complète *à posteriori* de la vérité de cette théorie.

______

(1) *Journ. complém. des sciences méd.*, t. XLIII, p. 286 et 287.

ARTICLE II.

TEMPÉRATURE DES ANIMAUX INFÉRIEURS.

Sous cette dénomination d'*animaux inférieurs*, nous comprenons les deux dernières classes de vertébrés et tous les invertébrés. Quoique très différents par leur organisation, ces animaux se rapprochent par ce fait, que leur température ne se montre pas, comme celle des oiseaux et des mammifères, sensiblement constante et indépendante des circonstances extérieures, mais est sujette à des oscillations considérables qui traduisent les variations de celle du milieu (air ou eau) dans lequel ils vivent. Il ne s'agit donc pas de déterminer d'une manière absolue la température de ces animaux, mais de chercher dans quel sens et de combien leur état thermique diffère, dans un moment donné, de celui des corps environnants. Cette recherche présente souvent de grandes difficultés; il nous paraît nécessaire de passer d'abord en revue les procédés thermométriques employés, cette étude nous servira à déterminer le degré de confiance que méritent les résultats obtenus par les divers observateurs.

En général, c'est le thermomètre à mercure qui a été employé. Lorsque l'animal est assez volumineux pour pouvoir introduire l'instrument dans les cavités intérieures, soit par une ouverture naturelle, soit au moyen d'une incision, ce procédé peut donner de bons résultats. Encore, dans ce cas, s'expose-t-on à méconnaître complétement la production de chaleur dont l'animal est le siége, si la boule du thermomètre est trop rapprochée des téguments et si l'expérience se fait en plein air. La peau de ces animaux, en effet, surtout de ceux qui ont été retirés de l'eau, est le siége d'une évaporation qui quelquefois entraîne une déperdition de chaleur assez considérable pour que leur température tombe au-dessous de celle de l'air. Cela ne veut pas dire que l'animal ne produit pas de la chaleur, mais seulement qu'il n'en fournit pas assez pour compenser l'action réfrigérante de l'évaporation. C'est surtout cette cause d'erreur qu'il faut s'attacher à combattre, et dont il faut tenir compte toutes les fois qu'elle n'a pas été écartée sous peine de méconnaître la vraie signification des faits.

Pour les animaux de petit volume, les observateurs ont souvent employé un artifice particulier qui consiste à en renfermer un certain nombre dans un vase de verre de petite capacité, de manière qu'ils soient accumulés autour de la boule d'un petit thermomètre. Cette pratique a l'avantage d'empêcher l'évaporation et le refroidissement qui en est la conséquence certaine. Quand il s'agit de prouver simplement que l'animal produit de la chaleur, ce procédé est suffisant, car il est bien certain que la température de l'intérieur du vase ne peut s'élever au-dessus de la température extérieure qu'autant que l'animal est lui-même une source de chaleur. Mais, comme moyen de mesurer exactement la *température propre* des animaux, ce procédé est fautif. L'air contenu dans le vase, en effet, s'échauffe au contact de l'animal, celui-ci s'échauffe à son tour, comme cela lui arrive toutes les fois qu'il reçoit

plus de chaleur du dehors, et, dans cette réaction réciproque de l'animal sur l'air et de l'air sur l'animal, ce
dernier s'élève à un degré qu'il n'aurait pas atteint si le
milieu environnant avait conservé sa température initiale. En comparant alors le thermomètre intérieur au
thermomètre extérieur, on s'expose à attribuer à l'animal une *température propre* beaucoup plus élevée que
celle qu'il possède réellement. Toutefois, nous le répé-
tons, si ce moyen ne donne pas une mesure exacte de
l'intensité du phénomène, il n'en est pas moins excellent
pour vider la question de savoir si l'animal produit ou
non de la chaleur.

Newport (1), dans ses recherches sur la température
des insectes, a employé un autre procédé. L'animal,
saisi avec une pince, était appliqué et maintenu contre
le réservoir du thermomètre. En agissant ainsi, cet habile observateur pensait se mettre complétement à l'abri
de toute chaleur communiquée par les mains, soit au
thermomètre, soit à l'animal lui-même. Il est douteux
que, avec quelque soin qu'il ait opéré, il soit parvenu
à faire complétement disparaître cette cause d'erreur.
D'ailleurs, l'animal, saisi avec une pince, s'agite, *frotte*
le verre de l'instrument avec ses pattes, et les divers
articles de son corps les uns contre les autres. La collision de toutes ces parties dures doit nécessairement
développer de la chaleur et influer sur la marche du
thermomètre. Pour se mettre à l'abri du rayonnement
extérieur et de l'évaporation, Newport avait la précau-

____

(1) *Transactions philosophiques*, 1837, 2ᵉ partie.

tion d'envelopper l'insecte et le réservoir du thermomètre avec une pièce de laine. Cette pratique est bonne sans doute, mais elle a l'inconvénient de créer autour des animaux une masse d'air confiné de très peu d'étendue, qui, en s'échauffant, peut, comme dans le cas de leur accumulation dans un vase fermé, réagir sur leur température.

Quand il s'agit de prendre la température d'un *animal isolé*, d'aussi faibles dimensions qu'un insecte, l'emploi du thermomètre, quelques précautions que l'on prenne d'ailleurs, présente un très grand inconvénient. Bien qu'on puisse choisir un instrument à réservoir très petit, cependant la masse du verre et du mercure qu'il contient ne peut jamais être négligeable par rapport à celle de l'animal. Il en résulte que celui-ci est refroidi par le contact du thermomètre, qui, pour se mettre en équilibre de température, lui emprunte une portion *sensible* de sa chaleur propre. Cet inconvénient doit être évité avec d'autant plus de soin que, pour les animaux inférieurs, il s'agit de constater des différences de température ordinairement très faibles, et que, chez eux, toute perte de chaleur se répare avec une excessive lenteur. Toutes ces causes d'erreur réunies font que le thermomètre à mercure ne doit être employé qu'avec une certaine réserve pour l'exploration de la température des animaux inférieurs, et qu'on doit complétement renoncer à s'en servir quand l'observation porte sur un animal de très faibles dimensions.

Les instruments thermo-électriques, par leur sensibilité, la rapidité de leurs indications et leur faible volume qui permet de les introduire sans inconvénients dans le corps des plus petits animaux, sont destinés à rendre de grands services à la physiologie expérimentale. Ils ont déjà été employés sous leurs deux formes principales; mais ce sont surtout les aiguilles thermo-électriques dont l'usage mérite d'être généralisé.

En 1831, Nobili et Melloni (1) appliquèrent leur pile thermo-électrique à la recherche de la température des insectes. A cet effet, ils fermèrent les deux appendices prismatiques de l'enveloppe de la pile avec deux miroirs sphériques de cuivre poli A et A' (fig. 28); de cette façon,

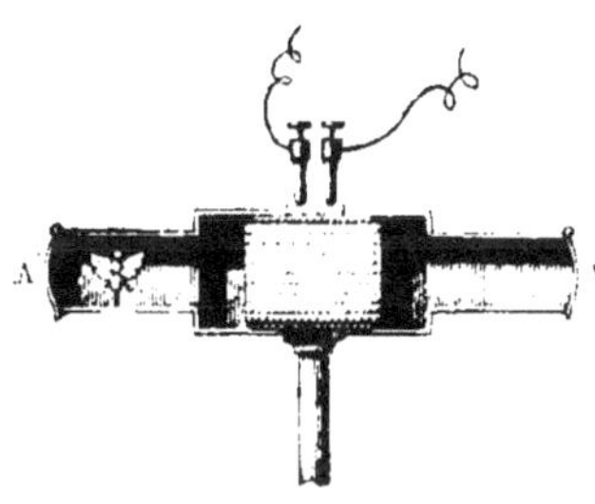

Fig. 28.

tout rayonnement extérieur était arrêté, et, les deux faces de la pile étant dans les mêmes conditions, l'aiguille du galvanomètre restait à *zéro*. Si, tout étant ainsi disposé, on place un insecte au *foyer principal* de l'un des petits miroirs réfléchissants, toute la chaleur rayonnée par la surface de son corps sera renvoyée vers la face correspondante de la pile, et, si l'animal est à une température supérieure à celle de l'atmosphère, la déviation de l'aiguille du galvanomètre devra l'indiquer. Ce procédé arrête l'évaporation et empêche le rayonnement exté-

(1) *Ann. de chim. et de phys.*, 2ᵉ section, t. XLVIII, p. 207.

rieur ; il sert à indiquer si l'insecte est une source de
chaleur. Mais ici, comme sous la pièce de laine de Newport, la masse d'air confiné est beaucoup trop limitée,
sa température peut s'élever sensiblement et réagir
ensuite sur celle de l'animal. D'ailleurs, on n'a ainsi
que la chaleur émise par rayonnement, et les résultats
ne sont pas comparables à ceux qu'on obtiendrait par le
contact de l'instrument et du corps de l'insecte.

M. Becquerel (1) s'est servi des aiguilles thermo-électriques pour étudier la répartition de la chaleur chez les
animaux supérieurs ; il les a aussi appliquées à la recherche de la température propre des animaux inférieurs. Il est nécessaire de donner quelques détails sur
la manière dont l'expérience est conduite en cas pareil.
M. Becquerel prend deux boîtes de carton recouvertes
de papier métallique en dedans et en dehors, afin d'augmenter le pouvoir réfléchissant. Ces boîtes sont percées de
trous qui permettent l'introduction des aiguilles. L'aiguille libre étant déposée dans une des boîtes ouvertes,
la seconde aiguille est introduite dans l'animal en expérience préalablement logé dans la seconde boîte ; il
place alors en même temps les deux couvercles, et il établit la communication entre les deux aiguilles comme à
l'ordinaire. Avant de mettre les aiguilles en communication avec les fils du galvanomètre, il laisse écouler environ dix minutes pour leur donner le temps de perdre
toute la chaleur qui aurait pu leur être communiquée
par les mains. De cette façon, l'une des soudures se

______

(1) *Traité de physique*, t. IV, p. 51.

maintient à la température de l'air de la boîte vide, qui est la même que celle de l'air extérieur, tandis que l'autre soudure prend la température de l'animal. La marche du galvanomètre indique de quel côté est l'excès, et la valeur de cet excès en degrés centésimaux.

Dans ces expériences, l'animal est bien mis à l'abri du refroidissement causé par l'évaporation, mais il est placé dans un espace trop limité ; il peut, par la chaleur qu'il produit, élever la température de l'air de la boîte, et par conséquent la sienne propre. Tout porte donc à penser que, dans la boîte qui renferme l'animal, la température de l'air n'est pas au même degré que dans celle qui ne contient que la soudure de la première aiguille thermo-électrique. Cependant, pour que l'observation soit concluante, il faut de toute nécessité que ces deux masses d'air confiné se maintiennent au même degré, afin que le courant électrique produit provienne uniquement de la différence qui existe entre la température de l'animal et celle de l'air qui l'entoure. Le procédé de M. Becquerel nous paraît, pour toutes ces raisons, mériter moins de confiance que celui de M. Dutrochet. Dans des expériences où les différences à constater ne dépassent pas une fraction de degré centigrade, ces causes d'erreur, quelque minimes qu'elles paraissent, ne sauraient être négligées.

Ce dernier expérimentateur (1) a d'abord rejeté, avec raison, l'emploi des aiguilles à *soudure médiane*, parce

____

(1) *Ann. d'hist. nat.*, 2ᵉ série, Zoologie, t. XIII, p. 5.

que, dans beaucoup de cas, il y a inconvénient à transpercer d'outre en outre le corps des animaux. Il leur a substitué les aiguilles à *soudure angulo-terminale*, qui n'ont besoin que d'être légèrement enfoncées par leur pointe dans les parties vivantes, et peuvent toujours être plongées à la même profondeur, à 5 millimètres par exemple, comme l'a toujours fait M. Dutrochet pour rendre toutes ses expériences rigoureusement comparables. Exposons maintenant les moyens à l'aide desquels il a mis ses résultats à l'abri de l'influence de toute cause perturbatrice extérieure.

Il se procurait deux animaux de même espèce et de même grosseur. L'un d'eux, au moment de l'expérience, était tué par l'immersion dans de l'eau à 50°, puis plongé dans de l'eau à la température ambiante pour le refroidir. L'animal vivant et l'animal mort étaient attachés (fig. 29) chacun à une tige de bois sec *d*, *d*, et ces supports étaient implantés dans le sable fin dont était rempli un pot à fleurs *a a*; le vase était recouvert d'une plaque de plâtre *b b*, percée à son centre d'une ouverture moindre que celle du pot. Les aiguilles à soudure *angulo-terminale* étaient alors enfoncées à 5 millimètres de profondeur, l'une dans le corps de l'animal vivant, l'autre dans

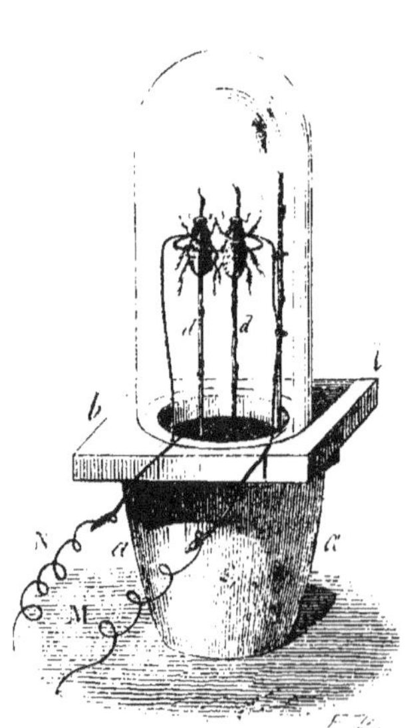

Fig. 29.

celui de l'animal mort, et dans des points symétriquement placés. Avant de mettre les aiguilles en communication avec le galvanomètre, il attendait un temps suffisant pour que toute la chaleur communiquée par la main eût disparu. De cette manière, rayonnement, action de l'air extérieur, tout était égalisé de part et d'autre, et la différence de température des deux soudures ne pouvait tenir qu'à ce que l'un des animaux était mort et l'autre vivant. Cependant, à la surface de ces deux animaux, il y avait une évaporation. Or rien ne prouve que l'évaporation soit rigoureusement la même chez un animal vivant que chez un animal de même espèce et de même taille récemment mort; tout porte à penser, au contraire, que, chez ce dernier, le phénomène est plus intense. Pour éliminer cette cause d'erreur, M. Dutrochet humectait le sable du pot à fleurs et recouvrait les deux animaux d'une cloche de verre qui s'appuyait sur la plaque de plâtre bb, de manière à livrer passage aux bouts M et N des aiguilles. D'ailleurs, pour rendre tout courant d'air impossible, il accumulait du sable autour des points par lesquels la cloche de verre s'appuyait sur la plaque de plâtre, et celle-ci sur les bords du pot à fleurs. L'air de la cloche était ainsi promptement saturé d'humidité, toute évaporation devenait impossible, et la différence de température des deux soudures ne pouvait tenir qu'à ce que l'une plongeait dans le corps d'un animal vivant et l'autre dans celui d'un animal mort ; or c'est précisément cette influence qu'il s'agissait d'apprécier.

Toutes les fois qu'il est possible de se procurer deux

11

animaux de même espèce et de même grosseur, il vaut
mieux opérer comme nous venons de le dire; cependant
cette condition n'est pas indispensable pour faire une
bonne observation. Sous la cloche, en effet, où toute évaporation est rendue impossible, le corps de l'animal mort
ne sert qu'à maintenir la soudure en équilibre de température avec l'air environnant en la mettant à l'abri de
tout rayonnement extérieur. Or il est évident que cet
office serait aussi bien rempli par un petit rouleau creux
de papier sec dans lequel on enfoncerait la soudure de
l'aiguille. M. Dutrochet a souvent employé ce dernier
moyen pour remplacer le corps de l'animal mort, et
les résultats ont été les mêmes dans l'un et l'autre cas.
Il faut avoir soin, dans ces recherches, de se servir d'animaux tués au moment de l'expérience ; s'ils étaient morts
depuis un certain temps, leurs corps deviendraient le
siége de phénomènes de putréfaction qui dégageraient de
la chaleur, altéreraient l'exactitude, et pourraient même
changer le signe des résultats obtenus.

Le procédé que nous venons d'exposer, quand il est
pratiqué avec toutes les précautions convenables, nous
paraît à l'abri de toute cause d'erreur; c'est certainement
le plus parfait de tous ceux qui ont été proposés pour
prendre la température des animaux inférieurs de petite
taille.

§ I. — Température des reptiles et des poissons.

Reptiles. — La température des reptiles a été l'objet
de recherches très nombreuses ; nous avons réuni dans

un tableau général les principaux résultats fournis par
les observateurs.

TEMPÉRATURE DES REPTILES.

DÉSIGNATION DE L'ANIMAL.	Excès de la température de l'animal sur celle du milieu ambiant.	Nom de l'observateur.
Proteus anguinus	de 2,65 à 5,67	Czermak (1).
Emys europæa	1,56 à 3,54	Id.
Chersine græca	1,00	Id.
Natrix lævis................	0,21 à 6,35	Id.
Natrix torquatus...........	0,32 à 3,74	Id.
Anguis fragilis.............	0,47 à 2,40	Id.
Lacerta agilis	1,25 à 8,12	Id.
Lacerta viridis............	4,00 à 7,34	Id.
Grenouille.................	0,32 à 2,44	Id.
Id.	0,50 à 0,75	Becquerel (2).
Crapaud...............	0,50 à 0,75	Id.
Lézard	0,75 à 1,25	Id.
Orvet......................	0,87 à 1,00	Id.
Couleuvre.	0,75 à 1,35	Id.
Couleuvre d'Esculape.............	3,10	Id.
Boa...........................	2,50	Id.
Tortue	1,22	Walbaum (3).
Anguis fragilis	0,50	Berthold (4)
Lacerta agilis	0,75	Id.
Lacerta maculata.................	2,25	Rudolphi (5).
Proteus anguinus.................	1,25	Id.

(1) *Journ. de phys.* de Baumgartner, 1821.

(2) *Traité de physique*, t. II, p. 64.

(3) *Chenolographia*, 1782.

(4) *Nouv. observ. sur la temp. des anim. à sang froid*, 1835.

(5) *Éléments de physiologie*, 1821.

DÉSIGNATION DE L'ANIMAL.	Excès de la température de l'animal sur celle du milieu ambiant.	Nom de l'observateur.
Vipère	5,56	J. Hunter (1).
Grenouille	2,80	Id.
Crapaud	2,80	Id.
Lacerta agilis	0,21	Dutrochet (2).
Crapaud accoucheur	0,12	Id.
Grenouille	0,04	Id.
Tortue	2,88	Tiedemann (3).
Grenouille	1,50	Prévost et Dumas (4).
Tortue de l'Ascension	2,90	J. Davy (5).
Tortue géométrique	0,90	Id.
Id. id.	3,90	Id.
Iguane	1,22	Id.
Couleuvre verte	3,90	Id.
Serpent brun	1,10	Id.
Plusieurs couleuvres	3,90	Id.
Grenouille	4,44	Carlisle.
Tortue terrestre	2,78	Martine (6).
Grenouille	2,70	Id.

Suivant le genre de vie habituel de l'animal, la température de son corps a été comparée à celle de l'air ou à celle de l'eau. Les résultats consignés dans le tableau précédent démontrent que les reptiles ne méritent pas la dénomination d'*animaux à sang froid*, mais qu'ils produisent tous une certaine quantité de chaleur appréciable

(1) *OEuvres complètes*, t. IV, p. 220-221, et t. III, p. 383.
(2) *Ann. d'hist. nat.*, 2ᵉ série, Zoologie, t. XIII.
(3) *Traité de physiologie*.
(4) *Ann. de chim. et de phys.*, 2ᵉ série, t. XXIII, p. 64.
(5) *Ann. de chim. et de phys.*, 2ᵉ série, t. XXXIII, p. 193.
(6) *Essays medical and philos.* London, 1740.

aux instruments de physique, quoique très inférieure à celle des mammifères et des oiseaux. Du reste, la *température propre* des reptiles, c'est-à-dire l'excès de la température de leur corps sur celle du milieu environnant, est très variable en raison des espèces animales observées et aussi en raison des circonstances extérieures ; elle peut prendre toutes les valeurs comprises entre les deux limites extrêmes 0°,04 (grenouille) et 8°,12 (*Lacerta agilis*).

Poissons. — Ce que nous avons dit des reptiles s'applique également aux poissons ; il suffit de parcourir le tableau suivant des faits empruntés aux divers observateurs pour être frappé de la similitude des résultats.

TEMPÉRATURE DES POISSONS.

DÉSIGNATION DE L'ANIMAL.	Excès de la température de l'animal sur celle du milieu ambiant.	Nom de l'observateur.
Brochet......................	3,88	Krafft (1).
Carpe.......................	1,94	J. Hunter (2).
Id.	0,93	Broussonnet (3).
Petits poissons.......... de 0,62 à 0,93		Id.
Anguille....................	0,93	Id.
Carpe.......................	3,00	Buniva (4).
Id.	0,86	Despretz (5).
Tanche......................	0,71	Id.
Id...........................	0,50	Becquerel (6).

(1) *Prælectiones in physicam theoricam*, 1750.
(2) *OEuvres complètes*, t. IV, p. 220-221.
(3) *Mém. de l'Acad. des sciences*, 1785.
(4) *Mém. de l'Acad. des sciences de Turin*, t. XII, an x et xi.
(5) *Ann. de chim. et de phys.*, 2ᵉ série, t XXVI, p. 338.
(6) *Traité de physique*, t. II, p. 67.

11.

DÉSIGNATION DE L'ANIMAL	Excès de la température de l'animal sur celle du milieu ambiant.	Nom de l'observateur.
Requin.	1,30	J. Davy (1).
Truite...........................	1,10	Id.
Poisson volant	0,20	Id.
Ablette..........................	0,55	Martine (2).
Truite...........................	0,55	Id.
Grondin gris	0,65	Martins (3).

La température propre des poissons, très variable selon les espèces, a oscillé entre 0°,20 (poisson volant) et 3°,88 (brochet). Nous devons nous arrêter ici d'une manière spéciale sur deux faits très importants observés par J. Davy, et qu'à dessein nous n'avons pas placés dans le tableau précédent. Sur une bonite, pêchée dans les mers intertropicales, J. Davy a constaté (4) que la température de l'animal, mesurée dans l'épaisseur des masses musculaires, l'emportait de 10° sur celle de l'eau de la mer, qui était elle-même à 27°,20. Plus tard, il fit pêcher à l'entrée de la mer de Marmara (5) plusieurs pélamides, espèce de poisson migrateur. L'air était à 21°,67, la surface de la mer à 20°, et le courant sous-marin dans lequel nageaient ces poissons à 16°,67. Dans l'abdomen de la pélamide, le thermomètre monta à 22°,78, et dans l'épaisseur des masses musculaires à 23°,89. En comparant la

(1) *Ann. de chim. et de phys.*, 2ᵉ série, t. XXXIII, p. 195.
(2) *Loc. cit.*
(3) *Ann. d'hist. nat.*, 3ᵉ série, Zoologie, 1846, t. V, p. 187.
(4) *Ann. de chim. et de phys.*, 2ᵉ série, t. XXXIII, p. 195.
(5) *Ann. de chim. et de phys.*, 3ᵉ série, t. XIII, p. 174.

température de ces poissons à celle du courant sous-marin dans lequel ils vivaient, nous trouvons donc que leur *température propre* était de 6°,11 dans l'abdomen, et de 7°,22 dans l'épaisseur des muscles du dos. Ces deux faits ont une grande importance, parce qu'ils mettent hors de toute contestation la production de chaleur chez les poissons, et prouvent en même temps que, chez eux, les masses musculaires jouissent, comme chez les mammifères et les oiseaux, d'une température supérieure à celle des autres parties du corps.

§ II. — Température des articulés et des annélides.

Swammerdam (1), sans fournir aucune évaluation thermométrique, dit que, même en hiver, la température des ruches d'abeilles est fort élevée au-dessus de celle de l'atmosphère. Réaumur (2), en hiver, par une température extérieure de — 3°,75, a vu le thermomètre s'élever à + 12°,5 dans l'intérieur d'une ruche d'abeilles. Huber (3) a constaté des faits de même genre. Newport (4), par un froid extérieur de — 8°,05, constata que l'intérieur d'une ruche était à — 1°,1 ; les abeilles, ayant été éveillées et excitées, s'agitèrent, et la température monta à 21°,11. L'air extérieur étant à + 1°,39, le même observateur trouva une température de 38°,89 dans l'intérieur d'une ruche dont les abeilles étaient agitées. D'après

(1) *Collection académique*, savants étrangers, t. V, p. 258.
(2) *Mém. pour servir à l'hist. des insectes*, t. V, 13ᵉ mémoire.
(3) *Nouvelles observ. sur les abeilles*, t. II, p. 336.
(4) *Transactions philosophiques*, 1837, 2ᵉ partie.

les recherches de Newport, c'est en mai et en juin que les ruches d'abeilles, à l'état de repos complet, acquièrent le *maximum* de température propre. Il a vu l'excès de température s'élever à 15°,56 dans un nid de guêpes, à 5°,55 dans un nid de *Bombus lapidarius*, à 8°,33 dans un nid de *Bombus sylvarum*, et à 12° dans une fourmilière de *Formica herculanea*, dans laquelle ces insectes étaient très agités. Évidemment cette élévation de température si considérable des ruches d'abeilles, des nids de guêpes et des fourmilières, résulte en grande partie de l'accumulation d'un grand nombre d'êtres vivants dans un espace très limité. Ces faits ne peuvent donc pas servir à donner une mesure exacte de la *température propre* de ces animaux ; mais ils n'en démontrent pas moins d'une manière incontestable la faculté dont ils jouissent de produire de la chaleur, et, sous ce rapport, leur importance est très grande dans la question qui nous occupe.

Nobili et Melloni (1) ont cherché à déterminer la température propre des insectes à l'aide de l'appareil thermo-électrique dont nous avons donné plus haut une description sommaire. Ces deux habiles expérimentateurs n'ont relaté, dans leur mémoire, aucun des résultats particuliers de leurs observations ; ils se sont contentés de dire : « Nous avons opéré sur plus de 40 espèces indigènes » prises dans toutes les classes et dans tous les états de » métamorphose où se trouvent successivement ces ani- » maux... Tous les écarts de l'aiguille furent positifs, » c'est-à-dire dans le sens calorifique de l'insecte ; il n'y

(1) *Ann. de chim. et de phys.*, 2ᵉ série, t. XLVIII, p. 209.

» eut pas d'exception à cet égard. » Une affirmation aussi positive dans la bouche de deux physiciens aussi consciencieux et d'une habileté aussi éprouvée ne peut laisser subsister aucun doute sur la réalité de l'existence d'une *température propre* chez les insectes.

Dans son grand travail sur la température des insectes, Newport a constaté que la *température propre* est plus élevée chez les insectes volants, et parmi eux chez les abeilles et les sphinx, que chez tous les autres articulés. Nous aurons de fréquentes occasions de revenir sur ce mémoire important qui mériterait d'être cité en entier. Nous nous contenterons, pour le moment, de mettre sous les yeux du lecteur un tableau général des principaux résultats dont la science s'est successivement enrichie ; il suffit pour démontrer que tous les articulés et tous les annélides, placés dans des conditions normales, ont, pendant leur vie, une température supérieure à celle du milieu qui les environne.

TEMPÉRATURE DES ARTICULÉS ET DES ANNÉLIDES.

DÉSIGNATION DE L'ANIMAL.	Excès de la température de l'animal sur celle du milieu ambiant.	Nom de l'observateur.
Sphinx convolvuli	2,50	Haussmann (1).
Carabus hortensis	2,50	Id.
Scarabée	0,70	J. Davy (2).
Vert luisant	0,50	Id.
Blatta orientalis	0,60	Id.
Grillon	5,80	Id.

(1) *De animalium respiratione*, 1803.

(2) *Loc. cit.*

DÉSIGNATION DE L'ANIMAL.	Excès de la température de l'animal sur celle du milieu ambiant.	Nom de l'observateur.
Guêpe	0,50	J. Davy.
Scarabée	0,25	Berthold (1).
Blatte	0,75	Becquerel (2).
Larve d'Oryctes	1,50	Id.
Chenille de ver à soie	1,00	Id.
Larve de Sphinx Atropos	1,66	Id.
Bombus terrestris	0,55	Newport (3).
Hanneton	1,77	Id.
Melolontha solstitialis	0,16	Id.
Lucanus cervus	0,88	Id.
Carabus monilis	0,05	Id.
Blaps mortisaga	0,11	Id.
Coccinella septempunctata	0,44	Id.
Meloe proscarabæus	0,83	Id.
Staphylinus olens	0,55	Id.
Staphylinus erythropterus	0,27	Id.
Gryllus viridissimus	0,94	Id.
Bombus lapidarius	0,18	Dutrochet (4).
Bombus hortorum	0,25	Id.
Xylocopa violacea	0,25	Id.
Hanneton	0,25	Id.
Melolontha solstitialis	0,25	Id.
Lucanus cervus	0,22	Id.
Carabus monilis	0,18	Id.
Blaps mortisaga	0,12	Id.
Carabus auratus	0,18	Id.
Cetonia aurata	0,25	Id.

(1) *Loc. cit.*
(2) *Loc. cit.*
(3) *Transactions philosophiques*, 1837, 2ᵉ partie.
(4) *Ann. d'hist. nat.*, 2ᵉ série, Zoologie, t. XIII.

DÉSIGNATION DE L'ANIMAL.	Excès de la température de l'animal sur celle du milieu ambiant.	Nom de l'observateur.
Chrysomela tenebricosa............	0,34	Dutrochet.
Scarabæus vernalis.......... de	0,12 à 0,18	Id.
Gryllus viridissimus.	0,31 à 0,34	Id.
Gryllus verrucivorus	0,40	Id.
Gryllus gryllo-talpa.	0,16	Id.
Gryllus campestris........	0,40	Id.
Sphinx stellatarum.	0,29	Id.
Sphinx Atropos...	0,58	Id.
Sangsues .... de	0,56 à 0,85	Hunter (1).
Vers de terre..............	1,11 à 1,39	Id.
Maja squinado (sous l'eau)...........	0,30	Valentin (2).
Maja squinado (dans l'air)	0,60	Id.
Maja squinado (portant des œufs).......	0,90	Id.
Squilla mantis (mourant)............	0,10	Id.

Nous devons cependant encore ajouter un mot. M. Regnault (3), dont l'autorité est si grande en pareille matière, a vu un thermomètre, maintenu au milieu d'un grand nombre de hannetons renfermés dans un sac à *claire-voie*, monter à une température supérieure de 2° à celle de l'air environnant. Parmi les faits contenus dans le tableau précédent et empruntés à Valentin, nous devons faire remarquer celui qui se rapporte à une *Maja squinado* portant des œufs ; nous nous demanderons avec cet habile physiologiste, si l'élévation de la température

(1) *Loc. cit.*, t. IV, p. 220.

(2) *Répert. d'anat. et de phys.*, 1839, t. IV, p. 359. Dans ces observations de Valentin, la température de l'animal est comparée à celle de l'eau de la mer.

(3) *Ann. de chim. et de phys.*, 3ᵉ série, t. XXVI, p. 517.

propre, dans ce cas, ne traduit pas une influence particulière exercée par l'état physiologique de l'animal sur sa faculté de produire de la chaleur.

§ III. — Température des mollusques et des zoophytes.

Mollusques. — Les observations bien faites ne manquent pas non plus pour démontrer que les mollusques, dans les circonstances habituelles de leur existence et de leur développement, produisent de la chaleur. Pour ne pas nous exposer à répéter continuellement les mêmes choses, nous devons nous contenter de réunir ici, dans un tableau, les principaux résultats de la comparaison de la température de ces animaux avec celle du milieu ambiant que nous avons trouvés dans les meilleurs recueils d'observations.

TEMPÉRATURE DES MOLLUSQUES.

DÉSIGNATION DE L'ANIMAL.	Excès de la température de l'animal sur celle du milieu ambiant.	Lieu de l'observation.	Nom de l'observateur.
Plusieurs limaces dans un tube.	0,25	»	Spallanzani (1).
Limaces dans un verre	0,13	»	J. Hunter (2).
Limaçon à coquille de 2,22 à 3,90		»	Id.
Escargot	0,90	»	Becquerel (3).
Limace	1,11	»	Martine (4).
Eledone moschata	0,90	Cavité du manteau.	Valentin (5).

(1) *Mémoires sur la respiration.*
(2) *OEuvres complètes*, t. III, p. 384, et t. IV, p. 220-221.
(3) *Loc. cit.*
(4) *Loc. cit.*, p. 332.
(5) *Répert. d'anat. et de physiol.*, 1839, t. IV, p. 359. Dans les

DÉSIGNATION DE L'ANIMAL.	Excès de la température de l'animal sur celle du milieu ambiant.	Lieu de l'observation.	Nom de l'observateur.
Octopus vulgaris.........	0,20	Cavité du manteau.	Valentin.
Id. id...........	0,60	Id.	Id.
Aplysia leporina (dans l'air)	0,60	Surface de la peau.	Id.
Id. id. (sous l'eau)	0,50	Id.	Id.
Id. id....	0,10	Entre le manteau et le corps.	Id.
Id. id...........	0,30	Cavité respiratoire.	Id.
Id. id...........	0,80	Cavité anale.	Id.

Zoophytes. — Valentin a publié, en 1839, un travail
très étendu sur la *température propre* des zoophytes. Nous
donnons, dans le tableau suivant, les résultats de ses
importantes recherches.

TEMPÉRATURE DES ZOOPHYTES.

DÉSIGNATION DE L'ANIMAL.	Excès de la température de l'animal sur celle de l'eau de la mer.	Lieu de l'observation.	Nom de l'observateur.
Holothuria tubulosa	0,20	Cavité anale.	Valentin (1).
Id. id	0,20	Id.	Id.
Id. id. (dans l'air)	0,50	Cavité buccale.	Id.
Id. id. id ...	0,60	Surface extérieure.	Id.
Id. id. (sous l'eau)	0,50	Id.	Id.
Ophiura lacertosa id. ...	0,30	Id.	Id.
Asterias rubens.........	0,60	Entre les pieds.	Id.
Echinus saxatilis........	0,40	Surface près de la bouche.	Id.
Id. id...........	0,40	Ouverture anale.	Id.

observations de Valentin la température de l'animal est comparée
à celle de l'eau de la mer.

(1) *Répert. d'anat. et de physiol.*, 1839, t. IV, p. 359.

DÉSIGNATION DE L'ANIMAL.	Excès de la température de l'animal sur celle de l'eau de la mer.	Lieu de l'observation.	Nom de l'observateur.
Echinus brevi-spinalis....	0,50	Près la bouche.	Valentin.
Id. id.	0,50	Ouverture anale.	Id.
Pelagia denticulata......	0,75	Cavité de l'estomac.	Id.
Id. id.	0,20	Id.	Id.
Pelagia denticulata (sujets libres dans la mer)....	0,20	Id.	Id.
Pelagia denticulata (sujets très vifs)...........	0,50	Id.	Id.
Pelagia denticulata (sujets très vifs...........	0,40	Id.	Id.
Pelagia denticulata (sujets très vifs)...........	1,00	Surface extérieure.	Id.
Ascidiæ (sous l'eau)	0,25	Peau extérieure.	Id.
Actinia concentrica	0,20	Tentacules.	Id.
Id. id.........	0,30	Id.	Id.
A. mesembryanthemum..	0,30	Cavité de l'estomac.	Id.
Id. id.......	0,20	Id.	Id.
Id. id.......	0,30	Ouverture buccale.	Id.
Id. id.......	0,50	Id.	Id.

Partant de ce fait que l'immersion dans l'eau supprime toute évaporation, M. Dutrochet a cru devoir révoquer en doute l'exactitude de quelques observations dans lesquelles Valentin a trouvé que certains mollusques et certains zoophytes ont, *dans l'air*, une température propre supérieure à celle dont ils jouissent *sous l'eau*. Ce résultat ne nous paraît nullement être de nature à diminuer la confiance que méritent des expériences instituées par un physiologiste aussi éminent ; car, d'une part, au contact, le pouvoir refroidissant de l'eau est beaucoup plus grand que celui de l'air, et, d'autre part, il est tout naturel que, sous l'influence directe de l'air, la production de chaleur soit activée, chez ces animaux, en même temps que l'énergie des phénomènes physico-chimiques dont elle dépend.

Il résulte aussi d'expériences entreprises par M. Martins sur 48 oursins pêchés dans les mers du Nord (1), que la température de ces animaux est sensiblement supérieure à celle de l'eau dans laquelle ils vivent.

Valentin résume ainsi qu'il suit ses recherches personnelles sur les animaux inférieurs. Moyennement, la *température propre* est :

Chez les polypes.................	0,21
Chez les méduses...............	0,27
Chez les échinodermes..........	0,40
Chez les mollusques....	0,46
Chez les céphalopodes..........	0,57
Chez les crustacés.............	0,60

Ces observations de Valentin démontrent donc que la *température propre* des animaux, et par suite leur faculté de produire de la chaleur, est d'autant plus considérable que leur organisation est plus parfaite et qu'ils occupent une place plus élevée dans l'échelle zoologique.

§ IV. — Température des animaux inférieurs dans quelques cas exceptionnels.

Jusqu'ici nous ne nous sommes occupé que des observations dont les résultats traduisent nettement un excès

____

(1) *Ann. d'hist. nat.*, 3ᵉ série, Zoologie, 1846, t. V, p. 187.

de température en faveur de l'animal. Cependant les recueils déjà cités renferment des faits bien constatés qui nous montrent les animaux *inférieurs* en équilibre de température avec les corps environnants, et même à une température plus basse que le milieu ambiant.

A. — *Cas dans lesquels la température de l'animal était la même que celle du milieu ambiant.*

DÉSIGNATION DE L'ANIMAL.	Milieu ambiant.	Observateurs.
Tortue...................	Air.	Prévost et Dumas.
Gadus lota...............	Id.	Id.
Écrevisse.................	Id.	Rudolphi.
Crabe.	Id.	J. Davy.
Jungle leech.	Id.	Id.
Hirudo sanguisuga.........	Eau.	Id.
Huître commune...........	Id.	Id.
Grenouille................	Id.	Berthold.
Sangsue médicinale	Id.	Id.
Écrevisse.................	Id.	Id.
Helix pomatia.............	Id.	Id.
Limaces.	Id.	Id.
Vers de terre.............	Id.	Id.
Ablette.	Id.	Dutrochet.
Écrevisse.................	Id.	Id.
Hirudo medicinalis.........	Id.	Id.
Limax rufus..............	Id.	Id.
Helix pomatia.............	Id.	Id.
Poissons.	Id.	Humboldt et Provençal.
Antheliæ.................	Eau de mer.	Valentin.
Spongiæ	Id.	Id.

B. — Cas dans lesquels la température de l'animal était inférieure à celle du milieu ambiant.

DÉSIGNATION DE L'ANIMAL.	Différence de température.	Milieu ambiant.	Observateurs.
Tortue................	2,60	Air.	J. Davy.
Rana ventricosa........	1,70˙	Id.	Id.
Blatta orientalis........	4,40	Id.	Id.
Scorpion..............	0,80	Id.	Id.
Iulus................	0,80	Id.	Id.
Boa .... de 0",30 à	0,80	Id.	Wilford.
Brochet..............	1,38	Id.	Krafft.
Helix pomatia..........	1,00	Id.	Berthold.
Limaces..............	0,50	Id.	Id.

Nous avons séparé ces faits exceptionnels des précédents pour les discuter à part et déterminer leur véritable signification. Nous trouvons dans les travaux de **M.** Dutrochet les éléments de cette discussion, et le moyen de découvrir les causes perturbatrices qui sont venues masquer, d'une manière plus ou moins tranchée, la source de chaleur dont l'action n'est cependant jamais complétement suspendue chez les animaux vivants.

Dans ses recherches sur les animaux inférieurs, cet habile expérimentateur a souvent opéré en *plein air*. Alors une des deux soudures était enfoncée dans le corps de l'animal, l'autre était enveloppée dans un rouleau de *papier sec* pour la mettre à l'abri du rayonnement extérieur. La soudure placée dans le papier se mettait en équilibre de température avec l'air ambiant, et la première avec le corps de l'animal. *Souvent*, alors, le corps de l'animal s'est trouvé plus *froid* que l'air ; mais *toujours* il a suffi de recouvrir l'appareil d'une cloche remplie d'air saturé d'humidité pour que le résultat fût renversé, et que la soudure enfoncée dans le corps de l'animal accusât une température supérieure à celle de l'air. A la surface libre des animaux placés dans un milieu gazeux, il y a donc une évaporation continuelle qui tend à abaisser leur température au-dessous de celle des corps voisins. Pour affirmer qu'un animal vivant ne produit pas de chaleur, il faudrait donc commencer par supprimer cette influence perturbatrice, opérer dans un air saturé, et prouver que, dans cette circonstance, sa température reste égale ou inférieure à celle du milieu ambiant; or c'est ce qui n'a jamais été observé, les expériences bien instituées dans ce but ont *toujours* donné un résultat contraire.

Les animaux observés dans l'eau sont, il est vrai, à l'abri de toute évaporation, mais ils sont exposés à une cause de refroidissement qui peut aussi les maintenir à la même température que le liquide dans lequel ils sont plongés, bien qu'ils produisent réellement de la chaleur. La couche d'eau en contact avec leur corps ne peut pas s'échauffer sans se déplacer et être remplacée par une nouvelle couche qui à son tour emprunte une nouvelle quantité de chaleur à l'animal et cède la place à une troisième couche ; il s'établit ainsi autour de l'animal un vrai courant ascendant de liquide qui lui soustrait peu à peu toute la chaleur qu'il produit, et le maintient à une température constante sensiblement égale à celle du milieu dans lequel il vit.

Conclusions.—En résumé, d'une part l'évaporation, et d'autre part les courants continuellement renouvelés au sein des liquides dans lesquels ils sont immergés, enlèvent aux animaux une partie ou la totalité de la chaleur qu'ils produisent, et tendent à maintenir leur température au niveau de celle du milieu ambiant et même à la faire tomber au-dessous. Ainsi, en tenant compte de l'influence incontestable des circonstances extérieures, tout s'explique sans effort, et les nombreuses observations dont la science s'est successivement enrichie démontrent que la production de chaleur est un fait général et sans exception dans l'animalité.

Puisque, dans l'état de vie, depuis l'homme jusqu'au dernier des zoophytes, tout animal produit de la chaleur, il serait temps de faire disparaître ces expressions d'*animaux à sang chaud* et d'*animaux à sang froid*, qui tendent à établir que la production de chaleur est l'apanage exclusif des oiseaux et des mammifères, et à perpétuer dans la science des idées fausses et en contradiction avec les données de la physiologie expérimentale. Sans doute, il y a bien loin de ce lagopède ou de ce renard observés par le capitaine Back et le capitaine Parry, dont la température surpassait celle du milieu ambiant de 79°,50 pour le premier, et de 76°,70 pour le second, à cette grenouille dont la *température propre* ne dépassait pas 0°,04; mais, malgré cette énorme différence d'intensité, le phénomène de la production de chaleur existe chez le batracien comme chez le mammifère et chez l'oiseau. Pour traduire la faculté dont jouissent les animaux supérieurs de maintenir leur température sensiblement invariable au milieu des conditions extérieures les plus diverses, nous avons proposé de désigner les oiseaux et les mammifères sous la dénomination d'*animaux à température constante*. La dénomination d'*animaux à température variable* pourrait être appliquée aux animaux inférieurs ; elle aurait le double avantage de faire disparaître l'expression fautive d'*animaux à sang froid*, et de rappeler le fait de l'influence profonde exercée par le milieu ambiant sur la température absolue des deux dernières classes de vertébrés et de tous les invertébrés.

En étudiant les animaux dans les circonstances les plus favorables à leur développement, nous avons vu leur température propre s'abaisser à mesure que leur organisation est moins avancée et que leurs fonctions sont moins développées. Les animaux inférieurs sont si profondément influencés par l'état physique du milieu qui les environne, que leur mode d'existence dépend complétement des circonstances extérieures. Dans la belle saison, ils sont vifs, agiles, jouissent de la plénitude de la vie ; aux approches de l'hiver, ils commencent à languir, et, si le froid augmente autour d'eux, ils tombent dans un état d'engourdissement tel que tous les actes de la vie semblent momentanément suspendus. La production de chaleur devient alors très faible, et, sans s'abaisser *au-dessous* de celle des corps environnants, leur température s'en rapproche d'autant plus que leur torpeur est plus prononcée. Sous peine de s'exposer à des erreurs graves, il est donc nécessaire, quand on veut étudier la *température propre* de ces animaux, d'opérer dans des circon-

…ances telles que leurs fonctions soient dans la plénitude
…d leur exercice. C'est généralement quand le milieu
…biant se maintient entre 12° et 25° que les observations
…nnent des résultats satisfaisants.

CHAPITRE IV.

…USES DE LA PRODUCTION DE LA CHALEUR CHEZ LES ANIMAUX.

…rop évidente chez les animaux supérieurs pour avoir
…mais été méconnue, la production de chaleur a tou-
…rs occupé une grande place dans l'histoire de l'homme
…n et de l'homme malade. Aussi, dès la plus haute an-
…uité, les physiologistes et les médecins de toutes les
…les ont tenté d'en découvrir les causes, et de faire ren-
…r les phénomènes de la calorification dans le cercle de
…rs explications. Successivement adoptées avec enthou-
…sme et renversées sans retour, ces diverses théories
…nt plus pour nous qu'un intérêt purement historique.
…endant, avant d'aborder l'exposition des faits dont la
…ence s'est enrichie dans ces derniers temps, avant de
…ntrer comment une étude mieux faite et plus appro-
…lie du rôle joué par les forces physico-chimiques
…s les phénomènes de la vie a permis de remonter aux
…itables causes de la chaleur produite par les êtres orga-
…s, il nous parait utile de jeter un coup d'œil sur les
…icipales doctrines de la calorification ; ce nous sera

une occasion de combattre des opinions erronées dont on trouve encore des traces dans les traités de physiologie, et de discuter des expériences mal faites sur lesquelles certains esprits cherchent de temps en temps à s'appuyer pour repousser la vérité.

Opinions des anciens. — La doctrine de la *chaleur innée* régna, sans conteste, chez les anciens. Déjà contenue en germe dans les écrits hippocratiques, cette hypothèse, adoptée par Arétée et par Galien, envahit toute l'école, se transmit d'âge en âge, et servit à expliquer tous les phénomènes de calorification tant que le galénisme domina lui-même le monde médical. D'accord sur le fond de la question, les partisans de la chaleur innée ne s'entendaient pas complétement sur le lieu de son origine : les uns voulaient, avec Aristote, que le sang s'échauffât dans le *ventricule droit ;* d'autres soutenaient, avec Galien, que la chaleur innée provenait du *ventricule gauche* du cœur. Du reste, aussi satisfaits de cette hypothèse gratuite que d'une vérité incontestablement démontrée, ils ne cherchèrent pas à se rendre compte de la manière dont la chaleur était produite dans le cœur : *Undè demùm is in corde calor nasceretur, veteres unice securi, quærere supersederunt*, dit Haller (1). L'ignorance ou l'oubli de toute notion de physiologie furent poussés si loin, qu'il se trouva des auteurs pour affirmer que, chez un animal vivant, la température du cœur est assez élevée pour causer une sensation pénible à celui qui le toucherait imprudemment avec la main.

(1) *Elementa physiologiæ*, t. II, p. 287.

Opinions des chimiatres. — Cependant, grâce à l'impulsion donnée par Descartes, l'esprit de libre examen pénétra peu à peu dans la science, on cessa de jurer sur la parole du maître, le galénisme exclusif tomba, et avec lui la théorie de la chaleur innée. Frappés du dégagement de chaleur qui accompagne les réactions des corps les uns sur les autres, les médecins du temps n'hésitèrent pas à expliquer la calorification par ces réactions chimiques encore mal connues, mal définies et mal étudiées, qui leur servaient à se rendre compte de presque tous les phénomènes de l'ordre physiologique et de l'ordre pathologique. Van Helmont invoqua le mélange opéré dans le cœur du soufre et du sel volatil du sang ; François Sylvius parut perfectionner la théorie en rapportant la calorification à l'*effervescence* née au contact du chyle et de la lymphe. Adoptées par tous les chimiatres, les idées de Van Helmont et de Sylvius furent successivement professées et modifiées par Henshaw, Plemp, Chirac, Willis, Lancisi, Helvétius, Vieussens et les plus grands esprits de l'époque. Stevenson et Hamberger marchèrent dans la même voie et firent un pas immense vers la vérité : le premier, en disant que la production de chaleur est due aux transformations incessantes des humeurs et des aliments ; le second, en assimilant les réactions dont le sang est le siége aux phénomènes de la combustion spontanée des amas de fumiers et de matières végétales. Après avoir renversé la théorie de la *chaleur innée*, les chimiatres se hâtèrent trop d'introduire dans la physiologie et la pathologie les notions incomplètes et erronées d'une chimie encore dans l'enfance ; ils s'exposèrent ainsi à remplacer des hypothèses anciennes par des hypothèses nouvelles, et par cela même plus dangereuses. Cependant, en tenant compte de la singularité du langage de cette époque, des mirages d'une science qui ne faisait que de naître, des transformations successives de l'idée première émise par Van Helmont et Sylvius ; en réfléchissant surtout à la forme remarquable qu'elle avait revêtue entre les mains de Stevenson et de Hamberger, il est impossible de ne pas reconnaître que l'impulsion donnée par eux était heureuse et féconde en beaux résultats. Les travaux des chimiatres contiennent les germes de la grande idée que nous verrons plus tard se développer entre les mains de Lavoisier, et devenir la théorie vraie de la production de chaleur dans toute la série des êtres vivants.

Opinions des iatro-mécaniciens. — Mais peu à peu les esprits se détournèrent de la considération des humeurs de l'économie pour attribuer plus d'importance à l'action des solides ; le sceptre de la médecine passa des mains des chimiatres à celles des iatro-mécaniciens. Aux exagérations de la chimie succédèrent de vaines apparences de calcul et des hypothèses mécaniques : tout phénomène en physiologie et en pathologie reconnut, pour point de départ et pour cause déterminante, les propriétés mécaniques des liquides et des solides. La théorie de la calorification n'échappa pas à cette réaction, et la production de chaleur fut considérée comme le résultat du frottement du sang contre les parois des vaisseaux et surtout des capillaires. Hales nous a donné dans son *Hémostatique* une exposition complète de ce système, mélange singulier de principes non vérifiés par l'expérience, de connaissances profondes sur la composition du sang, de vues *à priori* avancées comme faits constatés, et de conséquences d'autant plus erronées qu'elles sont plus logiquement déduites d'observations mal faites et mal interprétées.

La cause de la production de chaleur est le frottement. Le siége principal de son dégagement est le poumon, parce que là la vitesse du sang est plus considérable que partout ailleurs. L'agent qui produit la chaleur est le globule, parce qu'étant *rouge*, il est très *sulfureux*, et par suite très apte à recevoir et retenir la chaleur, et parce que, étant ferme, compacte, élastique, il est plus susceptible que les autres matériaux du sang de s'échauffer par le frottement.

La transformation du sang noir en sang rouge dans les capillaires pulmonaires est due au frottement et à la chaleur qui en résulte. A l'appui de cette opinion, Hales cite la rutilance qu'acquiert le sang fortement agité dans un vase de verre, et rapporte naturellement cet effet à la collision des globules contre les parois résistantes. Quant à l'air extérieur, son passage à travers la cavité thoracique, dans les mouvements alternatifs d'inspiration et d'expiration, ne sert qu'à *rafraîchir* le sang. Sans cela, la température de ce liquide s'élèverait assez haut pour pousser toutes les humeurs à la *putréfaction*.

L'intensité de la chaleur développée dépend de la vitesse de la circulation, du nombre des globules du sang, de l'étroitesse des vaisseaux, de l'état de rigidité et de tension de leurs parois. Avec ces principes, tout s'explique.

Les animaux supérieurs sont plus chauds que les inférieurs, parce que leur sang est plus riche en globules. Les personnes de *constitution robuste et vigoureuse* doivent leur excès de force et de *température* à la plus grande tension des parois des vaisseaux. Si, à la suite de grandes hémorrhagies, la *température* baisse, c'est que le sang, devenu plus séreux, est moins susceptible de s'échauffer par le frottement. Les violents exercices du corps élèvent la *température* en accélérant la circulation et en rendant les frottements plus considérables.

Dans la fièvre, le sang devient si *grossier* et si *gluant* qu'il passe difficilement à travers les capillaires. Il en résulte une stase dans les artères, un ralentissement de la circulation, une diminution des frottements ; de là vient le *refroidissement* et le *frisson* du début. Mais le sang, incessamment poussé par le cœur, traverse les capillaires, l'obstacle est surmonté, la circulation s'accélère, les frottements deviennent d'autant plus considérables et la chaleur d'autant plus intense que la matière *grossière* et *morbifique* est plus abondante. C'est par un mécanisme semblable que la résorption des *matières grossières* d'une collection purulente détermine un accès de fièvre annoncé par un *frisson initial*.

Telle est la doctrine que les iatro-mécaniciens introduisirent dans la physiologie, qui fut professée par de grands esprits, et qui séduisit le grand Haller lui-même au point de lui arracher cet aveu non douteux d'acquiescement : *Hactenus certe maxime probabile videtur, utique a motu sanguinem incalescere, etsi nondum constat, quare magis quam aqua, et quare non super certum gradum incalescere possit* (1). En comparant ces explications à la manière dont Stevenson et Hamberger avaient caractérisé les réactions des matériaux du sang auxquelles ils rapportaient la calorification, on demeure convaincu que la physiologie fit un pas rétrograde le jour où les tendances des chimiatres furent remplacées par les explications sans portée et sans avenir des médecins mathématiciens et mécaniciens. Ces exagérations amenèrent une réaction qui envahit même les esprits étrangers à l'étude des sciences naturelles. D'Alembert fut révolté par cette manie d'appliquer l'algèbre à tous les phénomènes de la nature, qui poussait des hommes d'un grand mérite à chercher leur point de départ dans de vaines hypothèses, alors que l'expérience leur faisait défaut. On ne saurait trop applaudir à la sanglante ironie dont il flétrit ces vaines tentatives, d'autant plus dangereuses qu'elles cachaient le vide de la pensée première et l'erreur de la conclusion sous une apparence trompeuse de profondeur et de précision.

« On a voulu, dit-il (2), réduire en calcul jusqu'à l'art
» de guérir, et le corps humain, cette machine si compli-
» quée, a été traité par nos médecins algébristes comme
» le serait la machine la plus simple ou la plus facile à
» décomposer. C'est une chose singulière de voir ces au-
» teurs résoudre d'un trait de plume des problèmes d'hy-

(1) *Elementa physiologiæ*, t. II, p. 307.
(2) *Discours préliminaire de l'Encyclopédie*, p. XII.

» draulique et de statique capables d'arrêter toute leur
» vie les plus grands géomètres. Pour nous, plus sages
» ou plus timides, contentons-nous d'envisager la plupart
» de ces calculs et de ces suppositions vagues comme des
» jeux d'esprit auxquels la nature n'est pas obligée de se
» soumettre. »

Opinion de J. Hunter. — Hunter, qui s'est beaucoup
occupé de la température des êtres organisés, dont nous
avons déjà eu et dont nous aurons encore de nombreuses
occasions de citer les travaux, a, lui aussi, cherché à
établir une théorie de la calorification. Après avoir com-
battu l'idée de rapporter la production de la chaleur aux
mouvements du sang et à l'influx nerveux, il ajoute (1) :
« Il est très probable que la production de chaleur dépend
» de quelque autre principe, d'un principe si intimement
» lié à la vie, qu'il peut agir et agit en effet indépendam-
» ment de la circulation, de la sensation et de la volition,
» et qu'il est *la force qui conserve et règle intérieurement*
» *la machine.* » Hunter ne s'est pas arrêté là ; il a voulu
déterminer le siége précis de cette force capable de produire de la chaleur. « Bien que, dit-il (2), d'après ce qui
» a généralement été avancé sur ce sujet, on soit porté à
» supposer que chaque partie est douée de cette *faculté*,
» je suis porté à croire qu'il existe une source principale
» de chaleur, qui d'ailleurs n'a pas son siége dans le
» sang lui-même, car ce liquide n'est affecté par la cha-
» leur animale que parce qu'il a sa source auprès de la

(1) *Loc. cit.*, t. IV, p. 208.
(2) *Loc. cit.*, t. III, p. 377.

» source de cette dernière. *Il est probable* que ce prin-
» cipe réside dans l'estomac. » Enfin, Hunter, tout en
reconnaissant que l'évaporation des liquides à la surface
du corps des animaux est capable de les refroidir, ne
veut pas considérer cette cause physique comme suffisante pour résister aux influences extérieures ; il veut (1)
que les *forces vitales* jouissent de la propriété de détruire
une certaine quantité de chaleur. Ces diverses assertions
de Hunter ne servent qu'à démontrer combien ses doctrines étaient impuissantes pour rendre compte du grand
problème qui préoccupait si vivement les physiologistes,
et dont lui-même avait fait un des sujets de prédilection
de ses recherches.

L'ordre chronologique nous amènerait à parler ici des
travaux de Lavoisier ; mais avant d'aborder l'exposition
de recherches qui sont le point de départ de la théorie
vraie de la calorification, il nous paraît convenable de
dire quelques mots de certaines doctrines qui ont eu
quelque retentissement, bien qu'elles n'aient été émises
que postérieurement aux belles découvertes du créateur
de la chimie moderne.

Opinion de Bichat. — Partant de ce principe que tout
liquide, en se solidifiant, laisse dégager une certaine quantité de calorique qui, de *latent*, devient *sensible*, Bichat at-
tribue la production de la chaleur animale à la *solidification*
des éléments du sang dans l'acte de la nutrition. Bichat
aurait dû comprendre que la théorie du renouvellement

(1) *Loc. cit*, t. I, p. 336.

incessant des éléments organiques suppose nécessairement que la somme des matériaux qui, pour être éliminés, repassent de l'état solide à l'état liquide, est égale à celle des matériaux qui subissent la transformation inverse, sans quoi le poids de l'animal s'accroîtrait indéfiniment. Dès lors, la chaleur abandonnée par les liquides qui se solidifient doit être complétement absorbée et rendue *latente* par les solides qui se liquéfient, et il n'y a pas d'effet sensible produit.

Opinion de Boin. — Boin, en considérant la chaleur animale comme le résultat de l'ensemble des actions d'innervation, de mouvement, de nutrition, etc., dont l'économie est le siége, n'a fait que dire, en termes un peu moins clairs, que l'animal, pour produire de la chaleur, doit être vivant; et c'est ce dont personne n'a jamais douté.

Travail de Brodie. —Brodie a publié dans les *Transactions philosophiques* pour 1811, un mémoire traduit la même année dans la *Bibliothèque britannique* (1). Ce travail a eu un grand retentissement et est souvent invoqué par les physiologistes qui veulent attribuer au système nerveux le rôle principal dans la production de la chaleur animale. Dans une première série d'expériences, Brodie est arrivé à ce résultat que, chez un animal *décapité* après avoir prévenu l'hémorrhagie par la ligature des vaisseaux du cou, bien que la circulation continue et que la respiration soit entretenue artificiellement par insufflation, la température s'abaisse très rapidement,

(1) *Bibliothèque britannique*, 1811, t. XLVIII.

de manière à tomber de 37°,78 à 25°,56 en trois heures et demie dans un premier cas; de 37°,78 à 29°,44 en une heure quarante minutes dans un deuxième cas; et de 37°,22 à 29°,44 en une heure vingt-cinq minutes dans un troisième cas. Brodie a ensuite comparé la marche du refroidissement sur deux animaux de même espèce et de même taille, tous les deux *décapités* après ligature préalable des vaisseaux du cou; seulement, tandis que l'un était abandonné à lui-même, on entretenait artificiellement la respiration de l'autre par insufflation. Dans deux expériences comparatives, Brodie a trouvé que l'animal insufflé se refroidit *plus vite* que l'animal abandonné à lui-même. La première de ces expériences a duré une heure quarante minutes, et l'écart observé entre les deux animaux a varié entre 1°,11 et 1°,67 ; la seconde a duré une heure et demie, l'écart n'a oscillé qu'entre 0°,26 et 0°,56. l'animal insufflé étant toujours plus *froid* que l'autre. Du reste, il fait observer que le sang artériel se maintenait rutilant pendant toute la durée de l'insufflation.

Brodie a publié un second mémoire traduit aussi dans la *Bibliothèque britannique* (1), qui n'est que la continuation des expériences précédentes. Il commence par annoncer que la marche du refroidissement est la même chez l'animal insufflé, quand, au lieu de pratiquer la *décollation* pour *supprimer l'action du cerveau*, on éteint les fonctions de cet organe par l'inoculation d'un poison tel que le woorara ou l'huile essentielle d'amandes amères.

(1) *Bibliothèque britannique*, 1813, t. LII.

Puis il expose les résultats qu'il a obtenus en mesurant la quantité d'acide carbonique exhalé par des animaux intacts et des animaux chez lesquels, l'action cérébrale étant supprimée, la respiration était entretenue artificiellement par insufflation. Trois lapins intacts, d'un volume moyen de 797^{cc},39, ont exhalé moyennement 412^{cc},77 d'acide carbonique en une demi-heure. Trois lapins dont un avait été décapité et dont les deux autres avaient été empoisonnés par l'inoculation du woorara, d'un volume moyen de 781 centimètres cubes et soumis à l'insufflation, exhalèrent, en une demi-heure, 398^{cc},69 d'acide carbonique.

En prenant, avec Brodie, l'exhalation d'acide carbonique comme la traduction exacte des phénomènes chimiques de la respiration au moment de l'observation, ces expériences tendraient à démontrer que :

1° Chez les animaux *décapités* ou empoisonnés, et insufflés, les phénomènes chimiques de la respiration sont les mêmes que chez les animaux intacts, puisque l'exhalation de l'acide carbonique reste sensiblement la même ;

2° Du moment que l'action cérébrale est supprimée par décollation ou par intoxication, la respiration, au lieu de produire de la chaleur, ne contribue qu'à refroidir l'animal.

Les résultats publiés par Brodie rencontrèrent de nombreux contradicteurs. Legallois démontra dans son premier mémoire sur la chaleur, que les animaux décapités et insufflés, quoique se refroidissant très vite, conservent cependant une température supérieure de 1° à 3° à celle d'animaux de même espèce et de même taille, décapités aussi et abandonnés à eux-mêmes. Il démontra de plus que l'insufflation ne peut pas être comparée à la respiration normale, puisque, pratiquée pendant une heure sur des lapins adultes et parfaitement intacts, elle a suffi pour faire tomber leur température de 40° à 33°. Hales et Gamage ont obtenu des résultats de même nature que ceux de Legallois. Enfin, Wilson Philip a vu que la respiration artificielle est toujours, chez les animaux intacts, une cause de refroidissement, et que l'abaissement de température ainsi déterminé est d'autant plus considérable que l'air est poussé avec plus de force.

Dans un troisième mémoire sur la chaleur animale, Legallois est revenu sur cette question. Cette fois, après avoir de nouveau démontré que l'animal décapité et insufflé se refroidit moins vite qu'un animal de même espèce et de même poids, il a prouvé, contrairement à ce qu'avait annoncé l'auteur anglais, que l'animal intact et respirant naturellement consomme, dans un temps donné, une bien plus grande quantité d'oxygène que lorsqu'on le soumet à l'insufflation après avoir pratiqué la décollation.

Ainsi se trouvent infirmées les deux propositions énoncées par Brodie dans ses mémoires. Du reste, l'habile physiologiste anglais s'était montré très réservé dans les conclusions tirées de ses observations. « Ces faits, dit-» il (1), paraissent concourir à prouver que la tempéra-» ture des animaux à sang chaud dépend beaucoup de

____

(1) *Bibliothèque britannique*, 1813, t. LII, p. 318.

» l'influence du système nerveux. Mais, quelle est la
» nature du rapport qui existe entre la cause et l'effet?
» Le cerveau est-il *directement* ou *indirectement* néces-
» saire à la production de la chaleur? Ce sont là des
» questions auxquelles on ne peut certes répondre qu'hy-
» pothétiquement. » Réduite à ces termes, la conclusion
de Brodie est parfaitement légitime. Oui, le système nerveux influe sur la production de la chaleur chez les animaux supérieurs, mais son influence n'est pas directe.
Pour que le sang parcoure toutes les phases de ses transformations successives, il ne suffit pas qu'il aille du cœur
aux capillaires et revienne des capillaires au cœur, il faut
que les parties à travers lesquelles il passe jouissent de la
plénitude de la vie ; et, chez les êtres pourvus d'un système
nerveux, cela suppose que ces parties elles-mêmes continuent à rester sous l'influence encore mal définie,
mais incontestable, de l'influx nerveux.

Toute sécrétion est profondément modifiée dans sa
composition, du moment que l'on sépare le système nerveux de l'organe sécréteur des centres qui l'animent ;
de même, dans les capillaires, les transformations des
éléments du sang qui produisent la chaleur sont considérablement amoindries à la suite des mutilations du système nerveux. Mais le système nerveux ne produit *directement* ni la chaleur dans l'ensemble de l'économie,
ni les matériaux de telle ou telle sécrétion. Les actions
qui donnent naissance à la chaleur, comme celles qui
font le suc gastrique, l'urine, la bile, etc., etc., sont des
réactions physico-chimiques qui, pour se montrer dans
toute leur intensité, ont besoin de s'exercer dans un mi-

lieu vivant. Placer les phénomènes physico-chimiques de l'économie en antagonisme avec les influences nerveuses, c'est rapetisser inutilement la science ; et c'est parce que les actes des êtres organisés nécessitent le concours des forces générales de la nature et des forces spéciales de la vie, qu'ils sont si difficiles à observer, à analyser, à définir.

Du reste, quand il s'agit d'animaux aussi haut placés dans l'échelle des êtres que les mammifères, d'animaux chez lesquels toutes les parties sont liées les unes aux autres par des rapports d'une si intime solidarité, chez lesquels les vies partielles des divers organes sont si complétement fondues dans la vie générale de l'individu, personne aujourd'hui n'oserait soutenir qu'une fonction quelconque jouit de son intégrité quand la *décollation* a été pratiquée. Dire qu'une pareille mutilation n'a d'autre effet que de *supprimer l'action cérébrale*, serait méconnaître les vraies conditions d'existence pour les animaux supérieurs. Plus tard, quand nous aurons réuni tous les éléments de la question, nous ferons voir comment la rutilance du sang, l'exhalation de l'acide carbonique, l'absorption de l'oxygène chez un animal décapité et insufflé, peuvent ne constituer qu'une vaine apparence, et ne suffisent pas pour prouver que les phénomènes essentiels de l'hématose aient continué.

Opinion de M. Chossat. —La réserve de Brodie n'a pas été imitée par les physiologistes qui veulent à tout prix placer la vie tout entière en dehors de l'action des forces physico-chimiques. De longues et consciencieuses recherches, M. Chossat, a tiré cette conclusion que

le *grand sympathique* est le véritable agent de la calorification chez les animaux. Mais, de ce que, après
avoir coupé le cerveau en travers en avant du pont de
Varole ; après avoir supprimé l'action nerveuse par une
commotion cérébrale assez violente pour entraîner la
mort ; après avoir coupé les deux pneumogastriques ;
après avoir sectionné la moelle épinière à diverses hau-
teurs ; après avoir pratiqué l'excision du grand sympathique au-dessous du plexus solaire ; après *avoir pratiqué
la ligature de l'aorte au-dessous du diaphragme*, on a vu
les animaux soumis à de semblables mutilations se *refroidir* et *mourir*, bien qu'on eût pris la précaution de les
insuffler quand la respiration devenait impossible, on n'est
certes pas en droit d'affirmer que ces animaux sont *morts
de froid*. Dans les expériences de M. Chossat, le refroidissement est la suite de la mort, et non la mort la suite
du refroidissement. Ce que nous avons dit à propos des
recherches de Brodie nous dispense d'insister plus longuement sur les résultats obtenus par M. Chossat et les
physiologistes qui, marchant sur ses traces, ont vu la
température des animaux supérieurs s'abaisser plus ou
moins rapidement après l'ablation des lobes cérébraux,
après la destruction de parties isolées de la moelle épinière, après l'ablation du cervelet et de la moelle allon-
gée. Tout en reconnaissant hautement l'utilité et l'importance des vivisections dans l'étude des fonctions du
système nerveux, nous demeurons convaincu que les
phénomènes observés à la suite de pareilles mutilations
ne peuvent jeter aucun jour sur la question de physiologie générale qui nous occupe.

D'ailleurs, la production de chaleur étant un fait général qui se retrouve à des degrés divers dans toute la série des êtres vivants, comment les physiologistes n'ont-ils pas compris que, pour en découvrir la véritable cause, il ne fallait pas expérimenter sur un organe localisé dans telle ou telle classe d'animaux, ni même sur un système qui ne se retrouve que dans les animaux, mais s'adresser à une de ces grandes fonctions si indispensables à la vie qu'elles sont communes à tout être vivant, plante ou animal ?

Idée proposée par de la Rive. — En 1820, un physicien célèbre, de la Rive publia (1) une théorie de la chaleur animale qui eut peu de retentissement. Partant de ce fait bien connu, que le passage de l'électricité dynamique à travers des conducteurs de très petit diamètre détermine une élévation considérable de température, il se demande si les filets nerveux ne servent pas de moyens de communication à des parties constituées en état de polarité électrique opposée par le fait des combustions dont le sang est le siége. Ces filets nerveux alors seraient parcourus par des courants électriques, s'échaufferaient à cause de la résistance qu'ils opposeraient au passage de l'électricité en vertu de leurs faibles dimensions transversales, et il y aurait ainsi production incessante de chaleur dans toutes parties munies d'un réseau capillaire et d'un réseau nerveux, c'est à-dire dans toute l'économie. Loin de nous la pensée de révoquer en doute la production d'électricité comme un des résultats du

(1) *Bibliothèque universelle de Genève*, 1820, vol. XV, p. 46.

grand acte de la nutrition ; mais, quant à cette circulation à travers les filets nerveux et à la chaleur qui en résulterait, rien n'autorise à admettre ni l'une ni l'autre : l'idée émise par de la Rive ne peut être considérée que comme un tribut payé à cette espèce de fascination qui poussait les esprits les plus distingués de cette époque à exagérer le rôle joué par l'électricité dynamique dans l'accomplissement des phénomènes de la vie.

Doctrine de la combustion respiratoire.

Travaux antérieurs à Lavoisier. — Cependant un grand fait domine toute cette histoire de la calorification. Les animaux sont tous pourvus d'appareils qui permettent à l'air de pénétrer dans l'intérieur de leur corps et de se mêler à leurs humeurs. Les expériences de Boyle démontrèrent qu'aucun animal ne peut vivre dans le *vide;* que, par conséquent, l'action de l'air est nécessaire à l'entretien de la vie. Mayow, Hales, Boyle, Verrati et beaucoup de physiologistes, leurs contemporains, ne tardèrent pas à prouver qu'une bougie s'éteint et qu'un animal meurt quand on les laisse trop longtemps dans une même masse d'air confiné, et que, dans le second cas comme dans le premier, une certaine proportion d'air disparaît. On discuta beaucoup sur la question de savoir si l'air pénétrait dans le sang en nature, ou s'il lui cédait seulement quelque principe ; on chercha aussi à découvrir la vraie cause de la mort des animaux dans l'air confiné. Mayow dit que, dans le poumon, l'air cède au

ß sang son *esprit nitro-aérien*, et produit ainsi la *rutilance*
du sang artériel, une *fermentation* et la *chaleur animale*.
Boyle prouva que l'air dans lequel ont séjourné des animaux contient de l'*air fixe* (acide carbonique). Les iatro-
mécaniciens ne manquèrent pas d'expliquer à leur manière le rôle de l'air introduit dans le sang. Pour eux, il
agissait par son *élasticité*; il tenait les globules à distance; il conservait la fluidité, le mouvement intestin, la
chaleur du sang, et s'opposait à sa coagulation; la mort
des animaux dans l'air confiné dépendait surtout de la
diminution de *son élasticité*. Ils invoquèrent aussi l'élévation de température et l'humidité de l'air confiné pour
expliquer la mort des animaux maintenus en vase clos.
Ces raisons ne parurent pas suffisantes à Haller qui,
après avoir exposé ces diverses opinions, ajoute très ju-
dicieusement (1) : *Quare aut conjungere vires destructi
elateris, et noxiorum vaporum oportet, aut omnino aliam
causam, nondum satis notam, citæ mortis expectare.*

Cigna, de Turin, publia deux mémoires sur la respiration, insérés dans les *Miscellanea Taurinensia* et analysés
dans le *Journal de physique*, introduction, t. II, p. 84.
Cigna démontra par de très bonnes expériences que la
couleur rouge du sang artériel est due à l'action de l'air;
il répéta toutes les expériences de Hales, de Boyle et de
Verrati, et prouva après eux que :

1° Les bougies s'éteignent et les animaux meurent
dans l'air confiné.

2° L'air vicié soit par une flamme, soit par la respira-

_____

(1) *Elementa physiologiæ*, t. III, p. 210.

tion d'un animal, est impropre à entretenir la combustion et suffoque les animaux qui le respirent.

3° La durée de la vie des animaux ainsi renfermés est en raison directe du volume de l'air et inverse du nombre des animaux ; les mêmes lois régissent la durée de la flamme d'une bougie dans l'air confiné.

Il admit que l'air introduit dans le sang par le *chyle* sert par son *élasticité* aux phénomènes de la vie, et s'échappe ensuite par le poumon, emportant avec lui des *exhalaisons toxiques*. La respiration n'était à ses yeux qu'un moyen d'exhalation et de rafraîchissement. Il rapporta à deux causes la mort des animaux dans l'air confiné :

1° La cessation de la *transpiration* empêchée par les *vapeurs* dont l'air est chargé et comme saturé.

2° L'irritation que les *vapeurs infectées* déterminent dans les bronches et le poumon, qui alors se contractent et refusent de céder à l'air qui doit les dilater.

Priestley, qui a jeté de si grandes lumières sur l'histoire des gaz, fit, dès avant 1772, de très belles recherches sur la respiration des animaux (1). Il prouva que l'air fixe (acide carbonique), l'air commun qui a servi à *transformer en chaux* (oxyder) les métaux, l'air vicié par la combustion d'une bougie, par la fermentation, par la putréfaction, par la combustion du charbon, font périr les animaux, comme l'air commun altéré par leur respiration. Il fit voir, en outre, que l'air commun vicié par la combustion d'une bougie, par la fermentation, par la putréfaction, par la combustion du charbon et par la

____

(1) *Expériences sur les gaz.* Paris, 1777, t. I.

respiration, contient de l'air fixe (acide carbonique),
et que, pour lui enlever ses *propriétés délétères*, le *rendre respirable*, il suffit de le tenir pendant quelques
jours en contact avec une plante en pleine végétation.

Il comprit toute la portée de cette belle expérience
et développa des idées très justes sur l'antagonisme
des animaux et des végétaux répandus à la surface
du globe considéré comme cause de l'invariabilité de
composition de l'atmosphère.

Plus tard, Priestley découvrit l'oxygène, qu'il appela
air déphlogistiqué. Il montra que ce gaz n'est pas nuisible
aux animaux, et que, à volume égal, il entretient leur
respiration plus longtemps que l'air commun; il fit voir
aussi que l'air déphlogistiqué (oxygène) dans lequel ont
été enfermés des animaux contient de l'air fixe (acide
carbonique), et ne peut plus servir à leur respiration (1).

Plus tard encore, dans une série d'observations sur
la respiration et sur l'usage du sang, lues à la Société
royale de Londres, le 25 janvier 1776 (2), Priestley démontra, par des expériences très concluantes et très
bien instituées, que l'air commun et l'air déphlogistiqué
(oxygène) jouissent seuls de la propriété de rendre au
sang veineux la couleur rutilante du sang artériel, et
que cette action s'exerce même à travers une membrane
organique humide, tandis que du sang rutilant artériel
prend la couleur noirâtre du sang veineux quand on
le met en contact avec de l'air phlogistiqué (azote),

(1) *Expériences sur les gaz*, t. II.
(2) *Expériences sur les gaz*, t. II, p. 260 et suiv.

de l'air inflammable (hydrogène), de l'air fixe (acide carbonique).

Après avoir lu ces belles observations, on s'attend à voir Priestley donner un dernier coup de pinceau au tableau, et énoncer nettement la vraie théorie de la respiration ; mais, égaré par les fausses théories de son temps, il caractérisa ainsi cette grande fonction dont il avait si bien saisi les principaux phénomènes.

La respiration est un procédé *phlogistique* (1). Puisque toute la masse du sang passe par le poumon, et que là seulement il perd sa couleur noire pour devenir vermeil, il lui paraît évident que le principal usage du sang est d'absorber, dans le cours de la circulation, le *phlogistique* dont le système abonde, et de s'en débarrasser ensuite en le communiquant à l'air avec lequel il se trouve en contact médiat dans le poumon. Le sang veineux est *noir* parce qu'il est saturé de phlogistique ; le sang artériel est *rouge*, parce qu'il s'est débarrassé de son phlogistique. Au moment où il s'échappe des voies respiratoires, l'air est beaucoup plus phlogistiqué qu'avant d'y entrer. L'usage du poumon (2) est donc de décharger le corps animal du *phlogistique* qui s'était introduit dans le système avec les aliments, et s'y était pour ainsi dire *usé* ; l'air qu'on respire faisant, dans cette occasion, l'office d'un *menstrue*. Il serait difficile de trouver dans la science un exemple plus éclatant de la fatale influence que de mauvaises doctrines régnantes peuvent exercer

(1) *Loc. cit.*, t. II, p. 281.
(2) *Loc. cit.*, t. II, p. 262.

sur un homme de génie, même quand il est parvenu à s'entourer de faits importants et bien observés.

Antérieurement aux travaux de Priestley, Black avait déjà fait une très belle étude de l'acide carbonique, de sa combinaison avec les terres alcalines, et des circonstances diverses au milieu desquelles il peut prendre naissance. En 1757, après avoir constaté que cet acide est irrespirable : « Je me convainquis, dit-il, que le » changement produit sur l'air salubre par l'acte de la » respiration provenait principalement, *si ce n'est unique-* » *ment*, de la conversion d'une partie de cet air en air » fixe ; car je trouvai qu'en soufflant, au moyen d'un » tube, dans de l'eau de chaux ou dans une solution » d'alcali caustique, je faisais précipiter la chaux et » perdre à l'alcali sa causticité (1). » Il est généralement admis que Black a considéré la production d'acide carbonique dans la respiration comme la vraie source de la chaleur développée par les animaux. Dans un mémoire publié en 1780 (2), et destiné à prouver que le *phlogis-* *tique* est l'agent unique de la production de chaleur chez les animaux, Leslie parle très longuement de cette hypothèse de Black qu'il considère comme très *ingénieuse*, et fait effort pour la réfuter. Cependant, quand on cherche à déterminer pour quelle part Black est réellement intervenu dans la théorie de la chaleur animale, on éprouve un grand embarras. Crawford, qui a tant écrit sur ce sujet de 1779 à 1788, ne parle nulle part des

____

(1) *Bibliothèque britannique*, 1805, t. XXVIII, p. 329.
(2) *Journal de physique*, t. XV, p. 24.

opinions de son illustre compatriote. De la Rive, qui a soutenu sa belle thèse sur la chaleur animale en 1797, deux ans avant la mort de Black, ne parle de lui que dans une note de la page 53, pour dire que, *le premier*, il a découvert les phénomènes de la chaleur latente; et cependant cette thèse a été soutenue à Édimbourg, dans cette même université dont Black était, à cette époque, un des professeurs les plus éminents et les plus respectés. Black lui-même, dans ses *Leçons de chimie*, publiées en 1803, à propos de la chaleur spécifique des corps, cite les opinions de Crawford sur la théorie de la chaleur animale, et ne fait aucune espèce d'allusion à ses idées propres. Enfin, Robison, élève de Black et éditeur de ses *Leçons de chimie*, Robison, détracteur passionné de Lavoisier, qui n'a reculé devant aucun moyen pour faire croire que le grand réformateur de la chimie a pris dans les expériences de Black la majeure partie de ses belles découvertes et s'est approprié ses idées sans lui rendre justice, Robison ne cite pas un seul fait positif tendant à prouver que son maitre a considéré la respiration des animaux comme la source de la chaleur qu'ils développent. En face de cette absence de documents authentiques et du silence gardé par Black lui-même dans ses leçons imprimées, il n'est pas permis de penser que ce célèbre chimiste ait, antérieurement aux travaux de Lavoisier, émis des idées précises sur la théorie de la chaleur animale.

Les expériences de Hales, de Boyle, de Cigna, et surtout les beaux travaux de Black et de Priestley, avaient appelé les esprits dans une nouvelle direction. Il n'était plus

question ni de l'effervescence, ni de la fermentation des
chimiatres, ni du frottement des globules du sang contre
les parois des vaisseaux capillaires invoqué par les iatro-
mécaniciens. Les causes de la mort des animaux dans
l'air confiné étaient connues ; on savait qu'ils fournissent
eux-mêmes, par la respiration, l'acide carbonique, le
véritable agent de leur asphyxie ; on connaissait l'oxygène ou la portion éminemment respirable de l'air
atmosphérique : le terrain était préparé pour une grande
découverte en physiologie. C'est en France que ce progrès allait être accompli ; il était réservé à l'homme qui
venait de renverser la doctrine surannée du phlogistique,
de poser les bases inébranlables de la théorie de la respiration et de la calorification de cette même main qui
traçait en caractères ineffaçables l'immortelle monogra-
phie de l'oxygène.

Travaux de Lavoisier. — Tel était l'état de la question, lorsque Lavoisier entreprit ses recherches sur la
respiration. Dans un mémoire intitulé : *Sur la nature du
principe qui se combine avec les métaux pendant leur calcination et qui en augmente le poids* (1), il constata que
le gaz obtenu en décomposant l'oxyde de mercure par
la chaleur (l'oxygène) entretient et même active la combustion des corps, et est *plus propre que l'air ordinaire
à entretenir la respiration des animaux*. Il fit voir, en
outre, que le gaz obtenu en réduisant l'oxyde de mercure par le charbon (l'acide carbonique) ne peut servir
ni à la combustion des corps, ni à la respiration des ani-

---

(1) *Mém. de l'Acad. des sciences*, 1775, p. 520.

maux. Deux ans après, il publia ses *Expériences sur la respiration des animaux* (1). Sous une cloche remplie d'air et renversée sur une cuve à mercure, il plaça de petits animaux. Après leur mort, l'air de la cloche était devenu impropre à la respiration ; il ne pouvait plus servir à entretenir la combustion : il contenait de l'acide carbonique, et moins d'oxygène qu'à l'état normal. Il fit voir que, pour rétablir dans toutes ses propriétés ordinaires cet air vicié par la respiration, il est nécessaire, d'une part, d'absorber l'acide carbonique avec une lessive alcaline, d'autre part, de lui rendre une proportion d'oxygène égale à celle de l'acide carbonique enlevé. Il montra aussi que l'air commun qui a servi à la calcination du mercure éteint les corps en combustion et est impropre à la respiration. Mais, dans ce dernier cas, l'air ne contient pas d'acide carbonique ; il n'est vicié que parce qu'il a été dépouillé d'une partie de son oxygène, et, pour lui rendre toutes ses qualités primitives, il suffit de le mélanger avec une proportion d'oxygène égale à celle que le métal a absorbée. La calcination des métaux et la respiration des animaux ont donc, l'une et l'autre, la propriété de rendre l'air irrespirable et impropre à entretenir la combustion, et l'altération que l'air éprouve dans ces deux cas peut être ainsi caractérisée :

1° La calcination des métaux dépouille l'air d'oxygène, laisse l'azote intact et ne dégage aucun gaz nouveau.

2° La respiration des animaux dépouille l'air d'oxygène, ne fait subir aucune modification à l'azote, mais

____

(1) *Mém. de l'Acad. des sciences*, 1777, p. 183.

remplace l'oxygène disparu par un volume à peu près équivalent d'acide carbonique.

Pour démontrer que le dégagement d'acide carbonique constitue la seule différence réelle entre les effets de la respiration et de la calcination sur l'air atmosphérique, Lavoisier montra que : « Si l'on augmente ou si l'on » diminue, dans une quantité donnée d'air de l'atmos- » phère, la quantité d'air éminemment respirable (d'oxy- » gène) qu'il contient, on augmente ou l'on diminue, » dans la même proportion, la quantité de métal qu'on » peut y calciner, et, jusqu'à un certain point, le temps » que les animaux peuvent y vivre (1). » Procédant avec sa réserve habituelle, il résuma ainsi l'ensemble des faits contenus dans ce mémoire (2) : « Je me trouve conduit » à deux conséquences également probables et entre les- » quelles l'expérience ne m'a pas mis encore en état de » prononcer. Il arrive de deux choses l'une, par l'effet » de la respiration : ou la portion d'air éminemment » respirable (oxygène), contenue dans l'air de l'atmos- » phère, est convertie en acide crayeux aériforme (acide » carbonique) en passant par le poumon ; ou bien il se » fait *un échange* dans ce viscère : d'une part, l'air émi- » nemment respirable est absorbé, et, d'autre part, le » poumon restitue à la place une partie d'acide crayeux » aériforme *presque égale* en volume. »

Cette même année, Lavoisier lut devant l'Académie des sciences son immortel mémoire *sur la combustion en*

(1) *Loc. cit.*, p. 194.
(2) *Loc. cit.*, p. 191.

général (1). Il ne voulut pas quitter ce sujet sans appliquer
sa doctrine à l'explication des phénomènes de la respiration, et posa en ces termes la théorie de la chaleur animale
qui le préoccupait toujours : « J'ai fait voir, dit-il (2), que
» l'air pur (oxygène), après être entré dans le poumon, en
» ressortait en partie dans l'état d'air fixe ou d'acide
» crayeux (acide carbonique). L'air pur, en passant par
» le poumon, éprouve donc une décomposition analogue
» à celle qui a lieu dans la combustion du charbon (3).
» Or, dans la combustion du charbon, il y a dégagement
» de la matière du feu, donc il doit y avoir également
» dégagement de la matière du feu dans le poumon dans
» l'intervalle de l'inspiration à l'expiration, et c'est cette
» matière du feu sans doute qui, se distribuant avec le
» sang dans toute l'économie animale, y entretient une
» chaleur constante de 32° 1/2 environ au thermo.
» mètre de M. de Réaumur. Cette idée paraîtra peut-
» être hasardée au premier coup d'œil ; mais avant de
» la rejeter ou de la condamner, je prie de considérer
» qu'elle est appuyée sur deux faits constants et incon-

(1) *Mém. de l'Acad. des sciences*, 1777, p. 592.
(2) *Mém. de l'Acad. des sciences*, 1777, p. 599.

(3) Pour bien comprendre la signification de ce passage et de
beaucoup d'écrits de cette époque, il est nécessaire de se rappeler
les idées admises alors sur la constitution des gaz. L'oxygène
libre, par exemple, était composé d'un fluide *base de l'oxygène* uni
à la *matière du feu* ou *calorique*. Lorsque l'action de l'oxygène sur
le charbon donnait naissance à de l'acide carbonique, on disait alors
que l'oxygène se décomposait, sa *base* se combinait avec le charbon,
et la *matière du feu*, devenue libre, déterminait une production de
chaleur.

» testables, savoir, sur la décomposition de l'air dans le
» poumon, et sur le dégagement de la matière du feu qui
» accompagne toute décomposition d'air pur, c'est-à-
» dire tout passage de l'air pur à l'état d'air fixe. Mais
» ce qui confirme encore que la chaleur des animaux
» tient à la décomposition de l'air dans le poumon, c'est
» qu'il n'y a d'animaux chauds que ceux qui respirent
» habituellement, et que cette chaleur est d'autant plus
» grande que la respiration est plus fréquente, c'est-à-
» dire qu'il y a une relation constante entre la chaleur
» de l'animal et la quantité d'air entrée ou au moins con-
» vertie en air fixe dans les poumons. »

Dans ces trois mémoires, Lavoisier n'avait pas seulement vérifié l'exactitude des observations de Hales, de
Boyle, de Black, de Cigna et de Priestley, sur les altérations que subit l'air atmosphérique pendant la respiration ; il avait découvert les véritables causes de ces altérations, il avait ramené les phénomènes chimiques de la
respiration à une combustion de carbone, et dès 1777 (la
date est importante) il avait montré que cette combustion respiratoire devait être considérée comme la source
de la chaleur produite par les animaux. Rien de plus
facile, du reste, que de démontrer la production de
l'acide carbonique pendant la respiration.

On peut, pour cela, prendre deux verres contenant
de l'eau de chaux (fig. 30). Dans le verre A, on fait
passer l'air de l'expiration au moyen d'un tube placé
dans la bouche ; dans le verre B, on fait arriver de l'air
atmosphérique à l'aide d'un soufflet. Un trouble se produit des deux côtés, mais beaucoup plus abondant dans

le verre A que dans le verre B; l'air de l'expiration contient donc beaucoup plus d'acide carbonique que l'air atmosphérique.

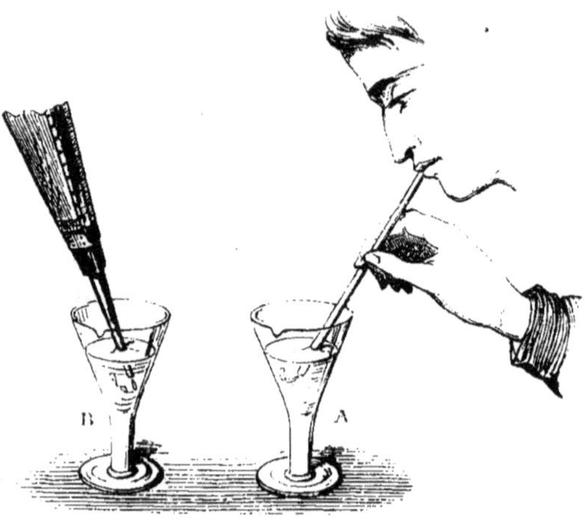

Fig. 30.

On peut encore placer un animal sous une cloche de verre A remplie d'air atmosphérique et renversée sur une cuve à mercure (fig. 31). L'eau du flacon B, en s'écoulant, détermine, à travers la cloche, un courant d'air qui sert à entretenir la respiration de l'animal. Cet air passe d'abord dans les tubes en U 1 et 2, remplis de pierre ponce imbibée d'une dissolution concentrée de potasse, et y abandonne tout son acide carbonique; il traverse ensuite l'appareil Liebig C sans troubler l'eau de chaux qu'il contient. A son arrivée dans la cloche, l'air est donc complétement dépouillé d'acide carbonique. Mais, au sortir de la cloche, cet air, altéré par la respiration de l'animal, passe dans l'appareil Liebig D rempli d'eau de chaux, et y détermine un précipité abondant de carbonate de chaux. Cette dernière expérience prouve évidemment que la respiration des animaux, entretenue avec de l'air parfaitement pur, est une source incessante d'acide carbonique.

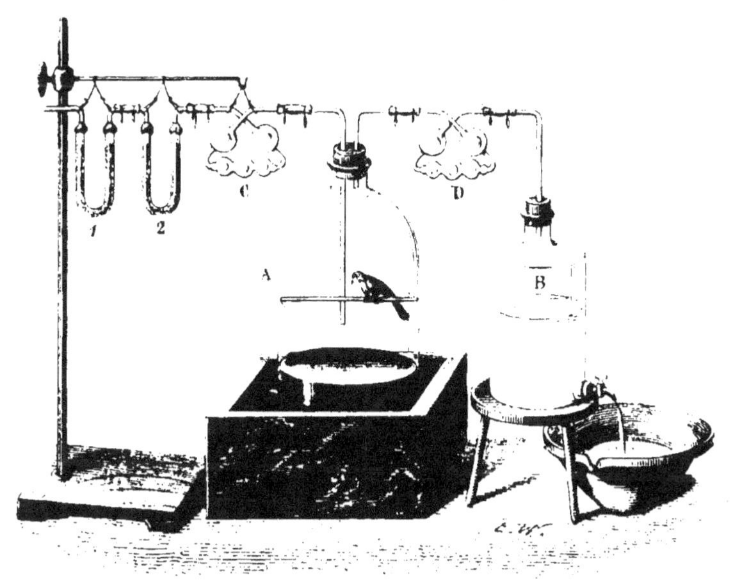

Fig. 51.

Dans son grand travail *sur la chaleur*, lu devant l'Académie des sciences en juin 1783, Lavoisier reprit l'étude des causes de la chaleur développée par les animaux (1). Il se proposa d'abord de mesurer la quantité d'acide carbonique exhalé, et, par suite, la quantité de charbon brûlé par la respiration dans un temps donné. A cet effet, il se servit d'un appareil semblable à celui de la figure précédente. Le cochon d'Inde sur lequel il opérait était contenu dans une cloche de verre renversée et assujettie sur une cuve à mercure. L'intérieur de la cloche était continuellement balayé par un courant d'air pur qui,

(1) *Mém. de l'Acad. des sciences*, 1780, p. 355.

à sa sortie, traversait des tubes remplis de potasse caustique destinée à absorber l'acide carbonique. Lavoisier avait d'ailleurs disposé l'appareil de manière à condenser la vapeur d'eau de l'air expiré avant que ce gaz pénétrât dans les tubes contenant de la potasse. De cette façon, l'animal vivait dans une masse d'air incessamment renouvelé dont la composition était maintenue sensiblement constante. L'augmentation de poids de la potasse après l'opération devait indiquer la quantité d'acide carbonique exhalé. Il fit ainsi plusieurs expériences qui lui permirent d'établir que, *en dix heures*, le cochon d'Inde brûlait *moyennement* 3^{gr},333 de carbone. D'après ses recherches antérieures sur la chaleur dégagée par la combustion, la conversion de ces 3^{gr},333 de charbon en acide carbonique aurait suffi pour fondre un poids de 326^{gr},75 de glace à la température de 0°. Lavoisier adopta le poumon (1) comme siége de cette combustion ; le but final de la respiration fut pour lui une *destruction de carbone* et une *production de chaleur ;* il admit que la totalité de la chaleur dégagée était due à la formation de l'acide carbonique. Il chercha dès lors à prouver que cette source de chaleur est suffisante pour maintenir l'animal à une température constante, malgré les pertes incessantes de calorique dues au rayonnement, au contact du milieu ambiant et à l'évaporation.

A cet effet, il plaça un cochon d'Inde dans un calorimètre de glace, percé, dans ses parois latérales et dans son couvercle, de trous qui permettaient d'entretenir un

____

(1) *Mém. de l'Acad. des sciences*, 1780, p. 406.

courant constant d'air pur autour de l'animal. L'expérience dura *dix heures*, le poids de la glace fondue monta à 402^{gr},27. Cette glace fondue représentait nécessairement la chaleur cédée *en dix heures* par l'animal. Mais, à ce propos, Lavoisier fait observer, avec beaucoup de raison, qu'un cochon d'Inde enfermé pendant dix heures dans une enceinte à 0° a dû ne pas conserver exactement la température qu'il avait au moment de son introduction dans l'appareil, qu'il s'est refroidi au moins par ses extrémités, et que par suite la glace fondue représente un peu plus que la *chaleur renouvelée* par l'animal pendant l'opération. En outre, toutes les humeurs exhalées par l'animal se sont refroidies à 0°, elles ont contribué à fondre de la glace, et leur poids s'est ajouté à celui de l'eau recueillie. Pour cette double raison, Lavoisier pense que le poids de 402^{gr},27 est trop fort, et qu'il faut le diminuer d'au moins 61^{gr},19 pour faire disparaître les causes d'erreur précédemment signalées et arriver à l'estimation de la quantité réelle de chaleur renouvelée par l'animal. En conséquence, il fixa à 341^{gr},08 la glace qui aurait été fondue, si la répartition de la température du cochon d'Inde était restée la même pendant toute la durée de l'expérience, et si l'on avait pu éliminer l'effet produit par ses diverses exhalations. En rapprochant ce résultat de celui qu'il avait précédemment obtenu, Lavoisier fut conduit à cette conclusion :

1° Un cochon d'Inde brûle, en dix heures, par la respiration, 3^{gr},333 de carbone suffisants pour fondre 326^{gr},75 de glace.

2° Un cochon d'Inde cède, en dix heures, au milieu

ambiant, une quantité de chaleur capable de fondre 341^{gr},08 de glace.

Le rapport entre la quantité de chaleur *produite par la respiration* et celle que *perd* l'animal dans le même espace de temps est donc :

$$\frac{326,75}{341,08} = 0,96.$$

Dans cette expérience remarquable, la chaleur due à la combustion du carbone dans l'acte de la respiration représente les 96 centièmes de celle que perd l'animal par le rayonnement, l'évaporation et le contact des gaz au milieu desquels il vit. La compensation est presque absolue; cependant Lavoisier fait observer en outre que la chaleur perdue a été mesurée dans un milieu à 0°, tandis que l'activité respiratoire a été observée à 14° ou 15°: nul doute, ajoute-t-il, que la quantité d'acide carbonique exhalé n'eût été plus considérable si la cloche qui servait à l'évaluer avait été maintenue à la température de la glace fondante, comme le calorimètre employé pour apprécier la chaleur perdue. Lavoisier n'était donc pas pleinement satisfait de ses recherches, il ne les considérait que comme une première indication, comme un premier pas fait dans cette voie qu'il avait si glorieusement ouverte, et qu'il se proposait de parcourir. Pour lui, la cause de la chaleur animale était la combustion du carbone des matériaux du sang veineux; cette combustion s'effectuait dans le poumon; la chaleur, ainsi dégagée, était employée à favoriser l'évaporation de l'eau dans les bronches, à élever la température du sang, et à satisfaire à l'augmentation de chaleur spécifique qu'éprouvait le sang veineux en devenant sang artériel. Lorsque, dans les capillaires, le sang artériel repassait à l'état de sang veineux, sa chaleur spécifique diminuait de nouveau, et il laissait dégager une certaine quantité de chaleur qui servait ainsi à entretenir la température des parties éloignées du poumon (1). En conséquence, Lavoisier se crut autorisé à établir que :

« Lorsqu'un animal est dans un état permanent et
» tranquille, lorsqu'il peut vivre pendant un temps con-
» sidérable, sans souffrir, dans le milieu qui l'environne ;
» en général, lorsque les circonstances dans lesquelles il
» se trouve n'altèrent point sensiblement son sang et ses
» humeurs, de sorte qu'après plusieurs heures le système
» animal n'éprouve point de variation sensible, la con-
» servation de la chaleur animale est due, *au moins en*
» *grande partie*, à la chaleur que produit la combinaison
» de l'air pur respiré par les animaux avec la base de
» l'air fixe que le sang lui fournit 2). »

Cependant Lavoisier n'abandonna pas l'étude de la respiration. Déjà, dans son mémoire de 1783, il avait vu que l'acide carbonique exhalé ne représentait pas *exacte-ment la totalité* de l'oxygène absorbé dans le poumon ; à côté de la combustion du carbone, il y avait un autre phénomène dont il ne s'était pas encore rendu compte, que personne ne soupçonnait, et dont il signala l'exis-tence et détermina la nature dans un beau mémoire *sur les altérations qui arrivent à l'air dans plusieurs circon-stances où se trouvent les hommes réunis en société*. Il

(1) *Mém. de l'Acad. des sciences*, 1780, p. 406.
(2) *Mém. de l'Acad. des sciences*, 1780, p. 407.

devant la Société royale de médecine en février 1785 (1). Il analysa l'air des salles d'hôpital et des salles de spectacle, et démontra que, dans tout espace limité où les hommes sont réunis, l'air est altéré par la diminution de la proportion d'oxygène et l'augmentation de la proportion d'acide carbonique. Mais il fit aussi des expériences sur des cochons d'Inde enfermés dans des cloches de verre remplies, tantôt d'oxygène pur, tantôt d'air atmosphérique. De ses analyses il conclut que : Pour 100 parties d'oxygène absorbé, 81 parties seulement sont expirées par l'animal sous forme d'acide carbonique et 19 parties ne se retrouvent pas dans les produits gazeux de l'expiration.

« Il est donc évident, ajoute-t-il (2), qu'indépendam-
» ment de la portion d'air vital *qui a été convertie en air*
» *fixe*, une portion de celui qui est entré dans le poumon
» n'en est pas ressortie dans l'état élastique, et il en
» résulte qu'il se passe, de deux choses l'une, pendant
» l'acte de la respiration : ou qu'une portion d'air vital
» s'unit avec le sang, ou bien qu'elle se combine avec
» une portion d'air inflammable *pour former de l'eau*. Je
» discuterai dans un autre mémoire les motifs qu'on peut
» alléguer en faveur de chacune de ces opinions. Mais,
» en supposant, comme il y a quelque lieu de le croire,
» que la dernière soit préférable, il est aisé de déterminer
» la quantité d'eau qui se forme par la respiration et la
» quantité d'air inflammable (hydrogène) qui est extrait
» du poumon. »

(1) *Hist. de la Soc. royale de méd.*, année 1782, p. 569.
(2) *Loc. cit.*, p. 574.

Dans ce mémoire, l'action de l'atmosphère sur le
sang des animaux est caractérisée par trois effets principaux : « La diminution du volume de l'air, la for-
» mation d'air fixe et d'eau, le dégagement de matière
» charbonneuse et d'un peu d'air inflammable. »

Ainsi, dès 1785, Lavoisier avait ramené les phénomènes physico-chimiques de la respiration à une double
combustion, et déterminé les proportions dans lesquelles
l'oxygène inspiré se partage entre le carbone et l'hydrogène des matériaux du sang pour produire de l'acide
carbonique, de l'eau et de la chaleur.

Mais c'est surtout dans un mémoire lu en 1789 devant
l'Académie des sciences (1), que Lavoisier a développé
l'ensemble de ses idées sur la respiration et la production de la chaleur animale. En absorbant l'acide carbonique avec de la potasse à mesure qu'il était exhalé, et
en remplaçant l'oxygène à mesure qu'il était absorbé, il
parvint à faire vivre des animaux en *vase clos*, tantôt
au milieu d'une masse d'air normalement constituée,
tantôt dans une atmosphère artificiellement formée. De
ces expériences comparatives il conclut que :

1° Pendant la respiration il n'y a ni exhalation ni
absorption d'azote (2).

2° Dans l'oxygène pur, la respiration est la *même* que
dans l'air atmosphérique (3).

3° La proportion d'azote peut être notablement augmentée sans que les phénomènes de la respiration soient

(1) *Mém. de l'Acad. des sciences*, 1789, p. 566.

2) *Mém. de l'Acad. des sciences*, 1789, p. 574.

(3 *Loc. cit.*, p. 573.

altérés. Dans le cas précédent comme dans celui-ci, la proportion d'oxygène absorbé reste, *à quelques légères différences près, la même* que dans l'air atmosphérique.

4° Dans une atmosphère artificielle composée d'oxygène et d'hydrogène dans les mêmes proportions, en volume, que l'oxygène et l'azote de l'air, les animaux peuvent vivre longtemps sans souffrir. Ils ne commencent à donner des signes de malaise qu'au bout de huit à dix heures de séjour. D'ailleurs l'hydrogène n'éprouve aucune diminution, et par conséquent ne sert en rien à la respiration (1).

Il fit aussi, avec Séguin, des expériences sur la respiration de l'homme, et démontra que :

1° Conformément à ce qu'il avait constaté dans son mémoire de 1783, l'abaissement de la température extérieure détermine une plus forte consommation d'oxygène (2).

2° Pendant la digestion, la quantité d'oxygène absorbé est plus forte qu'avant le repas.

3° Le mouvement, l'exercice, le travail manuel, augmentent la quantité d'oxygène absorbé.

Comme conséquences de ces résultats, le mémoire de 1789 contient d'admirables considérations sur les rapports qui doivent exister entre l'alimentation, le climat et le genre de vie ; sur l'alimentation surabondante ou insuffisante considérée comme cause de maladie, et sur le régime à suivre dans les maladies aiguës. Ces pages, non moins remarquables par la noble simplicité

(1) *Loc. cit.*, **p. 574.**
(2) *Loc. cit.*, p. 575.

et l'élévation du style que par la grandeur de la pensée, semblent écrites d'hier tant elles expriment avec
force et netteté les idées que la chimie, après soixante
ans de luttes et de travaux, est parvenue à faire prévaloir
en physiologie et en hygiène. Embrassant d'un même
coup d'œil l'ensemble de l'économie animale, Lavoisier
résume ainsi les faits acquis et ses prévisions physiologiques :

« La respiration n'est qu'une combustion lente de car-
» bone et d'hydrogène, qui est semblable en tout à celle
» qui s'opère dans une lampe ou dans une bougie allu-
» mée ; et, sous ce point de vue, les animaux qui respirent
» sont de véritables corps combustibles qui brûlent et se
» consument.

» Dans la respiration, comme dans la combustion,
» c'est l'air de l'atmosphère qui fournit l'oxygène et le
» calorique ; mais comme dans la respiration, c'est la
» substance même de l'animal, c'est le sang qui fournit le
» combustible, si les animaux ne réparaient pas habituel-
» lement par les aliments ce qu'ils perdent par la respira-
» tion, l'huile manquerait bientôt à la lampe, et l'animal
» périrait comme une lampe s'éteint, lorsqu'elle manque
» de nourriture.

» Les preuves de cette identité d'effet entre la respira-
» tion et la combustion se déduisent immédiatement de
» l'expérience. En effet, l'air qui a servi à la respiration
» ne contient plus, à la sortie du poumon, la même
» quantité d'oxygène ; il contient, non-seulement du gaz
» acide carbonique, mais encore beaucoup plus d'eau
» qu'il n'en contenait avant l'inspiration. Or, comme l'air

» vital ne peut se convertir en gaz acide carbonique que
» par une addition de carbone ; qu'il ne peut se conver-
» tir en eau que par une addition d'hydrogène ; que cette
» double combinaison ne peut s'opérer sans que l'air
» vital perde une partie de son calorique spécifique :
» il en résulte que l'effet de la respiration est d'extraire
» du sang une portion de carbone et d'hydrogène, et d'y
» déposer à la place une portion de son calorique spéci-
» fique qui, pendant la circulation, se distribue avec le
» sang dans toutes les parties de l'économie animale, et y
» entretient cette température à peu près constante que
» l'on observe dans tous les animaux qui respirent (1).

» En rapprochant ces réflexions des résultats qui les
» ont précédées, on voit que la machine animale est
» principalement gouvernée par trois régulateurs prin-
» cipaux : la respiration, qui consomme de l'hydrogène
» et du carbone, et qui fournit du calorique; la transpi-
» ration, qui augmente ou diminue suivant qu'il est né-
» cessaire d'emporter plus ou moins de calorique ; enfin,
» la digestion, qui rend au sang ce qu'il perd par la res-
» piration et la transpiration (2). »

Plus tard Lavoisier constata que, même chez les mammifères, le poumon n'est pas la seule surface respiratoire ;
il découvrit la respiration cutanée (3), et embrassa ainsi,
dans leur ensemble et dans toute leur étendue, les rapports de l'être vivant avec l'atmosphère.

____

(1) *Loc. cit.*, p. 570-571.
(2) *Loc. cit.*, p. 580.
(3) *Traité de chimie*, t. II, p. 236 et 253.

Parvenu à ce haut degré de généralisation, Lavoisier ne conservait aucun doute ni sur la réalité de ses découvertes, ni sur la valeur et l'exactitude des conclusions que son génie avait su en faire jaillir ; mais il considérait son œuvre comme provisoire sur beaucoup de points, et comme devant subir des modifications dans quelques-uns de ses détails. La combustion directe dans le poumon lui-même lui paraissait *seulement plus probable* que les autres manières de comprendre l'action de l'oxygène sur le sang, c'est pour cela qu'il l'avait *provisoirement* adoptée. Il conservait des doutes sur l'origine d'une partie de l'acide carbonique exhalé dans l'expiration ; il se demandait (1) si une partie de cet acide carbonique n'est pas formée dans le tube intestinal pendant la digestion, et là absorbée et introduite dans le torrent circulatoire, avec le chyle, pour être ensuite éliminée par les poumons. « Les expériences que nous avons déjà » entreprises, dit-il, sur la digestion et la transpiration, » éclairciront probablement ces doutes. Elles lèveront, » nous l'espérons du moins, les incertitudes qui nous » restent sur cet objet. Peut-être alors serons-nous obligés » d'apporter quelques changements à la doctrine que » nous avons présentée dans ce mémoire. Ces modifica- » tions des premières idées ne coûtent rien à ceux qui ne » cherchent la vérité que pour elle-même, et sans autre » désir que celui de la trouver. » Il reprit ce sujet dans un mémoire sur la transpiration des animaux (2).

(1) *Mém. de l'Acad. des sciences*, 1789, p. 583.
(2) *Mém. de l'Acad. des sciences*, 1790, p. 607.

« Si le gaz acide carbonique, dit-il, qui se dégage pendant
» l'expiration, était en partie un produit de la digestion, il
» faudrait attribuer à une autre cause la consommation
» de l'air vital qui s'opère dans l'acte de la respiration ;
» il faudrait supposer qu'il se forme plus d'eau, *soit dans*
» *le poumon, soit pendant la circulation*, ou il faudrait
» admettre qu'*une partie de l'air vital étant absorbée dans*
» *le poumon, se fixe, pendant la circulation, avec quelques*
» *parties de notre système*. Il résulte de ces réflexions que
» ce *problème est indéterminé et susceptible de plusieurs*
» *solutions*. Mais ce n'est pas le moment de discuter cette
» question très épineuse que de nouvelles expériences
» éclairciront, et *nous nous en tiendrons provisoirement à*
» *la solution qui nous paraît la plus probable*. »

Lavoisier avait donc parfaitement vu ce double courant centripète qui saisit, d'une part, les aliments digérés
à la surface de la muqueuse intestinale, et, d'autre part,
l'oxygène de l'air dans la cavité thoracique pour introduire le combustible et le comburant dans le torrent
circulatoire; il avait bien compris que la réaction incessante de l'oxygène absorbé sur les éléments du sang
produit la chaleur nécessaire pour maintenir la température des animaux; il avait nettement posé les bases
du double problème de la respiration et de la calorification depuis si longtemps agité dans la science. S'il s'est
trompé en adoptant le poumon comme siége de la combustion, s'il n'a pas creusé assez profondément la question de l'action exercée par l'oxygène sur les matériaux
du sang, et s'il s'est trouvé ainsi invinciblement entraîné
à ramener les phénomènes physico-chimiques de la res-

piration à des termes trop simples, il faut se rappeler qu'il était obligé de créer la chimie à mesure qu'il la faisait servir, avec tant de supériorité, à l'analyse des fonctions des animaux ; il faut surtout se reporter à notre dernière citation, et comprendre que, pour lui, l'idée mère était seule incontestable, et que les détails de sa doctrine n'étaient que *provisoires*. Appuyé sur ses expériences, son génie lui avait révélé toute l'étendue et toutes les difficultés de la grande question dont il poursuivait ardemment la solution ; le temps de mettre la dernière main à son œuvre lui fut refusé.

Travaux de Crawford. — A peu près en même temps que Lavoisier, le docteur Crawford publia les résultats de ses recherches sur les causes de la chaleur animale. Les Anglais n'ont pas hésité à attribuer à leur compatriote tout le mérite de la découverte. Les physiologistes français, sans se donner la peine d'examiner sérieusement la question, se sont contentés de répéter ces assertions gratuites, et ont eux-mêmes contribué à les propager ; tout au plus ont-ils osé insinuer à la décharge de Lavoisier que, préoccupé du même sujet, il avait pu arriver aux mêmes conclusions générales sans avoir connaissance des travaux de Crawford. Cependant les pièces du procès sont du domaine public, elles sont imprimées, tout le monde peut les consulter ; leur signification est tellement claire, qu'on a peine à comprendre comment une question de priorité a pu être soulevée à ce sujet.

La première publication de Crawford est de 1779. Élevé à l'école de Priestley, voici comment il pose, dans ce premier travail, la théorie de la chaleur animale. En traversant les capillaires généraux, le sang *artériel* absorbe du *phlogistique* et passe à l'état de sang *veineux* ; en même temps sa chaleur spécifique diminue, et il cède du calorique aux parties voisines. Dans le poumon, le sang *veineux* cède son *phlogistique* à l'air inspiré et redevient sang *artériel* ; en même temps sa chaleur spécifique augmente. L'air *commun*, en absorbant le *phlogistique* du sang veineux, passe à l'état d'*air fixe* (acide carbonique) et abandonne une très grande quantité de calorique, car la capacité de l'air commun pour la chaleur est, d'après Crawford, beaucoup plus considérable que celle de l'air fixe. Le calorique ainsi cédé par l'air commun dans le poumon est employé à élever la température du gaz expiré, à vaporiser l'eau de l'exhalation pulmonaire et à maintenir la température du sang dont la capacité pour la chaleur a augmenté. Dans cette théorie, pure reproduction des idées émises par Priestley, c'est donc le *phlogistique*, être de raison dont Lavoisier avait fait justice, qui joue le principal rôle ; la quantité de chaleur produite par l'animal est nécessairement proportionnelle à la quantité de *phlogistique* absorbé par le sang dans les capillaires généraux, et cédé par lui à l'air commun dans le poumon. En 1782, dans un mémoire communiqué à la Société royale de Londres et publié dans le *Journal de physique* (1), Crawford développe encore la même doctrine ; il annonce que la chaleur diminue et le froid augmente l'*attraction* du sang par le *phlogistique*. Partant de cette hypothèse, il affirme que,

____

(1) *Journal de physique*, 1782, t. XX, p. 451.

pendant la saison chaude, le sang, absorbant moins de *phlogistique* dans les capillaires généraux, en cède moins à l'air atmosphérique dans le poumon; et il explique ainsi comment l'animal produit d'autant moins de chaleur que la température extérieure est plus élevée. Lavoisier, qui, en 1777, c'est-à-dire *deux ans* avant la première publication de Crawford, avait si nettement posé la combinaison de l'oxygène de l'air avec le carbone des matériaux du sang comme la source de la chaleur animale, connaissait très bien les opinions du physiologiste anglais; il en parle dans son mémoire de 1783 (1), mais il n'avait rien à leur emprunter pour compléter ses belles études des phénomènes chimiques de la respiration.

En 1788, Crawford publia une seconde édition considérablement augmentée de ses recherches (2). Il continua à considérer la respiration comme la source de toute la chaleur développée par les animaux, compara cette fonction à la combustion d'une bougie, et admit qu'au contact du sang veineux et de l'air atmosphérique dans le poumon, il y avait formation d'acide carbonique et d'eau. N'oublions pas que, *trois ans avant*, en 1785, Lavoisier avait démontré, dans un mémoire communiqué à la Société royale de médecine, que l'oxygène absorbé se combine avec le *carbone* et l'*hydrogène* des matériaux du sang, et avait déterminé les proportions dans les-

____

(1) *Mém. de l'Acad. des sciences*, 1780, p. 394.

(2) *Exper. and observ. on animal heat*, etc., the second edition, *with very large additions*. London, 1788.

16.

quelles se fait ce partage. Les deux grands phénomènes qui servent de base à la théorie de la chaleur animale, la combustion du carbone et la combustion de l'hydrogène, ont donc été étudiés, démontrés, mesurés par Lavoisier *antérieurement* aux publications de Crawford. Le physiologiste anglais n'a rien à revendiquer des *idées fondamentales* développées par le chimiste français.

Dans cette seconde édition, l'*hydrogène carboné* prend la place du *phlogistique*. Hamilton avait prouvé que, en présence de l'*hydrogène*, le sang artériel perd sa couleur rutilante pour prendre la teinte foncée du sang veineux. Crawford (1) admet, sans le vérifier expérimentalement, que le sang éprouve les mêmes modifications quand on le soumet à l'action de l'*hydrogène carboné*; d'où il conclut que :

1° Le sang artériel passe à l'état de sang veineux dans les capillaires généraux, parce qu'il absorde de l'hydrogène carboné.

2° Le sang veineux passe à l'état de sang artériel dans le poumon, parce qu'il abandonne l'hydrogène carboné absorbé dans les capillaires.

Cette première base de la théorie de Crawford est non seulement hypothétique, mais contraire à tout ce que l'expérience a appris depuis ; il résulte, en effet, des recherches de Thomas Beddoes (2), que l'hydrogène carboné jouit de la propriété remarquable de donner au sang veineux la couleur du sang artériel. Voici mainte-

(1) *Exper. and observ. on animal heat*, 1788, p. 149 et suiv.
(2) *Biblioth. britannique*, 1797, t. VI, p. 149 et suiv.

nant comment le physiologiste anglais se rend compte de la production et de la dissémination de la chaleur dans les animaux.

Le sang veineux arrive dans le poumon chargé d'*hydrogène carboné*, l'oxygène de l'air se combine avec ce gaz, *un sixième* de l'oxygène absorbé est employé à faire de l'eau, les *cinq sixièmes* restant sont transformés en acide carbonique. La chaleur dégagée dans cette combustion est très considérable ; car, dit-il, la *capacité* de l'oxygène pour le calorique est *trois fois* plus considérable que celle de l'acide carbonique et de la vapeur d'eau. Cette chaleur est employée à maintenir la température du sang, qui, en devenant artériel, éprouve *une augmentation de chaleur spécifique* dans le rapport de 10 à 11,5 (1). Dans les capillaires généraux, le sang artériel absorbe une nouvelle proportion d'*hydrogène carboné*, redevient veineux, éprouve une *diminution de chaleur spécifique* dans le rapport de 11,5 à 10, et laisse échapper de la chaleur qui se communique aux organes qu'il traverse. La phrase suivante, citée textuellement, résume très nettement la pensée de Crawford :

« Ainsi il parait que, pendant la respiration, le sang
» émet continuellement le *principe inflammable* (hydro-
» gène carboné) et absorbe la *chaleur* ; et que, dans le
» cours de la circulation, il absorbe continuellement
» le *principe inflammable* (hydrogène carboné) et émet
» la *chaleur* (2). »

(1) *Exper. and observ. on animal heat*, 1788, p. 354 et suiv.
(2) *Loc. cit.*, p. 362.

Le physiologiste anglais fournit à l'appui de sa doctrine les données expérimentales suivantes déduites de ses recherches propres :

1° Rapports des quantités de chaleur produite par l'altération d'une même quantité d'*air pur* (oxygène) dans trois circonstances différentes (1) :

Par la combustion de la cire.	21,0
Par la combustion du charbon.	19,3
Par la respiration d'un cochon d'Inde .	17,3

2° Table de la *capacité* des corps pour la chaleur à poids égal (2) :

Eau.	1,0000
Sang artériel.	1,0300
Sang veineux.	0,8928
Air fixe (acide carbonique).	1,0454
Vapeur d'eau.	1,5500
Air atmosphérique.	1,7900
Air phlogistiqué (azote).	0,7936
Air déphlogistiqué (oxygène).	4,7490
Air inflammable (hydrogène).	21,4000

Les chiffres contenus dans ce dernier tableau nous dispensent de toute réflexion sur la valeur des déterminations expérimentales tentées par Crawford dans le cours de ses recherches.

D'ailleurs, J. Davy, en démontrant (3) que la *chaleur spécifique* du sang veineux est sensiblement égale à celle

----

(1) *Loc. cit.*, p. 351.
(2) *Loc. cit.*, p. 489.
(3) *Biblioth. britannique*, 1815, t. LX, p. 105.

du sang artériel, a renversé la base expérimentale que Crawford avait essayé de donner à sa doctrine de la calorification.

Nous avons prouvé surabondamment que les travaux de Lavoisier sont antérieurs à ceux de Crawford ; dans aucun cas, l'épithète de plagiaire ne peut donc être adressée au chimiste français. Il est au moins permis de se demander pourquoi Crawford, qui parle souvent de Lavoisier dans son ouvrage, ne dit pas un mot du mémoire de 1785, dans lequel cependant la combustion de l'hydrogène, pendant la respiration des animaux, a été démontrée pour la première fois. Du reste, nous n'avons rien à ajouter aux détails dans lesquels nous sommes entré pour faire comprendre combien la doctrine de Lavoisier l'emporte par la netteté de l'exposition, la précision des expériences, la clarté et la grandeur des idées sur celle du physiologiste anglais. Il faut cependant rendre à Crawford la justice qui lui est due ; il y a, dans son travail, une belle pensée qui se reproduit partout et sous toutes les formes. Pour lui, la chaleur dégagée par les phénomènes chimiques de la respiration ne devient *sensible* que dans les capillaires généraux ; il a le mérite d'avoir appelé fortement l'attention des physiologistes dans cette direction. Mais il ne comprit pas qu'en faisant du poumon le siége unique de toutes les combustions respiratoires, il détruisait de ses propres mains l'idée qu'il voulait faire prévaloir, le dégagement de la chaleur dans les capillaires généraux. Pour faire cadrer ces deux parties contradictoires de sa doctrine, il fut obligé d'entasser inutilement hypothèses sur hypothèses, et ne parvint ainsi à produire qu'une théorie inadmissible. Du reste, cette pensée fondamentale du dégagement de la chaleur dans les capillaires ne lui appartient pas : elle avait déjà été clairement énoncée dans le passage cité plus haut du mémoire publié par Lavoisier en 1777 : « Il arrive de deux choses l'une » par l'effet de la respiration : ou la portion d'air » éminemment respirable (oxygène), contenue dans l'air » de l'atmosphère, est convertie en acide crayeux aéri- » forme (acide carbonique) en passant par le poumon; » ou bien il se fait *un échange* dans ce viscère, d'une part, » l'air éminemment respirable est absorbé, et, d'autre » part, le poumon restitue à la place une portion d'air » crayeux aériforme presque égale en volume. » Seule- ment, ici comme toujours, Lavoisier conserve encore sa supériorité, il ne pense pas un instant à séparer le lieu de la production de la chaleur du lieu de sa manifestation; il comprend la nécessité de conserver les deux phéno- mènes dans le poumon lui-même, ou de les transporter en même temps à l'autre extrémité du cercle circulatoire. C'est sous cette forme, seule acceptable, que cette pensée devait bientôt être reproduite par Lagrange et expéri- mentalement démontrée par Spallanzani.

Lieu où s'effectuent les combustions.

Hypothèse de Lagrange. — Les beaux travaux de Lavoisier sur la respiration et sur les causes de la cha- leur dégagée par les animaux préoccupaient beaucoup le monde savant. Des essais, des hypothèses et des re-

cherches sérieuses surgissaient de toutes parts. Lagrange
fit observer que, si la combustion du carbone et de
l'hydrogène s'opérait directement dans le poumon, la
température de cet organe s'élèverait assez haut pour
entraîner de graves lésions de texture. Il conclut de là
que, dans le poumon, il se passe un simple échange de
gaz entre l'atmosphère qui cède son oxygène et le sang
qui laisse échapper l'acide carbonique : l'oxygène, absorbé et entraîné dans le torrent circulatoire, réagit ensuite sur les matériaux du sang dans les capillaires généraux, produit de l'eau et de l'acide carbonique. Cette
interprétation des phénomènes rendait compte d'une
manière satisfaisante du double changement de couleur
que le sang éprouve dans le poumon et dans les capillaires généraux ; elle expliquait la répartition de la chaleur dans les parties les plus éloignées des centres, bien
mieux que la prétendue différence admise par Crawford
entre la chaleur spécifique du sang artériel et celle du
sang veineux : aussi fut-elle adoptée par beaucoup de
savants, et entre autres par Hassenfratz, qui la développa
et essaya de donner quelques preuves à l'appui dans
un mémoire lu devant l'Académie des sciences, en janvier 1791 (1).

Thèse de de la Rive. — Lagrange, en fixant plus fortement l'attention des physiologistes sur une doctrine que
Lavoisier lui-même avait indiquée comme une des solutions possibles du problème, avait fait disparaître une des
difficultés les plus considérables de la théorie de la cha-

____

(1) *Ann. de chimie*, t. IX, p. 26.

leur animale. Un homme, qui depuis a occupé une grande place dans la science, et qui, bien jeune encore, complétait son éducation scientifique à l'université d'Édimbourg, Gaspard de la Rive, s'empressa d'adopter ces idées et de les développer dans sa thèse inaugurale (1). Après avoir présenté un résumé critique, remarquable par sa lucidité et sa précision, des principaux travaux dont la science s'était récemment enrichie, de la Rive, en homme qui sait faire concourir les données exactes de la chimie et de la physique, et les notions les plus délicates de la physiologie et de la pathologie à la solution de ce grand problème, consacre, à l'exposition de la théorie de la chaleur animale telle qu'il la comprend, une page que nous devons citer textuellement pour conserver intactes l'élévation de la pensée en même temps que la forme et l'élégante simplicité de l'expression.

« Noscimus substantias vegetabiles quæ cibum homini
» suppeditant ex hydrogenio, carbonio, oxygenio, sali-
» bus et terris, animales autem, ex iisdem principiis, et
» ex azotio, consistere : utræque verò cum majore oxy-
» genii quantitate sese conjungere desiderant, seu inflam-
» mabiles sunt. Hæ substantiæ oxygenium in sanguine
» reperiunt, et partim cum eo uniter coeunt. Sanguis
» autem inflammabilem substantiam per ventriculum, et
» oxygenium per pulmonem, accipit; per decursum cir-
» cuitus, harum substantiarum conjunctio, seu vera
» combustio, contingit : aqua et gaz acidum carbonicum
» combustione producta ex pulmone, halitus cutis,

____

(1) *Tentamen physiologicum inaugurale de calore animali.* **Edinburgi, 1797.**

» urina et fæces, quæ substantiæ omnes maximà ex parte
» incombustibiles sunt, variis excernentibus organis e
» corpore ejiciuntur; hàc combustione autem calor ani-
» malium sustinetur.

» Verum enim verò, chylus in sanguinem non inde-
» sinenter affunditur, at generatio caloris nunquam de-
» sinit : huic objectioni respondere possumus, verisimile
» esse certum spatium temporis ad perfectam chyli assi-
» milationem, plenamque supervacui hydrogenii et car-
» bonii saturationem, necessarium esse. Præterea com-
» bustibilis materia sub formà pinguedinis perpetuò se-
» cernitur, quæ forsan posteà reabsorpta, et cum san-
» guine commixta, novum alimentum combustioni præ-
» bet. Hæc hypothesis confirmatur phænomenis in qui-
» busdam animalibus, dum hieme torpent, observatis :
» hoc in statu paululùm calorici evolvunt, et pinguedi-
» nem consumunt. Experimentis monstravit J. HUNTER,
» alimenti concoctionem evolutionemque caloris in ani-
» malibus a se invicem pendere : erinacei quorum calor
» naturalis is est, quem 94 thermometri gradus (Fahren-
» heit) indicat, cum in torpido statu, duobus vel tribus
» gradibus tantùm circumdans medium temperie su-
» perant : hoc autem in statu, cibus in ventriculum
» injectus non dissolvitur : animalia verò, quæ velut
» apes, per hiemem calorem evolvunt, per æstatem com-
» bustibilis materiæ penum recondunt (1). In corpore

(1) « Apes per hiemem mel consumendo, temperiem quam 90
» thermometri (Fahrenheit) gradus indicat, conservant ; quandoque
» frigidissima est hiems, majorem mellis quantitatem devorant. »
(Vid. HUBERT, *sur les abeilles*, Genève.)

» humano calorem generandi causà, non tantum pingue-
» dinis, sed etiam solidorum absorptio, aliquando ob-
» servatur : in febribus (e. g.) per quas magnus adest
» calor, et nullum ab ægro devoratur alimentum, magna
» solidorum jactura contingit; hæc absorptio, ex pecu-
» liari statu harum partium a morbo producto, pendere
» videtur. »

La lecture de ce fragment rappelle les belles pages du
mémoire de 1789, dans lesquelles Lavoisier insiste sur
la nécessité de proportionner la quantité d'aliments ingérés à la somme de travail à accomplir, afin que « la
» dépense qui se fait par le poumon ne soit pas supé-
» rieure à la recette qui se fait par la nutrition, » et
explique comment la diète seule est d'un grand secours
au médecin pour modifier les qualités du sang, parce que
« la respiration consommant toujours et la digestion ne
» fournissant plus, le sang doit alors se dépouiller de
» plus en plus de carbone et d'hydrogène. » La thèse de
de la Rive est donc un magnifique reflet des travaux de
Lavoisier et des idées émises par Lagrange. Pourquoi
faut-il que, encore trop exclusivement en rapport avec
les physiologistes de la Grande-Bretagne, de la Rive ait
méconnu l'origine toute française des doctrines par lui
adoptées, et ait rapporté à Hope et à Allen ce qui appartient en toute propriété à Lavoisier et à Lagrange ?

Travaux de Spallanzani. — Il était réservé à Spallanzani de confirmer la justesse de l'hypothèse de Lagrange
par une démonstration expérimentale. Dans ses recherches sur la respiration, il prouva surabondamment que
l'absorption de l'oxygène est nécessaire aux animaux

inférieurs ; il fit voir ensuite que, chez eux, la peau est un véritable organe respiratoire ; il démontra même que, chez les grenouilles, la respiration cutanée a plus d'importance que la respiration pulmonaire, et suffit *seule* pour entretenir longtemps la vie de l'animal (1). En même temps il prouva (2) que, chez les animaux inférieurs, l'absorption d'oxygène s'accompagne d'un dégagement de chaleur, comme chez les mammifères et les oiseaux ; il saisit très bien la relation intime qui rattache ces deux phénomènes l'un à l'autre. Il résulte encore de ses recherches (3) que, dans le plus grand nombre des cas, les mollusques absorbent de l'azote pendant la respiration, et que plus rarement ils en exhalent ; à ce sujet, il fait observer, et cette remarque est importante, que l'exhalation d'azote s'est montrée chez les limaçons qui avaient *fait un bon repas*. Enfin, les mémoires de Spallanzani contiennent (4) une belle expérience qui tranche définitivement une question bien souvent soulevée par Lavoisier, et dont Lagrange avait pressenti la vraie solution. Il plaça des limaçons dans des tubes de verre purgés d'oxygène et qui ne contenaient que de l'azote ou de l'hydrogène. Bien que ces animaux ne pussent pas introduire d'oxygène dans leurs organes respiratoires, ils continuèrent cependant à exhaler de l'acide carbonique, comme le prouva l'analyse des gaz accumulés dans les tubes. Spallanzani a donc la gloire d'avoir

(1) *Mémoire sur la respiration*, p. 72 et 114.

(2) *Loc. cit.*, p. 256.

(3) *Loc. cit.*, p. 230.

(4) *Loc. cit.*, p. 343.

démontré que l'acide carbonique ne se forme pas directement dans le poumon, ainsi que le supposait *provisoirement* Lavoisier, mais que, conformément aux idées énoncées par Lagrange, il est apporté tout formé par le sang veineux et simplement exhalé par le poumon, en même temps que l'oxygène est absorbé. Et cependant, Spallanzani croyait être d'accord avec Lavoisier en démontrant ainsi péremptoirement la *préexistence* de l'acide carbonique dans le sang. « Le gaz acide carbonique, qui » se manifeste dans la respiration, dit-il (1), semble » plutôt un produit de l'acide carbonique *préexistant* » dans le sang, suivant l'opinion de Lavoisier, que je » confirmerai bientôt par de nouvelles preuves. » Malgré tous ces beaux résultats, quand on lit avec attention ses mémoires, on ne tarde pas à se convaincre que Spallanzani ne se faisait pas une idée bien nette du rôle joué par l'oxygène et des phénomènes chimiques de la respiration. Pour lui, « une partie de l'oxygène absorbé se » combinait avec l'hydrogène pour faire de l'eau qui s'ex- » halait dans l'expiration (2). » Le reste de l'oxygène était fixé par la fibre animale, et surtout par le tissu musculaire du cœur dont il entretenait l'*irritabilité* (3). Quant à l'acide carbonique, allant au delà des conséquences naturelles de l'expérience qui lui avait démontré que cet acide ne se forme pas directement dans l'organe pulmonaire, il nie formellement qu'il provienne de la combinaison de l'oxygène absorbé avec le carbone du sang.

(1) *Loc. cit.*, p. 216.
(2) *Loc. cit.*, p. 187.
(3) *Loc. cit.*, p. 189, 327.

« J'ai prouvé, dit-il (1), que l'acide carbonique n'est pas
» le *résultat de la combinaison de l'air avec le carbone* des
» animaux, puisqu'il y a des faits qui démontrent l'acide
» carbonique déjà existant dans les animaux et qu'il en
» sort sous forme gazeuse. » Selon Spallanzani, l'acide
carbonique était formé dans le tube digestif pendant la
digestion, absorbé à la surface de la muqueuse intestinale,
porté dans les vaisseaux sanguins, charrié par la circulation jusqu'à la peau et aux poumons, où il était ensuite
exhalé. Cette doctrine est très clairement exposée dans
le passage suivant de ses mémoires (2), dans lequel il
veut expliquer l'absence complète de toute circulation et
de toute respiration chez les limaçons pendant le sommeil de l'hibernation. « Quand les limaçons *mangent*, ce
» qui leur arrive pendant plusieurs mois de l'année, ils
» *introduisent dans leur corps avec les aliments, par le*
» *moyen de la digestion, l'azote et l'acide carbonique, qui*
» *sont portés dans la masse des humeurs ;* ces humeurs les
» portent ensuite à la peau et les exhalent ; autrement, en
» s'accumulant dans l'animal, ils le feraient périr. Afin,
» donc, que ces deux principes sortent du corps dans la
» proportion déterminée, la circulation des humeurs est
» nécessaire, et par conséquent le mouvement du cœur.
» *Si donc ce mouvement cesse par le défaut de l'oxygène,*
» la circulation cessera ; l'hydrogène, l'azote et l'acide
» carbonique ne seront plus chassés, et les limaçons pé-
» riront. Mais si la saison se refroidit, ils *cessent de man-*

(1) *Loc. cit.*, p. 343.
2) *Mémoire sur la respiration*, p. 329 et 330.

17.

» *ger* et ils deviennent léthargiques. En *cessant de manger,*
» ces *deux principes, l'azote et l'acide carbonique, n'entrent*
» *plus dans leur corps;* ils n'ont plus besoin de les chas-
» ser. » Bien que Spallanzani ait donné une interprétation vicieuse de la plus belle de ses expériences, son
travail n'en a pas moins fait faire un grand pas à la
théorie de la respiration, en prouvant d'une manière irré-
vocable que l'acide carbonique ne se forme pas directement dans le poumon au moment de l'absorption de
l'oxygène.

Travail de Berthollet. — Nous devons parler ici d'un
beau travail de Berthollet (1) sur la respiration des
mammifères et des oiseaux, publié en 1809. L'illustre chimiste ayant fait vivre les animaux dans un espace clos
jusqu'à ce qu'ils donnassent des signes de défaillance,
sans absorber l'acide carbonique produit, ni renouveler
l'oxygène absorbé, ses résultats ne peuvent pas servir à
déterminer les quantités absolues d'oxygène normalement consommé ni d'acide carbonique exhalé, mais ils
sont d'une haute importance en ce qu'ils jettent un grand
jour sur les phénomènes fondamentaux de la respiration.
Berthollet a prouvé en effet :

1° Que, conformément aux résultats obtenus par Lavoisier, et contrairement aux assertions d'Allen et Pepys, et
de Thomson, l'acide carbonique exhalé ne contient pas
tout l'oxygène absorbé, et que, par suite, une partie de cet
oxygène est employée à brûler l'hydrogène des matériaux du sang et à faire de l'eau;

(1) *Mém. de la Soc. d'Arcueil,* t. II, p. 454.

2° Que, contrairement à ce qu'avait annoncé H. Davy, l'animal, à l'état normal, *exhale constamment* une faible proportion d'azote.

Nous aurons occasion plus tard d'analyser les recherches de H. Davy et celles d'Allen et Pepys ; mais nous ne pouvons pas nous empêcher de faire sentir combien les conclusions de ce travail *presque oublié* du chimiste français l'emportent en netteté et en exactitude sur celles que les savants anglais avaient déduites de leurs expériences, et qui, à notre avis, ont été accueillies avec trop d'empressement et de faveur par les physiologistes.

Travaux d'Edwards. — C'est seulement en 1824 qu'Edwards (1) reprit l'expérience fondamentale de Spallanzani, relative à l'origine de l'acide carbonique exhalé. Dans une cloche pleine d'hydrogène et renversée sur une

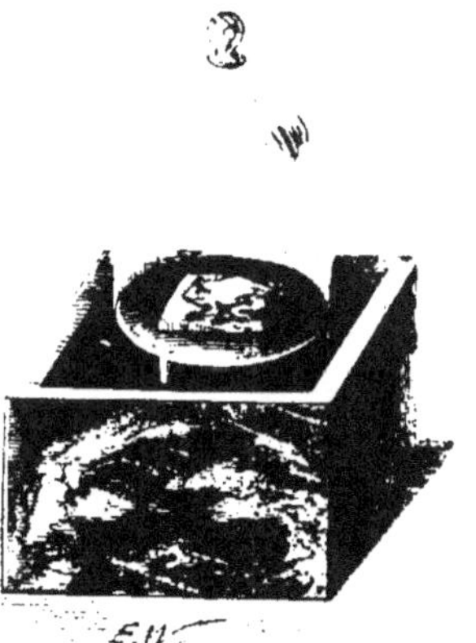

Fig. 32.

cuve à mercure, il introduisit une grenouille placée sur un flotteur de liège (fig. 32). L'animal, avant son intro-

______
(1) *Infl. des agents phys. sur la vie*, p. 441.

duction dans la cloche, avait été comprimé sous le mercure, de manière à chasser tous les gaz contenus dans ses poumons. La grenouille respira longtemps avec ampleur et régularité, puis les mouvements respiratoires se ralentirent et s'arrêtèrent complétement un peu avant la fin de l'expérience, qui dura *huit heures trente minutes*. L'animal fut alors retiré ; il n'était pas mort : exposé à l'air, il revint peu à peu à son état habituel. L'analyse des gaz contenus dans la cloche fut faite avec soin. Edwards constata ainsi que, dans cette expérience, la grenouille avait expiré un volume d'acide carbonique *supérieur* à celui de son corps. La même expérience répétée sur d'autres reptiles, sur des poissons et des mollusques, donna le même résultat. Edwards (1) tenta la même expérience sur un jeune chat de trois à quatre jours, et constata que, dans l'hydrogène pur, cet animal avait exhalé un volume d'acide carbonique *deux fois et demie plus considérable* que la capacité de ses poumons. Ces expériences intéressantes, exécutées avec toute la rigueur désirable, prouvent la vérité de la doctrine de Lagrange. La combustion de l'hydrogène et du carbone du sang ne s'effectue pas dans le poumon, mais dans le torrent circulatoire, et surtout dans les capillaires, au moment de la transformation du sang artériel en sang veineux.

Pour Lavoisier, l'azote jouait un rôle purement passif dans la respiration ; Spallanzani pensait que, selon les circonstances, l'azote est tantôt absorbé, tantôt exhalé. De

______

(1) *Loc. cit.*, p. 454.

Humboldt, Davy, Pfaff (1) et Henderson, s'occupèrent
des mêmes recherches et annoncèrent que la respiration
s'accompagne d'une absorption constante d'azote. Berthollet et Nysten soutinrent la thèse contraire, tandis que
Allen, Pepys et Dalton, revinrent à l'opinion de Lavoisier,
en professant que, dans les conditions normales, la respiration n'altère pas sensiblement la proportion d'azote de
l'air. Cependant, Allen et Pepys, ayant fait vivre un animal dans un courant de gaz oxygène qui contenait seulement 5 pour 100 d'azote, constatèrent, dans ce cas,
une exhalation considérable de ce dernier gaz. Ces deux
expérimentateurs obtinrent le même résultat en plaçant
un animal dans un mélange d'oxygène et d'hydrogène ;
mais, dans cette dernière expérience, l'exhalation d'azote
leur parut coïncider avec l'absorption d'une proportion
considérable d'hydrogène. Edwards, à son tour, chercha
à déterminer le rôle joué par l'azote dans la respiration ;
dans quelques-unes de ses expériences, il constata une
absorption d'azote, et, dans d'autres, une exhalation
évidente de gaz. Il vit aussi que, dans certaines circonstances, la quantité d'azote contenu dans l'air fourni à
l'animal n'était ni augmentée ni diminuée.

Pour expliquer ces opinions contradictoires et les résultats de ses propres expériences, Edwards proposa (2)
une vue très ingénieuse. Pour lui, dans le poumon,
il s'effectue normalement un échange continuel entre
l'azote extérieur et l'azote du sang ; il y a donc à la

____

(1) *Ann. de chimie,* 1805, t. LV, p. 177.
(2) *Infl. des agents phys. sur la vie,* p. 420-436.

fois absorption et exhalation. L'activité relative de ces deux mouvements de sens inverse venant à varier, la proportion d'azote dans l'air expiré peut rester normale, augmenter ou diminuer suivant les circonstances qui pèsent sur l'animal en expérience.

Présence de gaz libres dans le sang. — Les recherches de Spallanzani et d'Edwards, en démontrant que les combustions se passent dans le torrent circulatoire et que le poumon sert surtout à opérer un simple échange de gaz, avaient soulevé une question très importante. Cette manière de comprendre les phénomènes respiratoires suppose nécessairement qu'il existe des gaz libres à l'état de dissolution dans le sang artériel et dans le sang veineux. Les opinions les plus contradictoires avaient été successivement émises à ce sujet, lorsque Stevens et Hoffmann retirèrent de l'acide carbonique du sang veineux en le recevant au sortir de la veine et en l'agitant dans un flacon plein d'hydrogène ; mais c'est surtout le travail publié par Magnus (1) qui a éclairci ce point de la science. Il a successivement étudié, sur un même animal, le sang artériel et le sang veineux à l'aide d'un procédé opératoire qui rend impossible toute action chimique capable de déterminer, pendant l'expérience, de nouvelles combinaisons des matériaux du sang.

Le sang, à la sortie du vaisseau, se rend, à l'abri du contact de l'air, dans un flacon rempli de mercure. Lorsque le flacon est à peu près plein de sang et qu'il ne reste plus qu'une faible quantité de mercure, il est

____

(1) *Ann. de chim. et de phys.*, 2ᵉ série, t. LXV, p. 169.

bouché hermétiquement et fortement agité. Dans cette
opération, le sang est fouetté par le mercure divisé en
petits globules autour desquels la fibrine ne tarde pas à
se coaguler. Le sang ainsi défibriné est soumis à l'action
du vide pour le dépouiller des gaz qu'il retient à l'état
de simple dissolution.

A cet effet, Magnus emploie une sorte d'allonge A de
12 pouces de hauteur et de 4 pouces de largeur (fig. 33).
Cette allonge, fermée par un robinet C à sa partie supé-

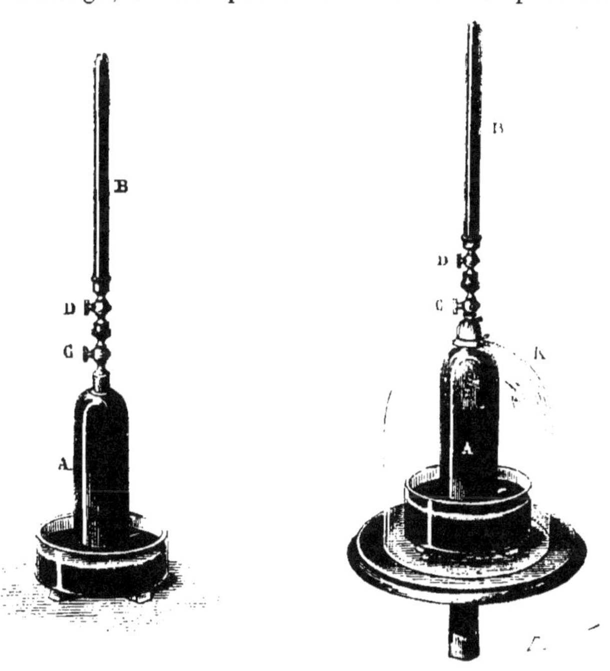

Fig. 33.   Fig. 34.

rieure, est remplie de mercure et renversée dans une
cuvette contenant aussi du mercure. Au-dessus du robinet C, il visse un tube de verre B, long et étroit, rempli aussi de mercure et terminé par un robinet D à la

partie inférieure. L'appareil ainsi disposé est porté sur une cuve à mercure ; il introduit dans l'allonge, sous le mercure et complétement à l'abri du contact de l'air, une quantité de sang défibriné qui s'élève ordinairement à 147 centimètres cubes. L'allonge, replacée dans la cuvette à mercure, est portée sur le plateau d'une machine pneumatique. Le sang est ainsi logé en **S** à la partie supérieure de l'allonge.

L'allonge est alors enveloppée d'une cloche **K** reposant sur le plateau de la machine (fig. 34). La partie supérieure de la cloche est jointe à l'allonge à l'aide d'un ajutage de bois ; le tout est coiffé par une gaine de caoutchouc fixée d'une part à l'allonge au-dessous du robinet **C**, et d'autre part au col de la cloche, de manière à intercepter toute communication entre l'air extérieur et l'intérieur de la cloche.

Cela fait, les robinets étant fermés, on pratique le vide dans la cloche **K** ; à mesure que la pression diminue, le mercure passe de l'allonge dans la cuvette, et le sang descend avec lui. De cette façon, le sang, toujours contenu dans l'allonge sur le mercure, est, par sa surface supérieure, en rapport avec un espace vide (fig. 35).

Immédiatement les gaz du sang se dégagent et s'accumulent dans l'espace vide **V**. Quand la mousse formée par le dégagement gazeux est tombée, on ouvre les deux robinets **C** et **D** ; le mercure de **B** tombe dans l'allonge. On rend peu à peu de l'air à la cloche **K** ; alors le mercure de la cuvette et le sang remontent peu à peu dans l'allonge. Quand le niveau du sang atteint le robinet **C**, on ferme ce robinet. **Tout** est rétabli dans la position de la figure 34, mais tous les gaz dégagés sont enfermés dans le tube B. On recommence ensuite à faire le vide dans la cloche K, le sang reprend la position de la figure 35. Une nouvelle quantité de gaz se dégage et s'accumule en V. Ce gaz est de nouveau refoulé dans le tube B en ouvrant le robinet C et en rendant l'air à la cloche K, jusqu'à ce que le sang soit remonté au niveau du robinet C, qu'alors on ferme de nouveau. A chaque fois que cette opération est répétée, une nouvelle quantité de gaz est dégagée du sang et accumulée dans le tube B.

Magnus a toujours opéré de manière que chaque sang res-

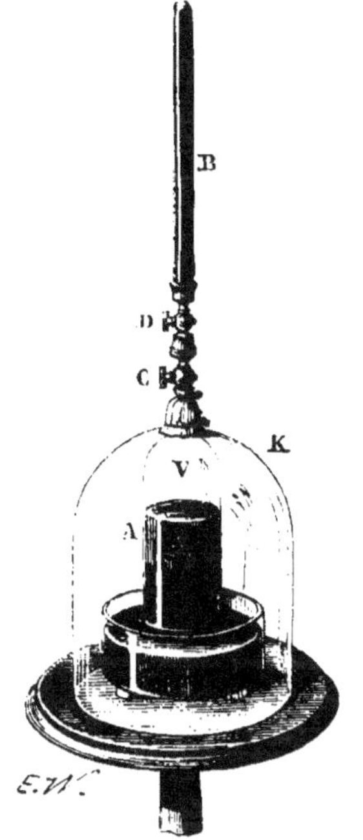

Fig. 35.

tât pendant trois heures dans l'appareil. Mais nous devons faire observer ici que l'écume qui se forme sur le sang toutes les fois qu'on fait le vide ne se dissipe pas toujours avec la même rapidité ; en sorte que, dans ces diverses expériences, le sang n'est pas resté le même temps soumis à l'action du vide. Cette circonstance fait que les résultats de Magnus ne sont pas aussi exactement comparables qu'on pourrait le désirer.

Pour faire l'analyse des gaz exhalés, le sang étant remonté au niveau du robinet C, on ferme les deux robinets C et D, on dévisse le tube B, et l'on opère à l'ordinaire sur la masse gazeuse qu'il renferme. Les résultats ainsi obtenus par Magnus, ramenés à 100 volumes de sang employé et calculés pour 100 volumes de gaz extrait du sang, peuvent se résumer dans le tableau suivant :

TABLEAU DES GAZ LIBRES CONTENUS DANS LE SANG DES ANIMAUX VIVANTS.

PREMIER CHEVAL.

Sang artériel.

100 volumes de sang ont donné........ 7$^{vol.}$,84 de gaz.

100 vol. de ce gaz contenaient :
- Acide carbonique..   55,1
- Oxygène.........   19,4
- Azote..........   25,5

Rapport de l'oxygène à l'acide carbonique....   0,352

Sang veineux.

1er échantillon. 100 volumes de sang ont donné..   5$^{vol.}$,95 de gaz.

100 vol. de ce gaz contenaient :
- Acide carbonique...   72,1
- Oxygène.........   18,9
- Azote..........   9,0

Rapport de l'oxygène à l'acide carbonique....   0,262

2e échantillon. 100 volumes de sang ont donné..   7$^{vol.}$,28 de gaz.

100 vol. de ce gaz contenaient :
- Acide carbonique...   70,4
- Oxygène.........   18,9
- Azote..........   10,7

Rapport de l'oxygène à l'acide carbonique....   0,268

SECOND CHEVAL.

Sang artériel.

1ᵉʳ échantillon. 100 volumes de sang ont donné.. 12ᵛᵒˡ.,54 de gaz.

100 vol. de ce gaz contenaient : Acide carbonique... 65,6
Oxygène.......... 25,2
Azote........... 9,2

Rapport de l'oxygène à l'acide carbonique..... 0,384

2ᵉ échantillon. 100 volumes de sang ont donné.. 8ᵛᵒˡ.,36 de gaz.

100 vol. de ce gaz contenaient : Acide carbonique... 68,6
Oxygène.......... 21,6
Azote........ ... 9,8

Rapport de l'oxygène à l'acide carbonique.... 0,315

Sang veineux.

100 volumes de sang ont donné....... 11ᵛᵒˡ.,12 de gaz.

100 vol. de ce gaz contenaient : Acide carbonique... 65,7
Oxygène.......... 13,2
Azote........... 21,1

Rapport de l'oxygène à l'acide carbonique..... 0,201

VEAU.

Sang artériel.

1er échantillon. 100 volumes de sang ont donné. 11vol.,78 de gaz.

100 vol. de ce gaz contenaient :
- Acide carbonique... 64,8
- Oxygène.......... 24,1
- Azote........... 11,1

Rapport de l'oxygène à l'acide carbonique..... 0,372

2e échantillon. 100 volumes de sang ont donné. 11vol.,67 de gaz.

100 vol. de ce gaz contenaient :
- Acide carbonique... 55,6
- Oxygène.......... 23,8
- Azote........... 20,6

Rapport de l'oxygène à l'acide carbonique.... 0,428

Sang veineux.

1er échantillon. 100 volumes de sang ont donné. 8vol.,69 de gaz.

100 vol. de ce gaz contenaient :
- Acide carbonique... 76,7
- Oxygène.......... 13,5
- Azote........... 9,8

Rapport de l'oxygène à l'acide carbonique.... 0,176

2e échantillon. 100 volumes de sang ont donné.. 5vol.,50 de gaz.

100 vol. de ce gaz contenaient :
- Acide carbonique... 79,2
- Oxygène.......... 13,0
- Azote........... 7,8

Rapport de l'oxygène à l'acide carbonique.... 0,164

Dans ses recherches, Magnus n'a jamais extrait du sang qu'une portion des gaz qu'il contient, et nous avons déjà vu que les opérations successives d'épuisement n'ont pas été répétées un même nombre de fois sur tous

les sangs soumis à son observation. Les résultats de ses expériences ne représentent donc pas exactement la proportion réelle des gaz dissous dans le sang. Quelque incomplètes que soient les indications ainsi obtenues, il est cependant possible d'en tirer des conclusions importantes, toutes à l'appui de la doctrine qui place les combustions respiratoires dans les capillaires généraux. Ainsi :

1° Le sang, soit artériel, soit veineux, contient des gaz libres à l'état de simple dissolution, et ces gaz, considérés dans leur nature, sont les mêmes dans l'un et l'autre cas.

2° Le rapport de l'oxygène à l'acide carbonique est toujours plus considérable dans le sang artériel que dans le sang veineux. Dans les cinq échantillons de sang artériel examinés, ce rapport a varié de 0,345 à 0,428 ; dans les cinq échantillons de sang veineux, il est resté compris entre 0,164 et 0,268.

Quant à l'azote, les résultats sont tellement variables, qu'il est impossible d'en tirer aucune conclusion. Tantôt c'est dans le sang artériel, tantôt c'est dans le sang veineux qu'il prédomine. Sous ce rapport, les recherches de Magnus n'ont d'autre importance que de mettre hors de contestation la présence de ce gaz, à l'état de simple dissolution, dans le sang des animaux vivants. Il serait à désirer que de nouvelles expériences entreprises dans cette direction pussent nous éclairer sur les vraies proportions de ces gaz qui circulent dans les vaisseaux à l'état de liberté.

Jusqu'ici nous avons parlé de l'azote, de l'oxygène et de l'acide carbonique, retirés du sang par Magnus, comme s'ils y existaient à l'état de liberté complète ; nous devons ajouter quelques mots à ce sujet. L'azote est évidemment simplement dissous dans le sang, il se trouve là dans le même état que dans les eaux courantes qui sont en libre communication avec l'atmosphère. Nous verrons bientôt que l'absorption de l'oxygène dans le poumon n'est pas un fait purement physique et de simple dissolution d'un gaz dans un liquide. Il est extrèmement probable que l'oxygène du sang est uni aux globules et engagé dans une combinaison très instable qui ne l'empêche pas d'attaquer ultérieurement les matériaux combustibles du sang, mais sert uniquement à fixer cet agent et à faciliter son transport dans le cercle circulatoire ; la force qui retient l'oxygène dans le globule est assez faible pour permettre à ce gaz de se dégager en totalité, ou du moins en très grande partie, quand on soumet le sang à l'action du vide. Quant à l'acide carbonique ainsi obtenu par Magnus, une partie peut sans doute provenir de carbonates qui passeraient de l'état acide à l'état neutre, mais la plus forte proportion doit certainement se trouver à l'état de simple dissolution dans le liquide sanguin.

Dans ces dernières années, Gay-Lussac a essayé de montrer que les résultats des expériences de Magnus n'ont pas toute la valeur que les physiologistes leur ont attribuée. Quelque imposante que soit l'autorité de l'illustre chimiste, sa critique n'est pas de nature à jeter le moindre doute sur l'exactitude de la théorie de l'échange des gaz dans les poumons telle que nous l'exposerons bientôt. Les arguments de Gay-Lussac, en effet, ne seraient

valables que si Magnus était parvenu à retirer du sang
la totalité des gaz qu'il renferme; nous avons vu plus
haut qu'il n'en était pas ainsi. Telles qu'elles sont, les
expériences de Magnus sont sans doute incomplètes et ne
peuvent pas servir à lever toutes les difficultés du problème, mais elles n'en jettent pas moins de très vives
lumières sur les phénomènes fondamentaux de la respiration.

Travaux de Dulong et de M. Despretz. — L'Académie
des sciences de Paris ayant proposé la détermination des
sources de la chaleur animale comme sujet de prix, deux
travaux importants furent publiés. Le premier est un
mémoire de Dulong, qui fut communiqué à l'Académie
dans la séance du 2 décembre 1822, et imprimé seulement après sa mort en 1843 (1). Le second est un
mémoire de M. Despretz, couronné par l'Académie dans
la séance du 2 janvier 1823 et imprimé en 1824 (2). Ces
deux physiciens acceptèrent l'un et l'autre le problème
de la calorification animale tel que Lavoisier l'avait posé;
ils admirent que :

1° L'oxygène absorbé se combine tout entier avec les
matériaux combustibles du sang, et se partage en deux
parties dont l'une s'unit au carbone pour faire de l'acide
carbonique, et l'autre à l'hydrogène pour faire de l'eau.

2° Tout l'acide carbonique exhalé est dû à la combinaison de l'oxygène absorbé avec le carbone du sang.

(1) *Ann. de chim. et de phys.*, 3e série, t. I, p. 440.
(2) *Ann. de chim. et de phys.*, 2e série, t. XXVI, p. 337.

3° Pour déterminer la proportion d'oxygène employé à faire de l'eau, il suffit de mesurer la quantité d'oxygène absorbé et d'en retrancher l'oxygène contenu dans l'acide carbonique exhalé par l'animal dans le même temps.

En outre, dans le calcul de la quantité de chaleur produite par les phénomènes physico-chimiques de la respiration, ils admirent implicitement, avec Lavoisier, que la chaleur dégagée pendant la transformation du carbone et de l'hydrogène en acide carbonique et en eau est la même, dans le cas où ces corps sont préalablement engagés dans des combinaisons, que quand ils sont brûlés à l'état libre.

Le problème étant ramené à cet état de simplicité, la détermination de la part qui revient à la respiration dans la production de la chaleur animale devient facile. D'un côté, on mesure la quantité de chaleur perdue par un animal dans un temps donné; d'un autre côté, on apprécie la chaleur produite en déduisant, de la quantité d'oxygène absorbé et de l'analyse des gaz expirés, la proportion de carbone et d'hydrogène transformés en acide carbonique et en eau, et en multipliant le poids de chacun de ces deux corps brûlés par sa chaleur de combustion. C'est ce qu'avait fait Lavoisier et ce qu'ont fait à leur tour Dulong et M. Despretz. Ces deux physiciens n'ont introduit dans la méthode expérimentale de leur illustre prédécesseur qu'un perfectionnement, qui d'ailleurs est considérable. Lavoisier, en effet, avait déterminé la chaleur perdue et la quantité d'oxygène absorbé par deux expériences distinctes et séparées, exécutées sur le même animal. Dulong et M. Despretz ont mesuré ces deux éléments du problème simultanément et dans une même expérience pour chaque espèce animale soumise à leur observation. Après cet exposé des principes généraux qui servent de base aux recherches de Dulong et de M. Despretz, disons un mot des appareils qu'ils ont employés.

L'appareil de Dulong se compose d'un calorimètre à eau qui contient l'animal en observation et sert à mesurer la quantité de chaleur qu'il perd pendant l'expérience, et de deux gazomètres en communication avec ce calorimètre. L'un de ces gazomètres, rempli d'air, sert à entretenir la respiration de l'animal, tandis que l'autre, rempli d'eau au début de l'expérience, sert à recueillir les gaz expirés.

Le calorimètre se compose de deux enceintes concentriques (fig. 36). La première et la plus intérieure BB', destinée à contenir l'animal, est une boîte de fer-blanc très mince munie d'un couvercle dont les rebords s'engagent dans deux rainures C, C' remplies de mercure pour intercepter toute communication. Cette boîte BB' communique à l'extérieur par deux colonnes creuses de fer-blanc D, D', dont l'une D s'ouvre directement dans l'intérieur de la boîte, tandis que l'autre s'abouche avec l'extrémité E' d'un serpentin SS placé à la partie inférieure de la boîte et faisant corps avec elle. Ce serpentin, d'ailleurs, par son extrémité E, s'ouvre directement dans l'intérieur de cette même boîte. L'animal, préalablement placé dans une cage très légère d'osier, est enfermé dans la boîte intérieure BB'.

La deuxième enceinte AA' du calorimètre est un vase

de fer-blanc à parois très minces, dans la cavité duquel
est placée la boîte qui contient l'animal. Ces deux enceintes sont tenues à distance par des supports très légers,
et l'espace qui les sépare est rempli d'eau, de manière

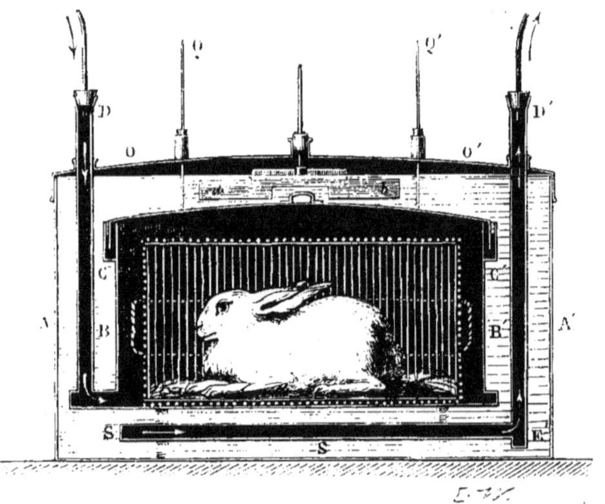

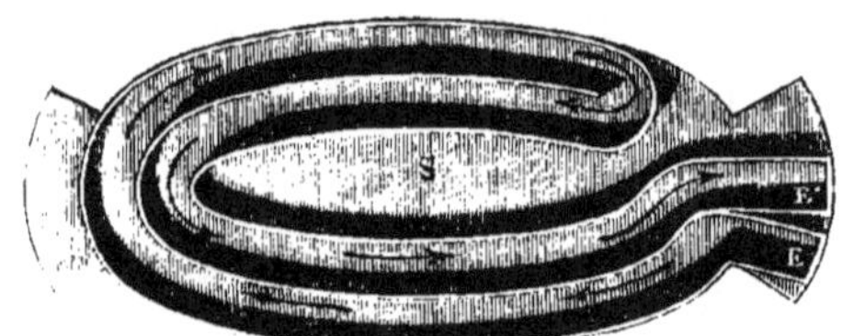

Fig. 56.

que la boîte BB' en soit complétement recouverte. A travers le couvercle OO' de l'enceinte AA', on introduit des
thermomètres Q, Q' et des agitateurs a, b, destinés à mesurer à chaque instant la température de l'eau et à maintenir son égale répartition.

Le poids de l'eau contenue dans le calorimètre est
connu; on lui ajoute le poids de diverses pièces métal-

liques et autres de l'appareil *transformées en eau ;* on multiplie la somme par la variation de température qu'éprouve le liquide pendant l'expérience : le produit représente la quantité de chaleur absorbée par le calorimètre ou cédée par l'animal dans l'espace de temps qu'a duré l'observation.

Pour entretenir la respiration de l'animal et recueillir les gaz expirés, la colonne D est mise en communication avec le gazomètre plein d'air, et la colonne D' avec le gazomètre plein d'eau. Le jeu des gazomètres détermine et entretient autour de l'animal un courant constant d'air incessamment renouvelé, qui peut être accéléré ou ralenti à volonté. A la sortie du premier gazomètre, l'air pur s'engage dans la cavité de la colonne D, de là passe, suivant la direction des flèches, dans la boîte BB', la traverse, sert à la respiration de l'animal, emporte avec lui tous les gaz expirés, et s'engage dans l'ouverture E du serpentin. Le mélange gazeux parcourt le serpentin tout entier, se met en équilibre de température avec l'eau du calorimètre, s'échappe par la colonne D', et parvient ainsi au second gazomètre, où il remplace un égal volume d'eau qui s'échappe au dehors. De cette manière, l'animal vit dans un courant continuel d'air, et sa respiration s'exécute normalement. D'ailleurs, les gaz circulant dans des vases hermétiquement clos, rien ne peut être perdu ; enfin, toute la chaleur enlevée à l'animal, soit par le rayonnement, soit par le contact des gaz, est absorbée par l'eau du calorimètre, puisque ces gaz sont eux-mêmes refroidis dans le serpentin. Cependant, l'air sortant du serpentin à une température plus élevée à la fin qu'au début de l'expérience, il y avait à craindre qu'une certaine partie de la chaleur cédée par l'animal fût ainsi soustraite au calorimètre. Dulong avait paré à cette cause d'erreur en refroidissant l'eau du calorimètre, au commencement de l'observation, au-dessous de la température extérieure, d'un nombre de degrés égal à celui dont elle devait la dépasser à la fin. Il s'était mis ainsi à l'abri des effets du rayonnement et de l'influence exercée par la circulation du gaz qui s'échappait à des températures croissantes comme celles de l'eau elle-même.

Les gazomètres étaient exactement jaugés et munis de manomètres et de thermomètres, de manière qu'on pût déterminer exactement le volume réel des gaz qu'ils contenaient au commencement et à la fin de l'observation. Une analyse préliminaire avait fait connaître la composition de l'air fourni à l'animal pour entretenir sa respiration; une seconde analyse, pratiquée à la fin de l'expérience, donnait la composition des gaz expirés contenus dans le second gazomètre. De cette manière Dulong déterminait :

1° La chaleur cédée par l'animal au calorimètre dans un temps donné ;

2° La quantité totale de l'oxygène absorbé par l'animal dans le même temps ;

3° La quantité de l'acide carbonique exhalé dans le même temps.

D'après les principes adoptés par Dulong, d'une part la totalité de l'acide carbonique exhalé était formée aux dépens de l'oxygène absorbé, d'autre part l'excès de l'oxygène absorbé sur l'oxygène de l'acide carbonique exhalé avait dû s'unir à l'hydrogène pour faire de l'eau. Ces données expérimentales étaient donc suffisantes pour déterminer les quantités de carbone et d'hydrogène brûlés par l'animal.

Enfin, la quantité de chaleur développée par la respiration de l'animal pendant toute la durée de l'expérience était représentée par la somme des produits des poids respectifs du carbone et de l'hydrogène brûlés par leurs chaleurs de combustion.

Cependant, les produits de l'expiration contenant de l'acide carbonique, il y avait à craindre qu'une partie de ce gaz ne fût absorbée par l'eau du gazomètre destiné à les recevoir et perdue pour l'analyse. Dans le but de remédier à cette cause d'erreur, Dulong avait soin de placer dans ce gazomètre un flotteur circulaire de liége qui séparait les gaz du liquide et s'opposait ainsi à l'absorption.

L'appareil de M. Despretz est exactement calqué sur celui de Dulong. M. Despretz parle bien, à la fin de son mémoire (1), d'un perfectionnement notable qui consisterait à recevoir sur le *mercure* les gaz expirés, mais il ajoute lui-même : « Ce qui a retardé la publica-
» tion de ce travail, c'est le désir que j'avais de refaire
» les expériences principales avec ce grand *appareil à*
» *mercure*, et de comparer les résultats précédents à ceux
» obtenus dans des expériences où l'on prendrait la cha-
» leur dégagée dans la combustion du carbone et de

---

(1) *Ann. de chim. et de phys.*, 2e série, t. XXVI, p. 362.

» l'hydrogène liquides ; mais des obstacles inattendus
» s'étant présentés dans la construction du cylindre de
» fonte et dans le reste de l'appareil, j'ai pensé que je
» ferais bien de commencer dès ce moment à faire con-
» naître mes résultats. » Il résulte évidemment, de ce
passage, que M. Despretz n'a jamais employé son *appareil
à mercure* ; qu'il a, comme Dulong, recueilli sur l'eau les
gaz expirés par les animaux, et que les causes d'erreur
sont restées les mêmes pour les deux observateurs.

En représentant la quantité de chaleur cédée par l'animal au calorimètre par 100 unités de chaleur :

Dans les expériences de Dulong, la chaleur produite
par la respiration dans le même temps varie entre les
limites suivantes :

> Minimum............. 68,8 unités de chaleur.
> Maximum............ 83,3   —

Dans les expériences de M. Despretz, la chaleur produite par la respiration dans le même temps varie entre
les limites suivantes :

> Minimum............. 74,1 unités de chaleur.
> Maximum............ 90,4   —

D'après ces résultats, la respiration serait bien la source
principale de la chaleur animale, mais cependant la
compensation serait loin d'être absolue entre la chaleur
perdue par un animal dans un temps donné, et celle
qu'il produit par la double combustion respiratoire.
Indépendamment des objections que nous adresserons
plus tard aux idées générales sur lesquelles repose
la méthode expérimentale employée par Dulong et

M. Despretz, nous devons nous arrêter sur deux circonstances, qui, toutes deux, ont contribué à exagérer singulièrement ce défaut de compensation, l'une en augmentant la quantité de chaleur perdue, l'autre en diminuant la quantité de chaleur produite par l'animal enfermé dans le calorimètre.

En premier lieu, Dulong et M. Despretz ont supposé que l'animal ne se refroidit pas dans le courant de l'expérience, qu'il sort du calorimètre possédant exactement la même température qu'à l'entrée. L'observation de tous les jours démontre qu'une telle hypothèse est inadmissible; il est impossible qu'un animal, condamné au repos absolu pendant une heure et demie et même deux heures, vivant dans un courant d'air continu assez rapide pour satisfaire aux besoins de sa respiration, et dans un milieu dont la température est de beaucoup inférieure à celle de son corps, ne se soit pas refroidi au moins par les extrémités. Lavoisier avait parfaitement saisi cette cause d'erreur, et il y a lieu de s'étonner que Dulong et M. Despretz l'aient complétement négligée. Il aurait donc fallu apprécier cette chaleur *non renouvelée*, définitivement *perdue* pour l'animal refroidi, et la retrancher de la quantité totale de chaleur absorbée par le calorimètre. En négligeant cette circonstance, Dulong et M. Despretz ont coté trop haut un des termes de comparaison, la chaleur absorbée par le calorimètre et *renouvelée* par l'animal.

En second lieu, le calcul de la quantité de chaleur produite par l'animal suppose la connaissance préalable des chaleurs de combustion du carbone et de l'hydro-

gène. Mais Dulong, en adoptant les nombres de Lavoisier (7237,5 pour le carbone, 22170 pour l'hydrogène), et M. Despretz, en employant les nombres par
lui déterminés (7914,2 pour le carbone, 23640 pour
l'hydrogène), se sont l'un et l'autre servis de coefficients
trop faibles, puisque nous savons que la chaleur de combustion du carbone est de 8080, et que celle de l'hydrogène s'élève à 34462. Après avoir coté trop haut la chaleur perdue, ils ont donc coté trop bas la chaleur
produite. Tout en acceptant pour exactes les quantités
de carbone et d'hydrogène brûlés par les animaux telles
qu'ils les ont données dans leurs mémoires, nous pouvons
substituer les chaleurs de combustion de MM. Favre
et Silbermann aux nombres trop faibles employés par
Dulong et M. Despretz dans leurs recherches, et alors les
résultats sont ainsi modifiés.

En représentant toujours la quantité de chaleur cédée
par l'animal au calorimètre par 100 unités de chaleur :

La chaleur produite par la respiration, dans les expériences de Dulong, varie entre les limites suivantes :

   Minimum............ 79,2 unités de chaleur.
   Maximum............ 99,4   —

La chaleur produite par la respiration, dans les expériences de M. Despretz, varie entre les limites suivantes :

   Minimum........... 84,2 unités de chaleur.
   Maximum........... 101,8   —

En outre, observons que ces nouveaux nombres devraient eux-mêmes subir une correction relative au refroidissement éprouvé par l'animal, et que cette correction

tendrait à son tour à faire disparaître les différences qui existent encore, dans quelques expériences, entre la chaleur cédée au calorimètre et celle qui est produite par la double combustion respiratoire.

Nous donnons, dans le tableau suivant, l'ensemble des résultats obtenus par Dulong et M. Despretz, tels qu'ils les ont publiés dans leurs mémoires, et nous mettons en regard ces mêmes résultats corrigés en substituant les véritables chaleurs de combustion du carbone et de l'hydrogène à celles qu'ils ont employées.

DANS LES EXPÉRIENCES DE DULONG L'ANIMAL A PRODUIT :

Numéro de l'expérience et spécification de l'animal.	Évaluation de Dulong.	Évaluation corrigée.
(1) Chat de 2 mois	72,9 calories.	90,0 calories.
(2) Chat de 2 mois	68,8 —	85,5 —
(3) Chat de 3 mois	71,5 —	87,0 —
(4) Chat de 4 mois	75,8 —	93,6 —
(5) Chat de 4 mois	73,6 —	90,8 —
(6) Chien de 45 jours	72,8 —	89,8 —
(7) Chien de 50 jours	80,2 —	99,4 —
(8) Chien de 60 jours	79,2 —	97,8 —
(11) Cochon d'Inde vieux	69,4 —	79,2 —
(12) Cochon d'Inde	74,9 —	85,3 —
(13) Cochon d'Inde jeune	80,0 —	95,0 —
(14) Lapin de 4 mois	75,5 —	86,2 —
(15) Lapin de 2 mois	83,3 —	96,4 —
(9) Crécerelle	71,5 —	89,5 —
(10) Crécerelle	78,9 —	98,8 —
(16) Pigeon	74,5 —	86,0 —
Moyenne générale	75,2 calories.	90,6 calories.

DANS LES EXPÉRIENCES DE M. DESPRETZ L'ANIMAL A PRODUIT :

Numéro de l'expérience et spécification de l'animal.	Évaluation de M. Despretz.	Évaluation corrigée.
(1) Lapine de plusieurs années...	90,4 calories.	101,8 calories.
(2) Même lapine...............	85,8 —	96,8 —
(3) 6 lapins de 15 jours........	82,1 —	94,1 --
(4) Lapin mâle...............	86,7 —	96,5 —
(5) 3 cochons d'Inde mâles adultes	88,8 —	99,2 —
(6) 3 cochons d'Inde fem. adultes.	88.9 —	99,2 —
(7) Chienne de 5 ans..........	80,8 —	93,8 —
(8) Chienne de 7 à 8 mois......	74,1 —	86,3 —
(9) 2 chiens de 4 à 5 semaines ..	74,5 —	87,4 —
(10) Chat mâle au-dessus de 2 ans.	80,6 —	92,3 —
(11) 3 pigeons mâles adultes......	78,8 —	88,5 —
(12) Cane adulte.	79,2 —	80,0 —
(13) Coq adulte........	79,7 —	89,8 —
(14) Grand duc de Virginie adulte.	77,0 —	91,5 —
(15) 4 chouettes	74,6 —	84,2 —
(16) 4 pies nourries à la viande...	75,4 —	84,7 —
Moyenne générale........	81,1 calories.	92,3 calories.

La chaleur cédée par l'animal au calorimètre étant toujours représentée par 100 calories.

En recevant les gaz sur l'eau, Dulong et M. Despretz ont nécessairement perdu un peu d'acide carbonique exhalé, et, puisque dans leur procédé tout l'oxygène absorbé qui ne se retrouve pas dans l'acide carbonique recueilli est considéré comme ayant servi à faire de l'eau, ils ont dû évaluer trop haut la proportion d'hydrogène du sang brûlé dans chaque expérience. Cette cause d'erreur tend à élever la quantité de chaleur produite par l'animal au-dessus de sa valeur réelle, car un poids donné d'oxygène développe plus de chaleur en s'unissant à l'hydrogène qu'en se combinant avec le carbone.

Dulong a vu qu'en général la respiration s'accompagne d'une exhalation d'azote; une seule fois, chez un chat de trois mois (expérience 3e), il y eut absorption d'azote et une seule fois, chez un chat de quatre mois (expérience 4e), ce gaz ne fut ni exhalé ni absorbé. L'exhalation d'azote est un fait constant et sans exception dans les expériences de M. Despretz. Ces derniers résultats ne laissent aucun doute sur le rôle joué par l'azote dans la respiration ; mais les nombres qui représentent les pertes d'azote éprouvées par l'animal sont certainement trop forts. En effet, les aliments consommés par les animaux ne contiendraient pas assez d'azote pour compenser son exhalation par les voies respiratoires, si elle était réellement aussi considérable que l'ont annoncé ces deux expérimentateurs. M. Liebig a fait observer (1) que, même en négligeant l'azote éliminé par les diverses excrétions, une exhalation pulmonaire aussi intense suffirait pour chasser, en quelques jours, de l'économie plus d'azote que l'animal n'en contient dans tout son corps. Il y a donc eu erreur dans la détermination de la quantité d'azote exhalé, et les proportions de gaz expirés ayant été appréciées par une seule analyse, cette erreur a dû nécessairement s'étendre aux quantités d'oxygène absorbé et d'acide carbonique exhalé. Toutes ces circonstances, jointes aux hypothèses générales, aujourd'hui inadmissibles, comme nous le démontrerons bientôt, sur lesquelles repose la méthode opératoire suivie par

(1) *Journal de pharmacie*, t. VIII, p. 24.

Dulong et M. Despretz, font qu'on ne doit admettre leurs résultats qu'avec une très grande réserve.

A l'époque où l'Académie des sciences proposa, comme sujet de prix, la détermination des sources de la chaleur animale, les beaux travaux de Lavoisier et de ses successeurs étaient à peu près complétement oubliés. Entraînés par l'anathème lancé par Bichat contre l'application des sciences physiques et chimiques à l'explication des phénomènes des corps vivants, la plupart des physiologistes s'écartaient de la seule route qui pût les conduire à la vérité, repoussaient avec dédain ou n'acceptaient qu'avec une extrême défiance les idées empruntées à la physique et à la chimie ; ils s'épuisaient en efforts stériles pour trouver, dans le jeu des *propriétés vitales* ou dans les fonctions du système nerveux, une théorie de la calorification. Malgré les imperfections de la méthode opératoire et les différences plus apparentes que réelles qu'elles laissaient subsister entre la chaleur perdue par l'animal et la chaleur produite par les combustions respiratoires, les recherches de Dulong et de M. Despretz produisirent une grande impression, fournirent des armes aux hommes qui luttaient contre les fausses doctrines de l'époque, et contribuèrent puissamment à ramener les esprits dans la voie qu'ils n'auraient jamais dû abandonner. Elles sont le point de départ des nombreux et importants travaux qui ont été accomplis de nos jours dans cette direction, et ont définitivement conquis à la physique et à la chimie la place qu'elles doivent occuper dans les études biologiques.

Travaux de M. Regnault. — Reprenant l'idée, déjà

émise et réalisée par Lavoisier, de faire vivre un animal
en vase clos, en absorbant l'acide carbonique par la potasse à mesure qu'il est formé, et en rendant l'oxygène
à mesure qu'il disparaît, M. le professeur Regnault a fait,
en collaboration avec **M. J. Reiset**, une étude des produits gazeux de la respiration non moins remarquable
par son étendue que par l'importance des résultats dont
elle a enrichi la science (1). Ce beau mémoire de physiologie se distingue surtout de toutes les recherches entreprises sur le même sujet par ce caractère de haute précision qu'on est toujours sûr de retrouver dans les
travaux de cet éminent physicien. M. Regnault a successivement expérimenté sur des mammifères, des oiseaux,
des reptiles, des insectes à l'état adulte et à l'état de
larve, et enfin sur des vers de terre. Nous nous contenterons de décrire ici l'appareil employé pour les animaux supérieurs ; celui qui a servi à analyser les produits
gazeux de la respiration chez les animaux inférieurs est
fondé sur les mêmes principes. Le problème que M. Regnault s'est proposé, et qu'il a parfaitement résolu, est
celui-ci : Dans un espace limité, de capacité connue,
clos de manière que rien ne puisse s'en échapper, et dont
la température ne varie pas, maintenir constante la composition de l'air confiné en absorbant l'acide carbonique
à mesure qu'il est exhalé, et en remplaçant l'oxygène à
mesure qu'il est consommé, de telle façon qu'un animal
puisse y vivre pendant plusieurs heures, et même pendant quelques jours. L'appareil employé se compose de
trois parties essentielles :

(1) *Ann. de chim. et de phys.*, 3ᵉ série, t. XXVI, p. 299.

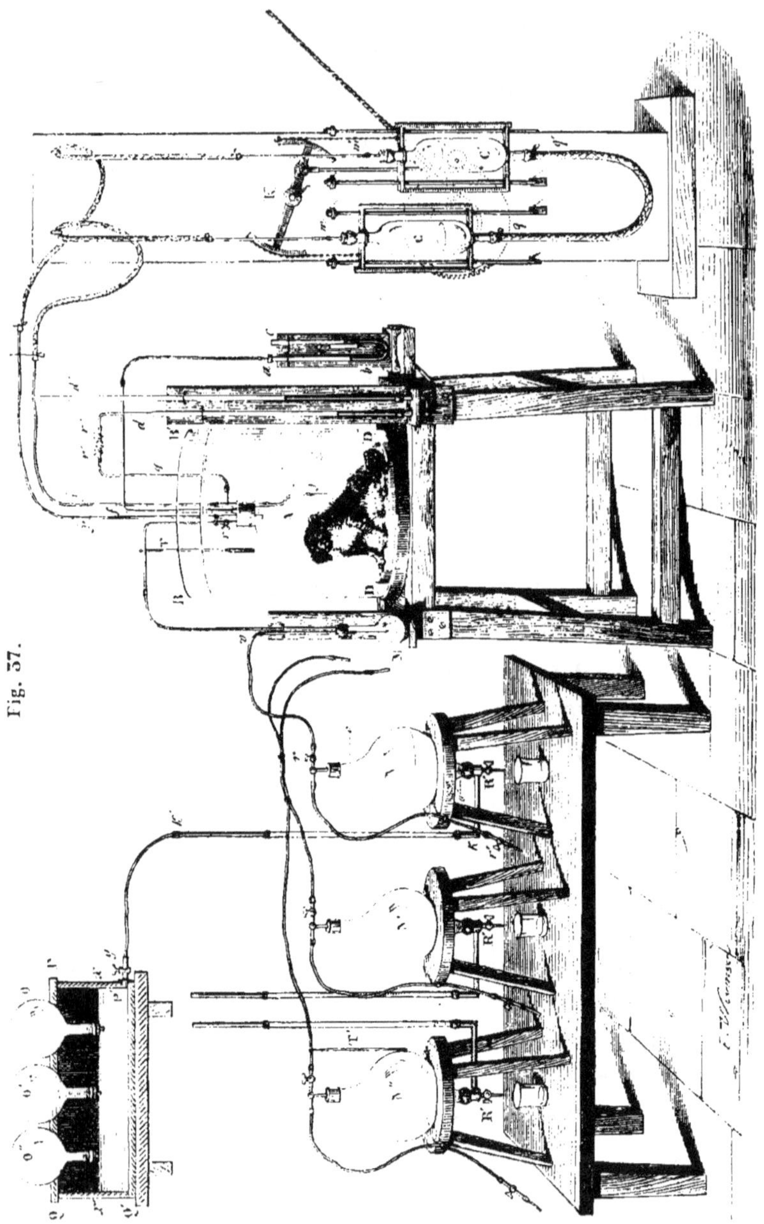

Fig. 57.

1° *Espace dans lequel l'animal est renfermé* (fig. 37 et fig. 38) (1). — Cet espace se compose d'une cloche tubulée **A**, d'environ 45 litres de capacité, mastiquée par sa

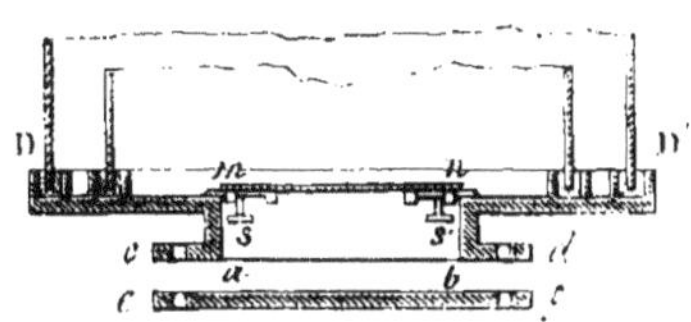

Fig. 38.

partie inférieure sur un disque de fonte **DD'** muni de deux rainures. A son centre, ce disque présente une ouverture *ab* assez grande pour laisser passer l'animal, et que, pendant l'expérience, on ferme hermétiquement avec un couvercle boulonné *ef*. L'animal repose sur un petit plancher à claire-voie, formé d'une plaque de tôle *mn* percée de plusieurs trous, et couverte de petites tringles de bois. Ce plancher, plus petit que l'ouverture *ab*, est maintenu par trois loquets *s*, *s'*, *s''*. Le couvercle de fonte, la plaque de tôle, et la partie intérieure du disque de fonte, sont peints au minium pour éviter l'oxydation du métal et l'absorption d'oxygène qui en serait la conséquence.

La cloche **A** est enveloppée d'un manchon de verre

____

(1) La figure 38 représente, en coupe verticale, les détails du disque de fonte DD', sur lequel sont mastiqués la cloche A et le manchon BB' DD', en même temps que l'ouverture à travers laquelle l'animal est introduit et le moyen de la fermer hermétiquement.

BB′ DD′, mastiqué dans la seconde rainure du disque
de fonte. Ce manchon est rempli d'eau que l'on maintient à une température constante.

La tubulure supérieure de la cloche A porte une monture métallique traversée par plusieurs petites tubulures. La première, f, communique avec un manomètre à
mercure abc, qui donne, à chaque instant, la tension
du gaz intérieur. La seconde, r, sert à l'introduction de
l'oxygène nécessaire à la respiration. La troisième, j, et
la quatrième, j', font communiquer l'intérieur de la
cloche A avec le *condenseur* de l'acide carbonique. En
outre, sur la troisième tubulure j, est embranché un
tube $g r'$, que l'on peut, à volonté, tenir fermé ou
mettre en communication avec un appareil manométrique à mercure $r'' d d'$, qui permet, à un moment
quelconque de l'expérience, de puiser dans la cloche A
un volume déterminé d'air pour le soumettre à l'a-
nalyse.

2° *Condenseur de l'acide carbonique* (fig. 37). — Cet appareil se compose de deux pipettes C, C′, à deux tubulures
de trois litres de capacité, qui communiquent entre elles,
par leurs tubulures inférieures, au moyen d'un long
tube $q q'$ de caoutchouc *vulcanisé*, recouvert de toile
extérieurement. Les tubulures supérieures portent des
montures métalliques, m, m', qui communiquent avec
les tubulures j, j', de la cloche A par l'intermédiaire de
longs tubes de caoutchouc *vulcanisé*.

On met dans les pipettes C, C′, trois litres environ
d'une dissolution de potasse caustique, dont on connaît
rigoureusement le poids et la composition.

Ces pipettes sont posées sur deux cadres métalliques, mobiles dans le sens vertical, accrochés par des chaînes aux extrémités du balancier K d'une petite machine mise elle-même en mouvement par un poids de 200 kilogrammes. Les pipettes reçoivent ainsi, pendant toute la durée de l'expérience, un mouvement vertical d'oscillation, en vertu duquel la dissolution de potasse passe alternativement de C en C', et de C' en C, à travers le tube de caoutchouc qq'. Chacune de ces pipettes, pendant son mouvement d'ascension, se vide de liquide, et aspire une portion de l'air de la cloche A, qui vient ainsi se dépouiller de son acide carbonique au contact de la dissolution potassique qui mouille ses parois ; pendant le mouvement de descente, au contraire, chacune d'elles se remplit de liquide, et le gaz qu'elle contenait, débarrassé de son acide carbonique, est refoulé dans la cloche. D'ailleurs, la pipette C' prend l'air dans la partie supérieure de la cloche A, et la pipette C dans la région inférieure, par le tube jj. Il en résulte que, pendant toute la durée de l'expérience, le jeu alternatif des pipettes détermine, non-seulement l'absorption de l'acide carbonique à mesure qu'il est produit par la respiration de l'animal, mais encore une agitation continuelle de l'air de la cloche A, qui tend à lui conserver une composition uniforme dans toute son étendue.

3° *Appareil à oxygène* (fig. 37). — L'appareil destiné à fournir constamment l'oxygène nécessaire à la respiration consiste en trois grosses pipettes N, N', N''. La tubulure supérieure de chaque pipette porte une monture métallique à deux petites tubulures munies des robinets *r*, *r'*. L'une de ces petites tubulures, par le tube *rr'*, sert à remplir la pipette d'oxygène ; l'autre, par le tube *rt* s'abouche avec le petit flacon laveur **M**, rempli à moitié d'une dissolution de potasse, et communique, par son intermédiaire, avec la cavité de la cloche **A**.

Les tubulures inférieures des pipettes sont garnies d'une monture métallique à deux branches. L'une de ces branches est verticale ; elle porte un robinet **R'**, et sert à faire écouler le liquide de la pipette, quand on veut la remplir d'oxygène. L'autre branche **R'***k* est horizontale ; elle se termine par une tubulure verticale dans laquelle est mastiqué un long tube de verre *k k'* : c'est par ce tube qu'on introduit le liquide destiné à chasser le gaz de la pipette à oxygène, pour le faire passer dans la cloche **A**.

Chaque pipette à oxygène porte deux repères *o* et *o'*, l'un sur la tubulure supérieure, l'autre sur la tubulure inférieure. Le volume compris entre ces deux repères est déterminé par plusieurs jaugeages. Quand on remplit une pipette d'oxygène, on a soin de laisser toujours du liquide dans la tubulure inférieure jusqu'en *o'*, et quand on fait passer l'oxygène qu'elle contient dans la cloche **A**, pour servir à la respiration de l'animal, on a soin que le liquide qui vient prendre la place du gaz ne s'élève pas au-dessus de *o*. De cette manière, on connaît toujours la quantité d'oxygène fournie par chaque pipette. En effet, la capacité comprise entre *o* et *o'* est connue, on a eu soin de mesurer la tension intérieure au moment où le vase a été rempli de gaz, et la température est fournie par le thermomètre T' appliqué contre ses parois. Chacune des trois pipettes N, N', N", est successivement mise en communication avec le ballon M, et maintenue dans cette position jusqu'à ce que le liquide qui vient remplacer l'oxygène qu'elle fournit à la respiration de l'animal ait atteint le niveau o.

Le liquide employé à remplir les pipettes N, N', N", soit avant l'introduction de l'oxygène, soit pour chasser ce gaz, est une dissolution concentrée de chlorure de calcium qui n'exerce qu'un pouvoir dissolvant très faible sur l'oxygène pur et sur l'air atmosphérique.

Chaque expérience a été continuée par M. Regnault jusqu'à ce que l'animal eût consommé de 65 à 150 litres d'oxygène. Les chiens consommaient cette quantité en douze ou vingt heures ; les lapins, poules et autres animaux, restaient dans l'appareil deux, trois et même quatre jours. Quand l'animal devait rester plus de quinze heures dans l'appareil, on mettait dans la cloche sa ration de nourriture habituelle. Les urines de l'animal se rendaient dans l'espace compris entre le petit plancher mn et le couvercle ef (fig. 38).

Quand on veut faire une expérience, on verse la quantité convenable de dissolution potassique dans les pipettes C, C', que l'on pose sur leurs cadres métalliques, et que l'on met en communication avec la cloche A. Puis on rapproche la grosse pipette N remplie d'oxygène, et, par le tube de verre vertical kk', on la met en communication avec le tube de plomb $k'y$ du réservoir PQ P'Q', rempli d'une dissolution de chlorure de calcium dont le niveau xx' est maintenu sensiblement constant par le jeu des ballons O, O′,O″, également remplis de chlorure de calcium.

Alors on introduit l'animal dans la cloche A, et, s'il y a lieu, les aliments qui doivent servir à sa nourriture, et l'on met en place le couvercle *ef*, mais *sans fermer hermétiquement*. A l'aide d'une forte machine pneumatique communiquant avec la tubulure *r*, on détermine, à travers la cloche, un courant d'air rapide, pour empêcher le gaz intérieur d'être vicié par la respiration avant le commencement de l'expérience. Pendant ce temps, on donne, à l'eau du manchon **BB′ DD′**, la température convenable, que l'on peut rendre stationnaire pendant toute la durée de l'expérience, mais qui, dans tous les cas, doit être, à la fin, ramenée exactement au même degré qu'au début.

Cela fait, on serre fortement les écrous du couvercle inférieur *ef*, on détache la machine pneumatique, on note la hauteur du baromètre et le degré du thermomètre **T**, qui donnent la tension et la température de l'air dont la cloche est remplie ; on fait communiquer la pipette à oxygène **N** avec le flacon laveur **M**, et l'on met l'appareil à potasse en mouvement.

A partir de ce moment, la grosse pipette **N** remplie d'oxygène, la cloche **A**, et les deux pipettes à potasse **C, C′**, forment une seule cavité hermétiquement close, dans laquelle l'animal respire, c'est-à-dire exhale de l'acide carbonique et absorbe de l'oxygène. L'acide carbonique produit est incessamment absorbé par la dissolution potassique des pipettes **C, C′**, et la tension diminue dans la cloche **A**. Mais l'oxygène de la pipette **N**, chassé par le

liquide qui descend du réservoir supérieur P Q P' Q', passe
à travers le liquide du flacon laveur M, vient remplacer
celui qui a disparu dans la cloche A, et maintient l'air à
la même tension et à la même composition autour de
l'animal. Le passage des bulles de gaz à travers le liquide
du flacon M sert très bien à juger de quelle manière
s'exécute la respiration de l'animal. Quand l'oxygène de
la pipette N est épuisé, on la remplace par la pipette N',
puis celle-ci par la pipette N''.

Quand on veut terminer l'opération, on ramène la
température de l'eau du manchon et la tension du gaz
contenu dans la cloche A, à être les mêmes qu'au début;
on fait une prise d'air dans la cloche au moyen de l'appareil dd', et l'on analyse cet air. De cette manière,
on connaît la température, la tension et la composition
de l'air contenu dans la cloche au commencement et à
la fin de l'expérience. On connaît, en outre, la quantité
d'oxygène qui, des pipettes N, N', N'', est passé dans
la cloche A. L'analyse du liquide potassique contenu
dans les pipettes C, C', fait connaître la quantité d'acide
carbonique absorbé.

On pèse l'animal et les aliments avant de les introduire dans la cloche, et, par suite, on connaît leur volume, puisqu'on admet, ce qui est sensiblement vrai,
que leur densité moyenne est la même que celle de l'eau.
En retranchant ce volume de celui qui représente la capacité intérieure de la cloche, du manomètre et du condenseur, on détermine exactement les quantités d'air,
c'est-à-dire d'oxygène, d'azote et d'acide carbonique, que
contenait l'appareil lui-même au moment où l'expérience

20.

a commencé. On pèse de nouveau l'animal et le reste des aliments à la fin de l'opération, et, puisque la composition de l'air intérieur est connue, on peut mesurer les quantités d'oxygène, d'azote et d'acide carbonique, qui remplissent l'appareil au moment où l'expérience est terminée.

De cette manière, on possède tous les éléments nécessaires pour déterminer rigoureusement :

1° La quantité d'oxygène consommé par l'animal ;

2° La quantité d'acide carbonique exhalé par l'animal.

On peut aussi savoir si la quantité d'azote est restée la même, ou a varié, et, par conséquent, connaître le rôle que joue ce gaz dans l'accomplissement des phénomènes de la respiration.

Les animaux vivant environ douze à vingt heures et quelquefois plusieurs jours dans un espace hermétiquement fermé, M. Regnault a recueilli, non-seulement les gaz exhalés par l'appareil respiratoire, mais encore ceux qui sont expulsés par la peau et par le tube digestif. Il devenait donc nécessaire d'apprécier la part qui revient à chacune de ces surfaces d'élimination dans les produits obtenus, et de déterminer si, du corps de l'animal ou de ses excréments, il ne se dégage pas des substances gazeuses de nature à exercer sur lui une influence fâcheuse.

M. Regnault a démontré (1) que, dans ses expériences, il ne s'est formé que des traces à peine appréciables de gaz sulfurés et d'ammoniaque. Ces produits, en trop

(1) *Loc. cit.*, p. 503.

faible quantité d'ailleurs pour exercer une influence nuisible sur les animaux, n'existaient pas à l'état de liberté dans l'atmosphère de l'appareil, mais à l'état de dissolution dans les liquides alcalins employés à absorber l'acide carbonique exhalé, et dans l'eau qui ruisselait sur la face interne des parois de la cloche. Sous ce rapport donc, les conditions d'existence des animaux en observation doivent être considérées comme normales.

Les expériences sur les mammifères et les oiseaux ont fourni, *dans le plus grand nombre des cas*, une exhalation soit d'hydrogène pur, soit d'un mélange d'hydrogène et d'hydrogène protocarboné. La présence de ces gaz n'étant pas constante, et leur quantité étant extrêmement variable, on ne peut pas les considérer comme un produit de la respiration, mais on doit les rapporter, avec M. Regnault, au travail de la digestion. Les recherches des physiologistes ont démontré depuis longtemps l'existence de l'hydrogène, à l'état de liberté, dans le tube digestif des animaux récemment mis à mort, et tout le monde sait avec quelle facilité l'hydrogène protocarboné prend naissance au milieu des matières végétales et animales en décomposition. D'ailleurs, la vérité de cette interprétation est démontrée par un accident arrivé pendant la trente-cinquième expérience : il s'agit d'un chien qui, pendant son séjour dans la cloche, éprouva des vomissements fréquents; dans ce cas, on constata un dégagement d'environ *deux* litres d'hydrogène pur. Après avoir rendu compte de ce fait intéressant, M. Regnault ajoute (1) : « Il est très probable que, pendant la diges-

(1) *Ann. de chim. et de phys.*, 3ᵉ série, t. XXVI, p. 427.

» tion, les matières alimentaires dégagent dans l'estomac
» de l'hydrogène pur, mais que la plus grande partie de
» ce gaz se brûle de nouveau, sous l'influence des ma-
» tières en fermentation, et qu'il n'en sort du corps de
» l'animal que de très petites quantités. »

M. Regnault a consacré une série d'expériences à séparer les produits gazeux exhalés par les voies respiratoires de ceux fournis par la peau et le tube digestif (1).
Il a prouvé que, *chez les mammifères et les oiseaux*, l'acide
carbonique dégagé par la peau et par le canal intestinal
ne s'élève *moyennement* qu'aux *huit millièmes* de celui
que fournit l'animal tout entier. Par conséquent, on peut,
sans erreur sensible, quand il s'agit des oiseaux et des
mammifères, considérer, comme exhalée par le poumon
seulement, la totalité de l'acide carbonique obtenu en
faisant vivre l'animal pendant un certain temps dans un
espace hermétiquement fermé.

Cette conclusion ne doit pas être étendue aux animaux
inférieurs ; chez eux, la surface cutanée paraît jouer un
très grand rôle dans les phénomènes de la respiration.
M. Regnault (2), en étudiant, dans son appareil, des
grenouilles intactes, et des grenouilles auxquelles on avait
enlevé les poumons, a trouvé que, chez ces dernières,
l'oxygène absorbé représente les *soixante-cinq centièmes*
de l'oxygène consommé par les premières. En sorte que,
chez ces animaux, sur 100 parties d'oxygène enlevées à
l'air ambiant, 65 peuvent pénétrer par la peau, et 35

(1) *Loc. cit.*, p. 505.
(2) *Ann. de chim. et de phys.*, 3ᵉ série, t. XXVI, p. 479.

seulement par le poumon. Ces faits, d'ailleurs, sont parfaitement d'accord avec les expériences de Spallanzani et d'Edwards sur le même sujet.

M. Regnault a maintenu des animaux dans des atmosphères artificielles très riches en oxygène. Bien que, dans ces expériences, la proportion d'oxygène ait été portée depuis 37 jusqu'à 96 pour 100, les animaux n'ont paru éprouver aucun malaise. Les produits de la respiration et la quantité d'oxygène consommé sont restés sensiblement les mêmes que dans l'air normalement constitué ; ce fait confirme l'exactitude des résultats des recherches de Lavoisier sur le même sujet.

M. Regnault a remplacé, par de l'hydrogène, la majeure partie de l'azote de l'air ; il a fait vivre des animaux dans des atmosphères qui renfermaient des proportions normales d'oxygène et de 53 à 76 pour 100 d'hydrogène. Les phénomènes de la respiration sont restés les mêmes que dans l'air atmosphérique ; seulement la quantité d'oxygène absorbé a augmenté *notablement*. Ce dernier résultat ne doit pas surprendre ; l'animal, plongé dans l'hydrogène dont le pouvoir *refroidissant* est beaucoup plus considérable que celui de l'azote, doit nécessairement perdre plus de chaleur, et, par suite, consommer plus d'oxygène pour conserver sa température propre.

Ces faits préliminaires bien établis, le travail de M. Regnault fournit les notions les plus précieuses et les plus précises sur les phénomènes fondamentaux de la fonction respiratoire.

1° Tous les animaux absorbent de l'oxygène qui se combine avec les matériaux du sang. La quantité d'oxygène absorbé varie avec la classe et l'espèce zoologique, et, pour le même animal, avec les circonstances physiologiques, suivant des lois que nous exposerons plus tard.

2° Tous les animaux exhalent de l'acide carbonique ; sauf quelques cas exceptionnels et très importants que nous négligeons pour le moment et sur lesquels nous reviendrons plus tard, le poids de l'oxygène de l'acide carbonique exhalé est plus *faible* que celui de l'oxygène absorbé.

Le travail de M. Regnault a éclairé d'une vive lumière ce point important de l'histoire de la respiration. Il résulte de ses expériences que, *moyennement*, le rapport de l'oxygène contenu dans l'acide carbonique exhalé à l'oxygène absorbé est représenté par les chiffres suivants :

Chez le lapin	nourri avec des carottes et autres plantes fraîches	0,919
	nourri avec du pain et de l'avoine......	0,997
Chez le chien	nourri avec du pain et des eaux grasses..	0,928
	nourri avec de la viande crue.........	0,745
	nourri avec de la graisse de mouton	0,694
Chez la poule	nourrie avec des graines	0,927
	nourrie avec du pain.................	0,976
	nourrie avec de la viande............	0,677
Chez les petits oiseaux, à leur alimentation habituelle...		0,753
Chez la grenouille............................		0,741
Chez le lézard		0,752
Chez le hanneton............................		0,808
Chez le ver à soie à des époques diverses du développement		0,751
Chez le ver de terre.........................		0,776

L'oxygène absorbé étant tout entier éliminé sous forme d'eau et d'acide carbonique, la portion de ce gaz, qui ne se combine pas avec le carbone, s'unit à l'hydrogène du sang (1); de sorte que la somme des quantités d'oxygène combinées avec le carbone et l'hydrogène représente toujours la totalité de l'oxygène absorbé par les surfaces respiratoires. Or, le tableau précédent nous montre que, pour une même quantité d'oxygène emprunté à l'atmosphère, la portion qui s'unit au carbone peut varier des 997 aux 677 millièmes du poids total; par conséquent, la portion de ce même gaz employée à brûler l'hydrogène du sang peut varier des 3 aux 323 millièmes de l'oxygène absorbé. Ce résultat est fort impor-

(1) La combinaison d'une partie de l'oxygène absorbé avec le carbone du sang n'a jamais été mise en doute par personne; il n'en est pas de même de la production de l'eau dans les phénomènes de la respiration. En attendant une démonstration directe de ce fait, nous devons rapporter ici une observation de M. Sacc, consignée dans le travail de M. Regnault (*Ann. de chim. et de phys.*, 3ᵉ série, t. XXVI, p. 429), qui nous paraît suffisante pour lever tous les doutes à ce sujet. Ce savant a prouvé que les marmottes, pendant le sommeil hibernal, continuent à respirer, et éprouvent une légère augmentation de poids tant que l'engourdissement est assez profond pour qu'elles n'expulsent pas leurs urines. Or, d'un autre côté, M. Regnault a trouvé que les marmottes *engourdies* absorbent un poids d'oxygène à peu près double du poids de l'acide carbonique exhalé. Comme, pendant leur sommeil, ces animaux étaient conservés dans des lieux bien abrités, et que leur température était très basse, ils devaient nécessairement perdre très peu d'eau par l'exhalation cutanée et pulmonaire. L'excès d'oxygène absorbé est donc la cause réelle de leur augmentation de poids. Mais, du moment que l'animal expulse ses urines, il se trouve peser moins qu'au moment où l'engourdissement a commencé. Ces deux faits rapprochés nous paraiss nt démontrer, d'une manière péremptoire, que la portion d'oxygène absorbé qui ne se retrouve pas dans l'acide carbonique exhalé se combine avec l'hydrogène pour produire de l'eau.

tant, car 1 kilogramme d'oxygène ne donne que 3030 calories en se combinant avec le carbone, tandis qu'il en fournit 4308 en s'unissant à l'hydrogène; pour une même quantité d'oxygène absorbé, l'animal produira donc d'autant plus de chaleur qu'une plus forte proportion de ce gaz sera employée à faire de l'eau. Ce tableau nous fait voir, d'ailleurs, que, de toutes les influences qui peuvent faire varier la répartition de l'oxygène absorbé entre le carbone et l'hydrogène du sang, celle de l'alimentation est, sans contredit, la plus importante. En effet, dans les produits des combustions respiratoires, la proportion de l'eau à l'acide carbonique diminue à mesure que le régime devient plus exclusivement végétal, et augmente à mesure que la prédominance des aliments, empruntés au règne animal, est elle-même plus prononcée. Ce fait concorde parfaitement avec la composition élémentaire des matières combustibles introduites dans le sang par la digestion dans ces diverses circonstances.

3° Dans l'état de santé et soumis à leur régime habituel, les mammifères et les oiseaux exhalent *constamment* de l'azote. L'exhalation de ce gaz est toujours très faible; la quantité d'azote ainsi éliminé, d'ailleurs très variable d'un animal à l'autre et chez le même animal, est ordinairement moindre qu'*un centième* du poids de l'oxygène absorbé; elle est toujours restée au-dessous de *deux centièmes*, excepté dans la 65ᵉ expérience où, chez un verdier, elle s'est élevée exceptionnellement à *quatre centièmes*. Chez les reptiles et les insectes, les expériences ont donné, tantôt une faible exhalation, tantôt une faible absorption d'azote; mais M. Regnault fait observer que les phénomènes de la respiration, chez ces animaux, ont trop peu d'intensité, pour que les déterminations numériques puissent s'exécuter avec une grande précision, et pour qu'il soit possible de répondre absolument de leur exactitude.

La description sommaire que nous avons donnée de l'appareil employé par M. Regnault est suffisante pour faire comprendre toute la supériorité de ses procédés d'expérimentation sur ceux de ses prédécesseurs. Ils sont surtout remarquables par la précision avec laquelle ont été mesurées les quantités d'oxygène fourni à l'animal, et ont été recueillis et analysés tous les gaz exhalés pendant l'observation. Ce travail a certainement jeté un grand jour sur certains points obscurs de la physiologie de la respiration. Cependant on doit se demander si les résultats de M. Regnault représentent bien exactement les proportions d'oxygène absorbé et d'acide carbonique expiré dans des conditions normales. Dans ces expériences, en effet, les animaux, maintenus dans une cloche hermétiquement fermée, dont la capacité ne dépassait pas 45 litres, vivaient dans une atmosphère complétement saturée ; la vapeur d'eau exhalée par les surfaces respiratoires se condensait contre les parois de la cloche, et ruisselait de tous côtés. De plus, malgré toutes les précautions prises pour absorber l'acide carbonique à mesure qu'il était expiré, il a cependant été impossible de l'empêcher de s'accumuler dans l'air de la cloche dans des proportions notablement supérieures à celles qu'il atteint dans l'air normal. Pour les mammifères (lapins et chiens), à la fin de l'expérience, l'air de la cloche

contenait moyennement 2,30 pour 100 d'acide carbonique ;
neuf fois cette proportion a dépassé 2 pour 100 ; deux fois,
pour les chiens, elle a été supérieure à 5 pour 100 ; et
une fois, pour un lapin, elle s'est élevée à 7 pour 100.
Pour les oiseaux (poules et petits oiseaux), à la fin de l'expérience, l'air de la cloche contenait moyennement
1 pour 100 d'acide carbonique, et trois fois cette proportion a dépassé 2 pour 100. En présence de ces circonstances, et quand on se rappelle que, dans un air contenant *un* pour 100 d'acide carbonique, l'homme éprouve
des céphalalgies et des malaises, il est difficile d'admettre
que, dans des atmosphères aussi chargées d'acide carbonique, les animaux puissent être considérés comme placés dans des conditions physiologiques. Il y a, d'ailleurs,
dans le détail même des expériences de M. Regnault, des
faits particuliers qui portent à penser que la nutrition des
animaux ne s'exécutait pas d'une manière normale.

Ainsi, sur cinq chiens, dont le poids a été pris avant
et après leur séjour dans la cloche, il se trouve que tous
ont perdu, pendant l'expérience, une partie notable de leur
poids. Celui de l'expérience 34ᵉ a perdu 331 grammes,
et, comme son poids primitif était de 5615 grammes, il
en résulte que, en dix-sept heures vingt minutes, cet
animal a perdu les 6 centièmes de son poids. On pourrait penser que cette diminution de poids tient à ce que
les chiens étaient privés d'aliments pendant leur séjour
dans la cloche ; mais les résultats sont les mêmes avec
les autres animaux, mammifères et oiseaux, bien qu'on
eût soin de placer à côté d'eux des aliments qu'ils man-
geaient. Ainsi, trois lapins ont été pesés avant et après

l'expérience. Le premier, celui de l'expérience 20ᵉ, a gagné 14 grammes dans les vingt-sept heures qu'il est resté sous la cloche. Les deux autres ont perdu, le second 48 grammes, le troisième 99 grammes, bien qu'ils aient consommé une grande partie des aliments placés à côté d'eux. Le lapin de l'expérience 22ᵉ, qui a perdu 99 grammes, pesait avant l'expérience 4048 grammes ; il en résulte que cet animal, en vingt-deux heures quarante-cinq minutes, quoique continuant à manger sa nourriture habituelle, a perdu plus des 2 centièmes de son poids.

Les résultats sont les mêmes pour les poules. Neuf ont été pesées avant et après l'expérience ; d'ailleurs toutes avaient à manger et ont mangé pendant qu'elles sont restées sous la cloche. Quatre d'entre elles (expériences 48ᵉ, 49ᵉ, 53ᵉ, 57ᵉ) ont augmenté de poids ; cette augmentation ne s'est élevée moyennement qu'aux 3 centièmes de leur poids primitif. Les cinq autres (expériences 50ᵉ, 52ᵉ, 55ᵉ, 56ᵉ, 58ᵉ) ont présenté un résultat inverse, et, chez elles, la perte de poids a dépassé moyennement les 5 centièmes de leur poids primitif. La poule de l'expérience 55ᵉ a perdu, en soixante-trois heures quarante-cinq minutes, plus du *dixième* de son poids.

Nous ferons même observer que très probablement ces pertes de poids ont dû paraître plus faibles qu'elles n'étaient réellement. Quand les animaux ont été pesés au sortir de la cloche, après avoir séjourné de dix à soixante heures dans une atmosphère complétement saturée, les plumes des oiseaux et les poils des mammifères devaient être assez profondément imprégnés des vapeurs condensées pendant l'opération pour que le poids des animaux en fût sensiblement augmenté.

Nous avons exposé ces derniers faits avec beaucoup de détails; la grande autorité dont jouissent, à si juste titre, tous les travaux de M. Regnault nous en faisait un devoir. Depuis Lavoisier il n'a pas été fait, sur la respiration, des recherches aussi importantes que les siennes; les résultats que nous avons cités, ceux bien plus nombreux que nous lui emprunterons encore sont définitivement acquis à la physiologie, et ont projeté les plus vives lumières sur les points les plus obscurs de cette grande fonction. Mais, en étudiant dans tous ses détails son bel appareil et son mode d'expérimentation, il nous semble que M. Regnault a un peu trop sacrifié *l'élément physiologique* à *l'élément physico-chimique* de la question. L'exactitude du procédé opératoire, la mesure des gaz fournis, l'analyse des gaz recueillis, enfin la portion physico-chimique de son mémoire, sont à l'abri de toute discussion possible; jamais il ne s'est montré ni plus habile, ni plus ingénieux pour éloigner les causes d'erreur. Mais, dans toute application des sciences physiques à l'exploration des phénomènes de la vie, il y a une grande difficulté à résoudre; il faut chercher, *avant tout* et *à tout prix*, à s'arranger de manière à maintenir les fonctions des animaux dans *leur intégrité absolue*. De ce côté, le travail de M. Regnault ne nous paraît pas à l'abri de toute objection. Un chien dont le poids dépasse 6 kilogrammes, enfermé pendant trente heures dans une cloche hermétiquement fermée dont la capacité ne dépasse pas 45 litres, entouré d'une atmosphère complétement saturée d'humidité et contenant *deux* pour 100 d'acide carbonique, ne nous paraît pas être placé dans des conditions normales. Avec l'établissement et l'entre-tien d'un courant constant d'air pur autour de l'animal, on n'aurait peut-être pas pu atteindre un si haut degré de précision dans l'analyse des gaz expirés, mais on aurait beaucoup plus sûrement satisfait aux exigences physiologiques du problème.

Détermination des quantités de carbone et d'hydrogène brûlés.

A. Méthode directe. —Depuis Lavoisier jusqu'à M. Regnault, les observateurs dont nous avons parlé jusqu'ici, et beaucoup d'autres dont nous citerons les résultats dans le cours de notre travail, ont cherché à pénétrer la nature des phénomènes physico-chimiques de la respiration en pesant et analysant *directement* les gaz absorbés et exhalés par un animal. Cette méthode, à laquelle nous réserverons la désignation de *méthode directe*, a rendu de grands services : elle a permis de prouver que, loin d'emprunter de l'azote à l'atmosphère, l'animal placé dans des conditions physiologiques en exhale continuellement une certaine quantité ; de déterminer exactement le poids de l'oxygène consommé dans un temps donné ; de démontrer que l'oxygène absorbé se partage en deux parts, dont l'une se combine *certainement* avec le carbone et l'autre *très probablement* avec l'hydrogène des matériaux combustibles du sang, et que cette double combustion s'opère surtout au moment où le sang artériel,

21.

emportant avec lui l'oxygène absorbé, traverse la trame des capillaires généraux. Mais, il faut bien le faire remarquer, par l'emploi de cette méthode, la combustion de l'hydrogène n'a jamais été *directement* démontrée, parce que, dans la masse d'eau qui s'échappe par toutes les surfaces d'élimination, elle ne fournit aucun moyen de distinguer sûrement l'eau qui provient de l'action de l'oxygène absorbé sur les matériaux de l'économie, ni de celle qui a été introduite toute formée par les aliments et les boissons, ni de celle qui résulte de la combinaison de l'oxygène et d'une portion de l'hydrogène rendus libres par la destruction ou la transformation des matériaux organiques du sang. C'est par voie de défalcation, et parce qu'ils ne retrouvaient pas dans l'acide carbonique exhalé tout l'oxygène absorbé, que les observateurs ont été conduits à admettre qu'une portion de cet oxygène est employée à faire de l'eau. Cette manière de déterminer la quantité d'hydrogène brûlé ne repose que sur une *hypothèse*. Dulong, M. Despretz, et tous les observateurs qui l'ont employée, ont supposé nécessairement que *tout* l'acide carbonique exhalé provient de la combinaison de l'oxygène absorbé avec le carbone du sang. Dès le début de ses importantes recherches, Lavoisier avait senti et signalé la faiblesse radicale de cette hypothèse ; depuis lui, rien n'est venu la justifier, et la science s'est enrichie de quelques faits précieux incontestables qui démontrent qu'une *portion* de cet acide carbonique exhalé *peut provenir, et provient en réalité* dans certains cas, d'une autre source que de la combinaison du carbone des matériaux du sang avec l'oxygène absorbé par les surfaces respiratoires. La *méthode directe* est donc impuissante pour nous apprendre comment et dans quelles proportions s'opère le partage de l'oxygène absorbé entre le carbone et l'hydrogène des matériaux combustibles de l'économie. Depuis 1839, les progrès incessants de la chimie organique ont permis d'aborder l'étude des phénomènes physico-chimiques de la respiration à l'aide d'un autre procédé d'observation qui, tenant compte de tout, a fait disparaître ce qu'il y avait d'hypothétique dans les déductions tirées de l'analyse des gaz expirés. Cette nouvelle méthode, que nous distinguerons de la précédente en lui réservant la désignation de *méthode indirecte*, nous permettra de pénétrer plus profondément dans les phénomènes de l'économie, et de déterminer, dans chaque cas particulier, pour quelle part l'oxygène absorbé contribue à la formation des divers produits éliminés par les surfaces respiratoires.

B. **Méthode indirecte**. — Cette méthode a été introduite dans la science par M. Boussingault, développée et pratiquée par lui dans deux mémoires importants : dans l'un (1), le procédé a été appliqué à une vache laitière et à un cheval ; dans le second (2), l'observation a porté sur une tourterelle. M. Liebig, dans son *Traité de chimie organique appliquée à la physiologie animale*, et M. Barral, dans son *Mémoire sur la statique chimique du corps humain* (3) et dans sa *Statique chimique des animaux* (4),

(1) *Ann. de chim. et de phys.*, 2ᵉ série, t. LXXI, p. 113.
(2) *Ann. de chim. et de phys.*, 3ᵉ série, t. XI, p. 433.
(3) *Ann. de chim. et de phys*, 3ᵉ série, t. XXV, p. 129.
(4) Paris, 1850.

ont adopté la marche suivie par M. Boussingault. Voici d'abord les principes très simples et incontestables sur lesquels ce savant, dont les travaux occupent une si grande place dans la physiologie générale, a étayé sa méthode.

Un animal *adulte*, pris dans un état normal de nutrition et de santé, est soumis à la *ration d'entretien*. Les matériaux fournis par les aliments entrent, se fixent dans l'organisme, en se modifiant, pour remplacer ce qui est journellement éliminé par le jeu des fonctions. Mais l'animal ne *perd ni ne gagne en poids ;* une somme équivalente en *nature* et en *poids* à la matière élémentaire des *aliments consommés* doit donc nécessairement se retrouver *en totalité* dans les *déjections*, les *sécrétions* et les *produits des organes respiratoires et de la peau*.

Chez un animal *jeune en train de se développer*, ou chez un animal *à l'engrais*, les choses doivent se passer autrement ; il y a nécessairement, dans l'un ou l'autre de ces cas, plus de matières *introduites par l'alimentation* que de matières *éliminées*, puisque l'animal augmente de poids et de volume.

La méthode de M. Boussingault peut être résumée ainsi: tenir compte de tout ce que l'animal introduit sous forme solide et liquide dans le tube digestif, de tout ce qu'il expulse au dehors en excréments solides et liquides, et retrancher la seconde quantité de la première. Le reste représente nécessairement, en nature et en poids, ce que l'animal a perdu par les organes respiratoires et par l'exhalation cutanée.

L'exactitude du procédé suppose nécessairement deux choses :

1° L'animal doit bien être soumis à la *ration d'entre-tien*, son poids ne doit pas varier pendant toute la durée de l'observation. Pour cela, on a soin de tenir l'animal à un régime déterminé, pendant un mois ou six semaines, avant de le soumettre aux expériences définitives, et l'on a soin de le peser de temps en temps pour s'assurer que son poids est stationnaire et que l'alimentation est suffisante et convenable.

2° L'animal ne doit fixer aucun des éléments de l'atmosphère. Il est évident que l'air ne lui fournit pas de carbone et que l'oxygène absorbé est éliminé en *totalité* sous forme d'eau et d'acide carbonique. Quant à l'azote, les expériences de Dulong et de M. Despretz, et celles plus récentes et plus probantes de M. Regnault, démontrent indubitablement que tout animal, dans l'état physiologique, au lieu d'emprunter de l'azote à l'atmosphère, exhale au contraire une partie de celui que lui fournit la digestion.

Cela posé, voyons quels sont les résultats que M. Boussingault a obtenus en expérimentant sur une tourterelle à la ration d'entretien (1).

La tourterelle, nourrie avec du millet et de l'eau à discrétion, fut soumise à deux séries d'expériences. La première série dura cinq jours ; la tourterelle pesait 187^{gr},90 au début, elle pesait 186^{gr},27 à la fin. La se-

----

(1) *Ann. de chim. et de phys.*, 3e série, t. XI, p. 433.

conde série dura sept jours ; la tourterelle pesait 186^{gr},70 au début, elle pesait 185^{gr},47 à la fin. La perte de poids de l'animal ne fut donc que de 1^{gr},63 pendant les cinq prem'ers jours, et de 1^{gr},23 pendant les sept jours suivants : ce qui représente une perte moyenne de 0^{gr},25 en vingt-quatre heures. L'alimentation satisfaisait donc aux conditions exigées.

En réunissant les deux séries d'expériences et en prenant la moyenne des douze jours, nous trouvons que :

			gr.
Une tourterelle	prenait	Eau en boisson.........	6,378
du poids	en 24 heures :	Millet frais............	16,063
moyen		Total...	22,441
de 186^{gr},585	Rendait en excréments frais..........		8,230

Tels sont les résultats moyens fournis par ces deux séries d'expériences ; ils se décomposent ainsi :

			gr.
Aliments pris	16^{gr},063 de millet	Eau bue....................	6,378
en 24 heures.	contenant :	Eau d'humidité..	2,249
		Matières sèches..	13,814

		gr.
Excréments rendus	Eau	5,007
en 24 heures.	Matières solides................	3,223

Poussant un peu plus loin l'analyse, nous trouvons que :

		gr.
Les aliments	Eau en nature à l'état liquide........	8,627
ont fourni	Matières solides organiques..........	13,458
en 24 heures :	Matières salines................	0,356
	Total...	22,441

		gr.
Les excréments	Eau expulsée en nature à l'état liquide.	5,007
ont emporté	Matières solides organiques.........	2,862
en 24 heures :	Matières salines................	0,361
	Total...	8,230

On voit que les matières salines expulsées par les excréments et celles que les aliments avaient introduites dans l'économie se compensent à 5 milligrammes près. Il n'en est pas de même de l'eau et des matières organiques sèches, l'excès est considérable en faveur des aliments; cet excès a dû être éliminé par le poumon et par la peau, puisque le poids de l'animal est resté le même. Nous trouvons donc ainsi que cette tourterelle a dû :

		gr
Éliminer par la peau (	Eau toute formée d'avance.....	3,620
et les poumons :)	Matières organiques	10,596

M. Boussingault ayant eu soin d'analyser les matières organiques des aliments et celles des excréments, nous pouvons en déduire exactement les éléments constitutifs de ces $10^{gr}.596$ de matière organique *détruite* dans le torrent circulatoire pour être éliminée par le poumon et par la peau en vingt-quatre heures.

	Carbone.	Hydrogène.	Oxygène.	Azote.
	gr.	gr.	gr.	gr.
Matière organique fournie par les aliments	6,365	0,869	5,769	0,455
Matière organique expulsée par les excréments	1,294	0,163	1,109	0,296
Reste, ou matière organique éliminée par le poumon et par la peau	5,071	0,706	4,660	0,159

Le carbone était nécessairement éliminé sous forme d'acide carbonique, l'hydrogène sous forme d'eau, et l'azote à l'état libre.

Avant de pousser plus loin les conséquences de cette remarquable expérience, il est nécessaire de vérifier les résultats auxquels nous sommes parvenu pour la nature et la quantité des éléments éliminés par la peau et le poumon, sous forme gazeuse.

Pour le carbone brûlé et expulsé par cette voie, nous avons deux moyens de contrôle.

1° M. Boussingault a déterminé directement la quantité d'acide carbonique exhalé par cette même tourterelle en la faisant vivre dans une cloche, au milieu d'un courant d'air continu. L'analyse des gaz ainsi recueillis lui a prouvé que, en tenant compte des heures de veille et des heures de sommeil, cet animal éliminait, sous forme d'acide carbonique :

Par le poumon et par la peau.... 0^{gr},209 de carbone par heure.

Or, en divisant par 24 le chiffre 5^{gr},071 auquel nous a conduit l'analyse des aliments et des excréments, nous trouvons que cette même tourterelle a dû éliminer :

Par le poumon et par la peau.... 0^{gr},211 de carbone par heure.

Est-il possible de demander une concordance plus parfaite et plus absolue ?

2° Les recherches si exactes de M. Regnault démontrent que huit poules du poids moyen de 1414^{gr},231, et nourries exclusivement avec des graines, ont éliminé sous forme d'acide carbonique :

Par le poumon et la peau, 0^{gr},386 de carbone par kil. et par heure.

Tandis que cinq petits oiseaux du poids moyen de 23^{gr},620 ont éliminé, sous forme d'acide carbonique :

Par le poumon et la peau, 3^{gr},188 de carbone par kil. et par heure.

Or la tourterelle de M. Boussingault, intermédiaire par son poids aux poules et aux petits oiseaux, puisqu'elle pesait 186^{gr},585, a dû nécessairement éliminer, par les mêmes voies et sous la même forme, une quantité de carbone intermédiaire aux deux résultats précédents. L'analyse des aliments et des excréments nous a fourni 5^{gr},071 de carbone par vingt-quatre heures ; en ramenant ce résultat au kilogramme d'animal vivant et à une heure de durée, nous trouvons que cette tourterelle a éliminé, sous forme d'acide carbonique :

Par le poumon et la peau. 1^{gr},132 de carbone par kil. et par heure.

Là donc encore la concordance est complète, et nous pouvons considérer les résultats fournis par l'observation de M. Boussingault pour l'élimination du carbone comme parfaitement exacts.

Quant à l'exhalation de l'azote, le remarquable travail de M. Regnault, que nous avons déjà eu et que nous aurons encore de si fréquentes occasions de citer, nous fournit une vérification bien précieuse. Il résulte de ses expériences que le rapport du poids de l'azote exhalé au poids du carbone éliminé par le poumon et par la peau a été moyennement :

Chez les huit poules.............. 0,02165
Chez les cinq petits oiseaux....... 0,01044

Chez la tourterelle, intermédiaire par le poids aux poules et aux petits oiseaux, le rapport de l'azote au carbone doit nécessairement être compris entre ces deux

résultats ; et, en effet, l'analyse comparative des aliments
et des excréments nous donne, pour ce rapport :

$$\frac{0,159}{5,071} = 0,03134.$$

Ces deux importantes vérifications sont de nature à
mettre hors de toute contestation l'exactitude des principes sur lesquels repose la méthode proposée par
M. Boussingault ; nous pouvons maintenant exposer
toutes les conséquences qui découlent des résultats de
son observation.

Revenons aux éléments des matières organiques détruites dans l'économie qui ont dû s'échapper par
les surfaces respiratoires. L'oxygène s'y trouve en trop
faible quantité pour transformer en eau tout l'hydrogène éliminé par cette voie ; l'excès d'hydrogène s'est
donc combiné avec de l'oxygène emprunté à l'atmosphère. Ainsi, directement et sans hypothèse, nous avons
démontré que, dans le cas actuel, une portion de l'oxygène absorbé s'est unie à l'hydrogène du sang, et nous
avons déterminé la proportion de ce dernier gaz qui a
été brûlée et transformée en eau par la respiration. Quant
au carbone, il s'est évidemment combiné avec le reste
de l'oxygène absorbé par l'animal. Dans cette observation, d'ailleurs, la totalité de l'acide carbonique exhalé
provient de l'action exercée sur les matériaux du sang
par l'oxygène absorbé. Dès lors nous pouvons caractériser ainsi ce qui s'est passé chez cette tourterelle. Elle a
éliminé par le poumon et par la peau en vingt-quatre
heures :

a. 3^{gr},620 d'eau contenue toute formée dans les boissons et les aliments solides.

b. 5^{gr},071 de carbone qui se sont combinés avec 13^{gr},523 d'oxygène emprunté à l'atmosphère pour produire 18^{gr},594 d'acide carbonique.

c. 0^{gr},582 d'hydrogène et 4^{gr},660 d'oxygène fournis par les aliments qui représentent 5^{gr},242 d'eau toute formée.

d. 0^{gr},124 d'hydrogène libre, fourni par les aliments, qui se sont unis à 0^{gr},992 d'oxygène absorbé et emprunté à l'atmosphère pour produire 1^{gr},116 d'eau.

e. 0^{gr},159 d'azote gazeux éliminé sous cette forme.

En résumé, dans l'espace de vingt-quatre heures, cette tourterelle

		Gram.
A exhalé par le poumon et par la peau	Eau en vapeur...........	9,978
	Acide carbonique........	18,594
	Azote.	0,159
A absorbé...............	Oxygène...............	14,515
A brûlé.................	Carbone.	5,071
	Hydrogène.	0,124

Cette observation démontre que, indépendamment des 14^{gr},515 *d'oxygène emprunté à l'atmosphère*, cette tourterelle a éliminé par le poumon et par la peau 4^{gr},660 d'oxygène fourni par la matière organique des aliments. Nous aurons bientôt à revenir sur ce fait et à en déduire des conclusions importantes pour la détermination des sources possibles de l'acide carbonique exhalé par les animaux.

Ici nous trouvons et nous devons signaler une nouvelle vérification qui démontre une fois de plus l'exactitude de la méthode de M. Boussingault. La tourterelle, absorbant 14^{gr},515 d'oxygène en vingt-quatre heures, en consomme, en réalité, 3gr,2414 par kilogramme et par heure. Or, d'après les expériences de M. Regnault, ce résultat est intermédiaire à ceux que les poules et les petits oiseaux ont fournis. La consommation d'oxygène par kilogramme et par heure a été, en effet , de 1gr,148 chez les poules, et s'est élevée à 11gr,472 chez les petits oiseaux. Ajoutons, enfin, que le rapport du poids de l'oxygène employé à brûler le carbone au poids total de l'oxygène absorbé est, chez la tourterelle, égal à 0,931, résultat identique avec la valeur (0,927) que, dans les expériences de M. Regnault, a atteinte ce même rapport pour les poules nourries au grain.

Il nous suffit, pour le moment, d'avoir montré, par cet exemple, quel haut degré d'exactitude peut atteindre l'analyse des phénomènes physico-chimiques de la respiration par l'emploi de la *méthode indirecte* de M. Boussingault. Plus tard, nous aurons occasion de parler des résultats obtenus dans les autres applications qui en ont été faites, soit par lui-même, soit par M. Barral ; plus tard aussi, nous aurons tous les éléments nécessaires pour juger la valeur réelle de cette méthode, et pour déterminer les conditions d'une bonne expérience. Nous verrons alors comment, en faisant concourir les deux méthodes à la solution du problème, il est possible de lever toutes les difficultés qui obscurcissent encore quelques points de la théorie de la respiration, et de rassembler tous les éléments de l'appréciation rigoureuse de la quantité de chaleur produite par un animal dans un temps donné et dans des circonstances connues.

Phénomènes physico-chimiques de la respiration.

Au point où nous sommes parvenu de cette exposition, il nous est possible de spécifier les actes au milieu desquels la chaleur est produite chez les animaux, et de poser dans toute son étendue le problème de la calorification.

A. Éléments combustibles fournis par la digestion. — Pendant que, par les diverses voies d'excrétion, l'animal rejette au dehors les matériaux qui ne doivent plus faire partie de son sang et de ses organes, la digestion verse incessamment dans le torrent circulatoire deux espèces de principes organiques. Les uns ne contiennent pas d'azote; ce sont des matières ternaires : les *alcools*, les *sucres*, les *corps gras*, etc.; les autres, matières azotées et quaternaires, sont la *fibrine* de la chair, l'*albumine* du sang et des œufs, le *caséum* du lait, et trois substances analogues aux précédentes et fournies par les végétaux. Ces dernières sont le *gluten* des céréales, appelé *fibrine végétale* à cause de sa grande ressemblance avec la fibrine animale; une matière renfermée dans les sucs des plantes, coagulable par la chaleur, qui ne se distingue pas de l'albumine animale, et connue sous le nom d'*albumine végétale*; enfin, la *légumine*, substance trouvée dans les graines des légumineuses, désignée sous le nom de *caséine végétale*, parce qu'elle s'accorde, dans toutes ses propriétés, avec le caséum du lait des animaux.

1° *Matières ternaires.*— Les matières ternaires ne servent pas à réparer la fibre organique. Les alcools et les sucres ne font, en réalité, que traverser l'économie ; on ne les rencontre dans la composition d'aucun tissu, ils ne s'accumulent nulle part, et, cependant, on ne les retrouve en nature dans aucun des produits des excrétions : sauf la proportion indéterminée d'alcool qui s'échappe en vapeur par les voies respiratoires, ils sont donc *détruits* en totalité dans le torrent circulatoire. Bien que les graisses soient abondantes dans les divers tissus de l'économie, cependant, chez un animal parvenu à son développement complet, soumis, d'ailleurs, à une alimentation suffisante, malgré la grande quantité de matières grasses versées dans le sang par la digestion, la proportion des graisses contenues normalement dans les organes n'augmente ni ne diminue. On peut donc dire que, sauf quelques traces de matières grasses qui se retrouvent dans les excrétions, dans l'état physiologique, les corps gras fournis par les aliments sont, comme les alcools et les sucres, détruits en totalité, et ne servent en rien à la nutrition. Chez les animaux soumis à une alimentation insuffisante, une partie des graisses de leurs tissus disparaît et est détruite ; tandis que, chez ceux qui sont à l'engrais ou qui passent d'une nourriture insuffisante à une alimentation abondante, une partie des matières grasses fournies par la digestion s'accumule dans leurs organes, et contribue ainsi à augmenter leur poids ; une portion des graisses fournies par la digestion est aussi fixée dans l'économie chez les jeunes animaux en train de se développer.

Mais l'animal complétement développé et soumis à la *ration d'entretien*, c'est-à-dire à un régime alimentaire tel que son poids n'augmente ni ne diminue, détruit *complétement* dans le torrent circulatoire, ramène à l'état minéral et expulse au dehors, sous cette forme ultime, les principes immédiats ternaires (alcools, sucres, corps gras, etc.), que la digestion verse incessamment dans son système sanguin. L'agent de cette destruction est l'oxygène qui se combine avec le carbone et l'hydrogène de ces matières; les produits ultimes de cette action sont l'acide carbonique et l'eau; le résultat incontestable de cette combustion lente est une production de chaleur. Il est probable, il est même certain que ces matières ternaires, sous l'influence de l'oxygène, ne sont pas directement transformées en acide carbonique et en eau, et que, avant d'atteindre ces formes définitives qui les rendent au règne minéral, elles passent par des intermédiaires qui ne sont que des états de plus en plus avancés d'oxydation. Mais, quel que soit le nombre de ces états intermédiaires entre la matière organique ternaire fournie par la digestion et la substance minérale oxydée en laquelle elle se résout définitivement, nous savons que la quantité de chaleur produite reste la même que si l'action de l'oxygène avait été, du premier coup, assez complète pour la transformer d'emblée en acide carbonique et en eau.

2° *Matières quaternaires*. — Les matières azotées neutres ou *albuminoïdes*, versées dans le torrent circulatoire par la digestion, servent à former l'albumine et la fibrine du sang, à réparer la fibre musculaire et les divers tissus de l'économie; ce sont les matières alimentaires réellement *plastiques* et seules aptes à remplacer les portions de nos

organes que le mouvement de la nutrition rejette sans
cesse au dehors, quand elles sont devenues impropres à
l'exercice des fonctions de l'économie. Mais ces éléments
organiques, de même composition chimique que les produits azotés de la digestion destinés à les remplacer, ne
sauraient être éliminés sous la forme qu'ils ont au moment où ils se séparent de nos tissus. Ils éprouvent, au
contact de l'oxygène du sang, une véritable combustion,
perdent une partie de leur carbone et de leur hydrogène
qui sont expulsés sous forme d'acide carbonique et d'eau,
et ainsi ramenés à une forme plus simple, cessant d'être
organisés quoique restant *quaternaires* et *organiques*, ils
s'échappent par la peau sous forme d'*acide hydrotique*,
par les reins sous forme d'*urée*, d'*acide urique* et d'*acide
hippurique*, par le foie sous forme d'*acides choléique* et
cholique. C'est aussi par une combustion véritable, mais
incomplète, de l'albumine, que se forment l'acide ino-
sique, la créatine et la créatinine (1), que l'on retrouve
dans la composition de la chair musculaire. Par leur composition, ces trois dernières substances se placent entre
l'albumine, dont elles dérivent par voie d'oxydation,
et les matériaux azotés de l'urine, qui paraissent être
leurs formes ultimes d'élimination. Les matières albuminoïdes du sang, aux dépens desquelles se forment
et se renouvellent les organes, contiennent toutes du
soufre à l'état de corps simple ; or, à l'exception de l'acide
choléique, il est fort remarquable que cet élément n'entre
dans la composition d'aucune des matières azotées excré-

____

(1) Ces deux dernières substances se trouvent, en très faible
quantité, dans les urines.

tées. Lors donc que les éléments organisés de l'économie se transforment successivement pour revêtir la forme sous laquelle ils doivent être éliminés, outre une partie de leur carbone et de leur hydrogène, leur soufre est nécessairement brûlé et ramené à l'état d'acide sulfurique, si abondant dans le corps et les excrétions des animaux. Quoique toujours très faible, l'exhalation constante d'azote observée chez les animaux placés dans des conditions normales d'alimentation indique qu'une certaine proportion des matières azotées du sang est complétement brûlée dans le torrent circulatoire et transformée en acide carbonique, eau et azote qui devient libre. Le résultat de ces combustions partielles ou complètes des principes immédiats azotés de l'économie est la production d'une certaine quantité de chaleur qui s'ajoute à celle que fournit l'oxydation simultanée des matières ternaires.

B. Absorption de l'oxygène. — Au moyen des organes respiratoires, l'air riche en oxygène et le sang veineux chargé d'acide carbonique libre sont mis en présence, séparés seulement par une membrane humide d'une excessive ténuité. La diffusion des gaz, aidée par l'endosmose, produit un double mouvement en vertu duquel les gaz libres se répartissent de façon à exister, dans l'atmosphère et dans le liquide sanguin, en proportions déterminées et réglées par leurs solubilités respectives. L'acide carbonique en excès dans le sang veineux doit donc être exhalé et chassé au dehors, tandis que l'oxygène est absorbé et dissous dans le liquide sanguin. Ainsi les lois de la physique interviennent d'une manière incontestable pour favoriser

l'oxygénation du sang au moment de son contact médiat
avec l'air atmosphérique, et sa transformation de sang
veineux noirâtre, chargé d'acide carbonique, impropre à
entretenir le jeu des organes, en sang artériel rutilant,
riche en oxygène, apte à servir au jeu de toutes les fonctions de l'économie. Cependant il serait faux de dire que
l'absorption de l'oxygène par le sang veineux est un
fait purement physique; tout démontre au contraire
que les forces chimiques jouent un rôle important dans
cette fixation de l'oxygène. Si, en effet, son absorption
était une simple dissolution physique, la pression extérieure restant la même, la quantité d'oxygène absorbé
devrait croître en raison directe de la proportion de ce
gaz dans l'air respiré par l'animal ; or, les expériences
de Lavoisier l'avaient déjà démontré et celles de M. Regnault ont mis ce fait hors de toute contestation, quelque forte que soit sa proportion dans les atmosphères
artificielles créées autour des animaux, la consommation
d'oxygène reste la même. En second lieu, la composition
de l'air restant la même, la quantité pondérale d'oxygène
dissous *physiquement* par un liquide varie proportionnellement à la pression extérieure. Dans l'hypothèse où
le phénomène s'accomplirait uniquement en vertu des
forces physiques, la masse d'oxygène absorbé par les
habitants des villes situées sur les hauts plateaux du
nouveau monde se réduirait nécessairement à des
proportions très minimes ; les animaux qui habitent d'une
manière permanente la *métairie d'Antisana*, où le baromètre ne marque que 47 centimètres, n'absorberaient
plus qu'un poids d'oxygène inférieur *aux deux tiers*

de celui qu'ils consomment au niveau de la mer. Une pareille variation dans une fonction aussi importante entraînerait certainement, dans leur mode d'existence, des modifications profondes qui n'auraient pas échappé aux observateurs. Si l'oxygénation du sang dans les capillaires pulmonaires était un fait purement physique, chez les oiseaux de haut vol qui passent instantanément de la surface de la terre aux régions les plus élevées de l'atmosphère, la consommation d'oxygène éprouverait des variations trop subites et trop étendues pour ne pas compromettre sérieusement la vie de ces animaux.

Dans un accident arrivé au tunnel creusé sur la Tamise, on a remarqué qu'un plongeur, qui avait rempli ses poumons sous une cloche où l'air était comprimé à 2 atmosphères environ, pouvait rester sous l'eau beaucoup plus longtemps qu'à l'ordinaire. Vierordt (1) a prouvé que, dans les gaz expirés, la proportion d'acide carbonique est d'autant moindre que la pression barométrique est plus forte au moment de l'inspiration. Moyennement, une variation de $12^{mm},8$ dans la hauteur du baromètre correspond à une variation en sens inverse de 0,309 pour 100, en volume, dans la proportion de l'acide carbonique exhalé. Tous ces faits démontrent que la quantité pondérale d'oxygène absorbé dans un temps donné dépend beaucoup plus de l'affinité de ce gaz pour le sang lui-même que de la masse absolue d'air introduite dans le poumon.

A ces considérations il faut encore ajouter un fait

(1) Valentin, *Traité de physiologie*, 2ᵉ édit. 1847, t. I.

observé par Magnus. D'après Gay-Lussac, 1000 volumes d'eau en contact avec l'atmosphère absorbent 9,25 volumes d'oxygène et 18,50 volumes d'azote ; or, selon Magnus, 1000 volumes de sang, dans les mêmes circonstances, absorbent de 100 à 130 volumes d'oxygène et de 17 à 33 volumes d'azote (1).

Tout porte donc à penser que l'absorption de l'oxygène dans le poumon est, pour la majeure partie du moins, le résultat d'une action chimique, et que ce gaz se combine directement avec les matériaux du sang. Cette combinaison fort instable ne sert, pour ainsi dire, qu'à fixer une plus forte proportion d'oxygène que ne le ferait une *simple dissolution physique*, et n'empêche pas cet agent d'exercer plus tard une action plus profonde sur les matériaux du sang. Les travaux de M. Dumas (2) nous permettent d'affirmer que les globules du sang sont l'élément sur lequel s'opère cette fixation de l'oxygène de l'air dans l'appareil respiratoire. C'est en s'appropriant ce gaz, que les globules s'artérialisent, passent du violet foncé au rouge et se conservent dans leur intégrité.

C. Action de l'oxygène absorbé sur le sang. — Ainsi fixé dans les globules, l'oxygène traverse avec eux les cavités du cœur, chemine dans les grosses artères et parvient dans les capillaires généraux. Là le sang est soumis à une pression assez forte pour le faire passer, malgré sa viscosité, à travers des vaisseaux d'une ténuité excessive ; cette pression favorise puissamment les actions chimi-

(1) Liebig. *Nouvelles lettres sur la chimie*, p. 84 et suiv.

(2) *Ann. de chim. et de phys.*, 3ᵉ série, t. XVII, p 452.

ques; et alors s'opèrent les transformations, dédoublements, combustions complètes et incomplètes nécessaires
à la nutrition et à l'élimination des matières impropres
à l'entretien de la vie; les globules cèdent leur oxygène,
perdent leur couleur rutilante, et reprennent la teinte
violacée qu'ils ont dans le sang veineux. Des produits
destinés à être expulsés de l'économie il se fait deux
parts: l'une s'échappe par les surfaces respiratoires, et
contient de l'azote libre, de l'acide carbonique et de
l'eau; l'autre, éliminée par les reins et les autres voies
d'excrétion, contient aussi de l'azote, du carbone, de
l'hydrogène et de l'oxygène, mais engagés dans des
combinaisons moins simples et associés de manière à
constituer les principes organiques immédiats, ternaires
et quaternaires, de la *masse excrémentitielle*. Chez un
animal complétement développé et à la ration d'entretien, la somme des *éléments* expulsés par la *masse excrémentitielle* et par les *surfaces respiratoires* doit nécessairement représenter exactement, en nature et en poids,
la somme des *éléments de matières alimentaires* ingérées,
plus l'*oxygène absorbé*. Les analyses comparatives des
aliments et des e̶   ts pris et rendus par un animal
nous permettent d'établir les principes suivants :

1° La masse excrémentitielle ne contient pas *tout*
l'oxygène introduit dans l'économie par les aliments; elle
ne renferme non plus qu'une partie de leur *carbone*, de
leur *hydrogène* et de leur *azote*.

2° En général, le *rapport de l'oxygène à l'hydrogène est
plus faible* dans la masse excrémentitielle que dans les
aliments ingérés.

23

A cause de la solidarité qui existe entre la composition des *aliments*, celle des *excréments* et celle des *exhalations respiratoires*, nous devons conclure de là que :

1° Les surfaces respiratoires éliminent sous forme de vapeur d'eau et d'acide carbonique la *totalité* de l'oxygène qu'elles ont absorbé.

2° Les surfaces respiratoires éliminent en outre une *partie* du carbone, de l'hydrogène, de l'oxygène et de l'azote introduits dans l'économie par les aliments.

3° Dans la somme des éléments que les matériaux combustibles du sang fournissent aux *exhalations respiratoires*, le *rapport de l'oxygène à l'hydrogène* est généralement plus considérable que dans la masse alimentaire ingérée.

A l'appui de cette dernière proposition, nous devons citer les principaux résultats des travaux de MM. Boussingault et Barral. De leurs analyses des aliments pris et des excréments rejetés, il résulte que, pour *une partie* en poids d'hydrogène, on trouve :

	Dans les aliments.	Dans la masse excrémentitielle.	Dans les éléments des matériaux du sang éliminés par les surfaces respiratoires.
Chez la vache....	6,775 d'oxyg.	6,273 d'oxyg.	7,408 d'oxyg.
Chez le cheval...	7,187	7,125	7,235
Chez le mouton..	7,621	6,406	9,160
	7,610	6,655	8,470
	7,639	6,491	9,114
Chez l'homme...	4,637	3,130	4,793
	4,472	3,122	4,615
	5,377	3,016	5,730

Cette prédominance remarquable de l'oxygène dans la somme des éléments que les matériaux combustibles du

sang fournissent aux surfaces respiratoires tient sans doute
à la transformation d'une certaine quantité de sucre en
corps gras. Les belles recherches de MM. Dumas et Milne
Edwards (1) sur la composition de la cire des abeilles ont
démontré la réalité de cette transformation, qui ne peut
s'effectuer sans la mise en liberté d'une proportion considérable de l'oxygène de la matière sucrée. A l'appui de
cette interprétation, nous rapporterons les résultats obtenus par M. Boussingault dans l'expérience citée plus haut
et relative à la tourterelle soumise à la ration d'entretien.
Cet oiseau était nourri avec du maïs ; or nous savons que
la matière organique sèche du maïs contient une quantité
d'*huile* qui s'élève à 8,557 pour 100 en poids. Il est infi-
niment probable et même certain que cette tourterelle,
vu la proportion énorme de matière grasse ingérée,
*brûlait directement le sucre fourni par la digestion et ne le
transformait pas en graisse.* Il en résulte que, chez elle,
contrairement à ce que nous avons constaté chez les
autres animaux, le *rapport de l'oxygène à l'hydrogène*
a dû se maintenir *plus faible*, dans les éléments des matériaux du sang éliminés par les surfaces respiratoires,
que dans les aliments. Et, en effet, M. Boussingault,
pour *une partie* en poids d'hydrogène, a trouvé :

Dans les aliments.	Dans la masse excrémentitielle.	Dans les éléments des matériaux du sang éliminés par les surfaces respiratoires.
Chez cette tourterelle 6,639 d'oxyg.	6,803 d'oxyg.	6,601 d'oxyg.

Et, par une conséquence nécessaire, la matière orga-

(1) *Ann. de chim. et de phys.*, 3ᵉ série, t. XIV, p. 400.

nique expulsée par les voies excrémentitielles était, chez cette tourterelle, plus oxygénée que les aliments consommés.

Laissons de côté la masse excrémentitielle, et fixons notre attention sur les quatre corps simples, azote, hydrogène, oxygène, carbone, empruntés aux matériaux combustibles du sang qui, libres ou combinés deux à deux, entrent dans la composition des exhalations respiratoires.

L'azote s'échappe évidemment en *totalité* sous forme de corps simple, de gaz libre. On n'a jamais signalé aucun *composé azoté* dans les produits gazeux de l'exhalation pulmonaire ou cutanée.

L'hydrogène et le carbone se combinent avec l'*oxygène fourni par les matériaux du sang* et la *totalité de l'oxygène absorbé*, sont transformés en eau et en acide carbonique et éliminés sous ces deux formes ultimes. Mais pour quelle part l'*oxygène absorbé* entre-t-il dans la production de cette eau et de cet acide carbonique ?

D. Origine de l'acide carbonique exhalé. — Bien que le rapport de l'oxygène à l'hydrogène soit *en général* plus considérable, dans la somme des éléments fournis à la respiration par les matériaux combustibles du sang, que dans les aliments ingérés ; cependant, comme la matière organique du bol alimentaire contient toujours, quel que soit le régime adopté, moins d'oxygène qu'il n'en faut pour transformer tout son hydrogène en eau, il en résulte que, *dans l'immense majorité des cas*, l'oxygène fourni par le sang à la respiration n'est pas en *suffisante quantité* pour brûler la totalité de l'hydrogène éliminé par cette voie. En général donc, une portion plus ou moins considérable de l'*oxygène absorbé* se combine avec l'hydrogène pour faire de l'eau. Néanmoins, chez les animaux qui se nourrissent exclusivement de substances végétales très riches en oxygène, on comprend *à priori* que la proportion de cet élément fournie par les aliments à la respiration puisse être *assez* et même *trop considé-rable* pour brûler la totalité de l'hydrogène éliminé par cette voie. Ce dernier cas se trouve réalisé dans les trois expériences entreprises par M. Barral (1) sur le mouton. Nous voyons que, en vingt-quatre heures, les aliments ont fourni l'azote, l'oxygène, l'hydrogène et le carbone à la respiration, dans les proportions suivantes :

	Azote.	Oxygène.	Hydrogène.	Carbone.
	gr.	gr.	gr.	gr.
1re expérience.....	2,89	139,98	15,27	157,27
2e expérience.....	9,38	195,58	23,09	225,18
3e expérience.....	6,19	179,91	19,74	204,39

Les 15gr,27 d'hydrogène de la première expérience exigent seulement 122gr,16 d'oxygène pour faire de l'eau ; les aliments ont donc fourni à la respiration 17gr,82 d'oxygène de plus qu'il n'en faut pour brûler tout l'hydrogène, et cet excès d'oxygène a dû se combiner avec une partie de carbone. — Dans la seconde expérience il suffirait de 184gr,72 d'oxygène pour transformer en eau les 23gr,09 d'hydrogène ; les 10gr,86 d'oxygène en excès ont dû se combiner avec une portion du carbone. — Enfin, dans la troisième expérience, 157gr,92 d'oxygène suffiraient pour brûler les 19gr,74 d'hydrogène ; ici donc en-

<hr>

(1) *Statique chimique des animaux*. Paris, 1850, p. 308 et suiv.

core il y a un excès d'oxygène, et cet excès, qui s'élève à $24^{gr},99$, a dû se combiner avec le carbone pour produire de l'acide carbonique. Une portion de l'acide carbonique exhalé peut donc, dans certains cas, se former sans le concours de l'oxygène absorbé et provenir de la combinaison directe du carbone avec un excès d'oxygène fourni par les aliments et éliminé par les surfaces respiratoires. Alors, forcément, l'acide carbonique exhalé contiendra plus d'oxygène que l'animal n'en a absorbé.

L'acide carbonique produit dans l'économie et éliminé par la respiration *peut* donc provenir de deux sources, dont une est indépendante de l'action de l'oxygène absorbé.

La première, la plus importante par sa constance et son abondance, est la combinaison d'une portion ou de la totalité de l'oxygène absorbé avec le carbone des matières organiques transformées ou complétement détruites dans l'économie.

La seconde, très éventuelle, mais dont la possibilité est démontrée, est la combinaison du carbone avec un excès d'oxygène fourni à la respiration par les matières alimentaires.

Ces considérations rendent compte d'un fait très remarquable, et sans cela inexplicable, signalé par M. Regnault dans son beau mémoire. Dans les expériences 50e, 87e, 92e, les animaux exhalèrent une quantité tellement considérable d'acide carbonique, que, à lui seul, ce gaz contenait un poids d'oxygène supérieur à celui de l'oxygène absorbé.

Dans les réactions si nombreuses qui se passent, dans

les capillaires généraux, entre les matériaux combustibles de l'économie et l'oxygène absorbé par les surfaces respiratoires, le raisonnement et l'expérience sont d'accord pour prouver qu'il peut se présenter deux cas :

1° L'oxygène des matières organiques détruites ou transformées, qui s'échappe par les surfaces respiratoires, est en trop faible quantité pour brûler *tout* l'hydrogène qu'elles fournissent aux mêmes voies d'élimination. Alors une *portion* de l'oxygène absorbé s'unit à l'excès d'hydrogène, et le reste au carbone du sang pour faire de l'acide carbonique. Ce partage de l'oxygène absorbé entre les deux éléments combustibles représente l'état normal de la respiration, chez l'immense majorité des animaux.

2° L'oxygène fourni aux exhalations respiratoires par les matières détruites ou transformées est en quantité *suffisante* ou même *trop forte* pour brûler *tout* l'hydrogène éliminé par cette voie. Alors tout l'oxygène absorbé se combine avec le carbone du sang, et son poids est, suivant l'un ou l'autre de ces deux cas, égal ou même inférieur à celui de l'oxygène contenu dans l'acide carbonique exhalé. Ce dernier fait, dont la possibilité est incontestablement démontrée, n'a encore été rencontré que rarement et exceptionnellement, mais cependant chez des animaux placés dans des conditions *physiologiques*.

C'est ici le lieu de dire un mot des diverses idées émises sur le mode de formation de l'acide carbonique exhalé par les voies respiratoires. Pour les physiologistes qui admettaient la combustion directe des matériaux du sang dans le poumon, l'acide carbonique était nécessairement produit dans les voies respiratoires au moment de son exhalation. L'action de l'oxygène sur les matières combustibles du sang s'opérait tout entière dans la trame des capillaires pulmonaires ; là, les unes étaient complétement détruites, les autres simplement transformées ou ramenées à l'état d'oxydation sous lequel elles devaient être éliminées par les divers émonctoires de l'économie. De cette manière de considérer les phénomènes physico-chimiques de la respiration découlait, comme conséquence nécessaire, l'idée de la préexistence dans le sang des matériaux de toutes les sécrétions, et de l'assimilation de la glande à un filtre. Les matières excrétées dérivent, en effet, des éléments du sang par voie d'oxydation, et toute action oxydante étant localisée dans le poumon, l'urée, les acides cholique, urique, etc., devaient se former dans cet organe ; les glandes devaient se borner à séparer du sang artériel des produits tout formés ; dans les capillaires généraux, les divers organes devaient aussi céder au sang les portions de leurs tissus destinées à l'élimination, et lui emprunter des matériaux préparés à l'avance et rendus assimilables par le travail effectué dans le poumon ; la fonction du sang veineux était de charrier tous ces débris d'organes mêlés aux produits de la digestion pour les soumettre, dans les voies respiratoires mêmes, à l'action de l'oxygène. Le travail d'oxydation préparatoire de toute assimilation, de toute nutrition, de toute sécrétion, était localisé en entier dans la trame des capillaires pulmonaires.

Du moment qu'il fut démontré que l'acide carbonique exhalé préexiste dans le sang veineux, les phénomènes

ccomplis dans le poumon lui-même perdirent de l'importance qu'on leur avait attribuée. Les surfaces respira-
oires ne furent plus que ce qu'elles sont en effet, un lieu
l'absorption et d'exhalation, un lieu où le sang échange
es gaz qu'il tient en dissolution contre l'oxygène de
'atmosphère. Les combustions, les destructions et trans-
ormations de matières organiques ; en un mot, les opéra-
ions les plus importantes de l'hématose furent transpor-
ées à l'autre extrémité du cercle circulatoire, dans les
apillaires généraux.

Les progrès de la chimie organique ont démontré
ue ce n'est pas tout à coup, mais par une suite d'oxy-
ations, de combustions lentes, que les matériaux du
ng sont détruits ou transformés. Avant donc d'at-
eindre la forme définitive sous laquelle ils doivent
tre rejetés au dehors, ils passent tous par une série
'états intermédiaires qui leur font perdre une partie de
ur carbone et de leur hydrogène. C'est au milieu de
es oxydations, de ces combustions successives que pren-
ent naissance l'acide carbonique et l'eau dans lesquels
u retrouve la totalité de l'oxygène absorbé et dont la
roduction s'accompagne d'un dégagement de chaleur.
armi ces états intermédiaires par lesquels passent les
atières ternaires, Mitscherlich avait surtout signalé
acide lactique. Il pensait que la première action de
oxygène absorbé sur les matières sucrées était leur
ansformation en acide lactique. Cet acide, en présence
es carbonates alcalins, s'emparait de leur base et met-
it en liberté de l'acide carbonique qui était éliminé par
 poumon. Les lactates alcalins, à leur tour, subissaient

un nouveau degré d'oxydation, passaient à l'état de carbonates, qui ne tardaient pas eux-mêmes à être décom-
posés par de nouvelles doses d'acide lactique produites
aux dépens des sucres de l'économie. Dans ces dernières
années, M. Verdeil (1) a signalé l'existence d'un acide
quaternaire qui serait, pour les matières azotées neutres,
l'analogue de ce qu'est l'acide lactique pour les matériaux ternaires. Cet acide, que M. Verdeil a appelé
pneumique, se formerait dans la substance organisée
du parenchyme du poumon, et non dans le sang qui
en parcourt les vaisseaux. Au moment où le sang veineux traverse l'organe pulmonaire, l'acide *pneumique*
décomposerait les carbonates alcalins, mettrait de l'acide
carbonique en liberté, et serait lui-même entraîné dans
le torrent circulatoire sous forme de *pneumate* de soude,
pour y subir sans doute un nouveau degré d'oxydation et être transformé ou détruit à son tour. Il se passe
certainement beaucoup d'actions de ce genre pendant
la circulation. Ces transformations diverses que subit
la matière organique, avant d'être éliminée, sont fort
importantes à connaître pour la théorie de l'hématose
et de la nutrition ; mais, pour nous, elles ont moins d'intérêt, parce que, quels que soient le nombre et la
nature de ces oxydations et transformations successives,
nous savons que, en définitive, la somme de chaleur
produite est la même que si la combustion était assez
intense pour ramener, du premier coup, les matériaux
du sang à leur forme ultime d'élimination.

(1) *Traité de chimie anatomique et physiologique*, t. I, p. 166, et
t. II, p. 460.

La seule conclusion que nous désirions déduire de cette discussion, c'est que, l'acide carbonique étant formé dans les capillaires généraux pour être dissous dans le sang veineux ou combiné avec la soude en attendant que quelque acide le mette en liberté, les produits de l'exhalation pulmonaire ne proviennent pas d'une combustion *actuelle*, mais traduisent, en réalité, les effets d'une combustion *antérieure* au moment où ils s'échappent au dehors. Par conséquent, ainsi que le prouvent d'ailleurs les expériences de Spallanzani et d'Edwards sur des animaux placés dans l'azote ou dans l'hydrogène, l'échange de gaz entre le sang veineux et l'atmosphère ambiante peut continuer à se manifester encore quelque temps, même dans le cas où toute introduction nouvelle d'oxygène dans le torrent circulatoire aurait été arrêtée. Ceci nous prouve combien étaient illusoires les expériences de Brodie sur les animaux décapités et insufflés. Au moment de la décollation, en effet, le sang veineux était riche en acide carbonique et en carbonates. La rutilance acquise par le sang à son passage dans le poumon, l'absorption de l'oxygène et l'exhalation de l'acide carbonique, pouvaient bien indiquer la persistance de l'endosmose gazeuse, mais ne prouvaient en aucune façon la continuation des phénomènes de combustion dans la trame des organes. Le refroidissement des animaux, en cas pareil, n'est donc pas un argument valable contre la théorie qui place la source de la chaleur animale dans l'action exercée par l'oxygène sur les matériaux combustibles du sang.

Résumé. — Nous pouvons maintenant résumer en peu

de mots cette analyse des phénomènes de la respiration, et caractériser les principales phases du rôle que l'oxygène *absorbé* joue dans l'économie.

Aux diverses surfaces respiratoires, poumon, peau, branchies, etc., le sang veineux, saturé d'acide carbonique, laisse, par un simple jeu de forces physiques, échapper ce gaz, qui est expulsé au dehors. En même temps, sous l'empire de forces physiques et chimiques, une portion déterminée de l'oxygène ambiant pénètre dans le sang, se fixe sur les globules et les artérialise. La fonction de ces surfaces est donc l'élimination de l'acide carbonique, produit impropre à l'entretien de la vie, et l'introduction dans l'économie d'une certaine proportion d'oxygène, agent de toutes les transformations que doivent subir les matériaux extraits des aliments ingérés, et versés incessamment dans le torrent circulatoire par le travail de la digestion.

Transporté avec les globules dans les capillaires généraux, l'oxygène absorbé agit, par des combustions lentes et successives, sur les matières ternaires et quaternaires fournies par le travail digestif, et sur les matières organiques incessamment séparées des tissus de l'économie. De ces réactions, accompagnées, dans certaines circonstances, de véritables dédoublements, résultent la génération, aux dépens de l'albumine, des éléments constitutifs de divers organes, la formation d'une certaine quantité de graisse, et la production des substances qui sont les derniers termes de transformation des éléments organiques et organisés de l'économie avant d'être expulsés au dehors. De ces matières éliminées par les divers émonctoires du corps des animaux, les unes appartiennent encore au monde organique, comme l'acide hydrotique pour la peau, les acides cholique et choléique pour le foie, l'urée et les acides urique et hippurique pour les reins ; les autres sont complétement minéralisées, ce sont l'acide carbonique, l'azote et l'eau, qui s'échappent par les surfaces respiratoires. Ces produits de la combustion des matériaux du sang sont destinés les uns à éliminer l'azote, les autres à chasser au dehors le carbone et l'hydrogène.

Calcul de la quantité de chaleur produite.

Les réactions si nombreuses et si diverses de l'oxygène absorbé sur les matériaux organiques de l'économie aboutissent définitivement à une double combustion, à la transformation du carbone en acide carbonique et de l'hydrogène en eau. Cette double combustion est bien certainement une source de chaleur assez puissante pour rendre compte de tous les phénomènes de *température propre* observés chez les animaux ; mais, dans l'état actuel de la science, est-il possible de calculer exactement la quantité de chaleur produite par les phénomènes physico-chimiques de la respiration ?

L'eau et l'acide carbonique, produits dans la trame des capillaires généraux et exhalés par les surfaces respiratoires, peuvent provenir de deux sources. L'une est la combinaison de l'oxygène des matériaux du sang avec leur hydrogène et leur carbone ; l'autre est la combinaison de l'hydrogène et du carbone de ces mêmes matériaux avec l'*oxygène absorbé*. L'eau qui provient de la première de ces deux sources doit être considérée comme *préexistante* dans l'économie ; elle n'est pas produite, mais seulement mise en liberté ; son apparition ne s'accompagne d'aucun dégagement de chaleur. Nous en dirons autant de l'acide carbonique qui, dans certaines circonstances, provient de la combinaison de l'oxygène du sang avec son carbone. Cet acide, il est vrai, ne peut pas être considéré comme préexistant, il est réellement produit par une véritable combustion ; mais, comme l'oxygène qu'il renferme ne devient libre qu'à la condition d'être emprunté à un corps ramené lui-même à un moindre degré d'oxydation, cette ségrégation chimique préalable, nécessaire à la mise en liberté de l'oxygène, est une source de froid qui *compense* la chaleur produite par la formation ultérieure de l'acide carbonique. **Au** milieu des nombreuses réactions chimiques qui s'accomplissent dans le torrent circulatoire, la combinaison de l'*oxygène absorbé* avec les éléments combustibles des matériaux du sang est donc la seule dont nous devions tenir compte comme source de chaleur.

La *méthode indirecte* nous fait connaître les éléments du sang éliminés par les surfaces respiratoires et les proportions de ces éléments ; elle nous donne donc le moyen de mesurer exactement les quantités réelles de carbone et d'hydrogène brûlés par l'*oxygène absorbé*. Pour une détermination aussi délicate et aussi importante, on ne saurait s'entourer de trop de garanties ; il est bon, il est nécessaire de profiter à la fois de toutes les ressources de la science. En même temps que, par des analyses com-

'paratives des aliments et de la masse excrémentitielle, on fait la part des éléments du sang emportés par la respiration, nous pensons qu'on doit, à l'exemple de Lavoisier et de M. Regnault, déterminer directement les quantités d'oxygène emprunté à l'atmosphère et d'acide carbonique exhalé. Ces deux méthodes ne se contrarient pas, chacune d'elles possède des éléments de certitude dont il faut savoir profiter ; elles se contrôlent et se complètent mutuellement. La *méthode directe* peut seule, sans hypothèse préalable, fournir l'estimation exacte de la quantité d'oxygène consommé par un animal dans un temps donné ; à ce titre, elle doit toujours conserver une grande place dans l'étude des phénomènes de la respiration et de la calorification.

La quantité d'oxygène absorbé, la quantité d'hydrogène et de carbone transformés en eau et acide carbonique, sont connues ; pour déterminer la chaleur produite par l'animal, suffira-t-il de multiplier le poids du carbone et le poids de l'hydrogène brûlés par les nombres qui expriment la chaleur de combustion de chacun de ces corps, et de faire la somme des deux produits ? Ainsi a procédé Lavoisier, ainsi ont procédé Dulong et M. Despretz, ainsi nous sommes obligé de procéder encore. Disons-le franchement, cette opération repose sur l'hypothèse inadmissible que, dans les combustions respiratoires, le carbone, pour se transformer en acide carbonique, et l'hydrogène, pour faire de l'eau, dégagent la même quantité de chaleur que quand ils sont brûlés à l'état libre. Mais, dans l'économie, l'action de l'oxygène absorbé s'exerce sur des matières ternaires et quaternaires, et nous avons vu (page 84) que la chaleur fournie par la combustion d'un corps composé n'est pas égale à la somme des quantités de chaleur produites par l'oxydation de chacun de ses éléments pris isolément. Par cela seul que, au moment où ils sont brûlés, le carbone et l'hydrogène sont engagés dans une combinaison quelconque, leur chaleur de combustion est donc modifiée ; l'expérience seule peut indiquer le sens et l'intensité de cette modification pour chacun des corps composés dont ils font partie. Pour arriver à la détermination exacte de la quantité de chaleur produite, il faudrait donc connaître la proportion de chacune des matières ternaires et quaternaires du sang attaquées par l'oxygène absorbé et la chaleur de combustion de chacune d'elles. Un semblable travail n'a encore été fait que pour les éléments des principes immédiats, et non pour les principes immédiats eux-mêmes. Il existe dans la science une lacune importante que nous venons de signaler, et que la *méthode indirecte* nous paraît être appelée à combler.

Nous savons, en effet, qu'un animal adulte, tenu à la ration d'entretien, brûle complétement la somme des principes immédiats ternaires qu'il consomme, transforme une partie des matières albuminoïdes ingérées, et brûle complétement le reste de ces principes quaternaires.

L'analyse des aliments fournit nécessairement les proportions des matières ternaires et quaternaires consommées et le poids absolu de chacune d'elles.

Les matières albuminoïdes qui passent à l'état de produits excrémentitiels azotés ne perdent pas d'azote; la proportion d'azote contenu dans les excréments peut faire apprécier la quantité de matière albuminoïde transformée, et la connaissance de la nature de chacun des produits azotés, rendus par cette voie, doit indiquer le degré d'oxydation plus ou moins avancé qu'a subi la matière albuminoïde.

D'autre part, la détermination de la quantité d'azote libre exhalé par les surfaces respiratoires donne directement le poids de la matière albuminoïde complétement brûlée dans le torrent circulatoire.

Ainsi peuvent être connus :

1° La quantité de chacun des principes immédiats ternaires consommés dans un temps donné, et complétement brûlés par l'animal ;

2° Le poids de la matière albuminoïde complétement brûlée ;

3° Le poids de la matière albuminoïde transformée, et les degrés plus ou moins avancés d'oxydation correspondants à ces diverses transformations.

La science est assez avancée pour déterminer directement les quantités de chaleur dégagées par la combinaison de chacun de ces matériaux du sang avec l'oxygène ; déjà une partie de ce dernier travail a été accomplie dans les belles recherches de MM. Favre et Silbermann. Ainsi, par une heureuse alliance de la *méthode directe* proposée par Lavoisier et de la *méthode indirecte* introduite dans la science par M. Boussingault, le problème de la calorification des animaux se trouve définitivement posé dans ses véritables termes; quelques éléments manquent en-

24.

core pour la solution complète des difficultés dont cette grande question de physiologie est hérissée; mais les *desiderata* sont connus, et tout nous fait espérer que les lacunes seront bientôt comblées, parce que la science est aujourd'hui assez puissante pour suffire à cette tâche.

L'évaporation est une cause de refroidissement. — En même temps que l'animal produit de la chaleur par la combinaison de l'oxygène absorbé avec le carbone et l'hydrogène des matériaux du sang, il élimine sous forme de vapeur, par les surfaces respiratoires, toute l'eau produite ou mise en liberté dans l'économie et la portion d'eau ingérée qui ne se retrouve pas dans la masse excrémentitielle expulsée. Cette évaporation est, pour lui, une cause incessante et puissante de refroidissement. On peut donc dire que l'animal vivant dans l'air est soumis à deux *forces* qui agissent en sens contraire. L'une s'exerce à la surface : c'est l'évaporation de l'eau, c'est une *source de froid*. L'autre agit dans la profondeur des tissus et des organes, dans les capillaires généraux : c'est l'action exercée par l'oxygène sur le sang pour opérer toutes les transformations de matière nécessaires à la nutrition et aux sécrétions, et caractérisée par une double combustion, par la formation d'acide carbonique et d'eau ; c'est une *source de chaleur*. La quantité *réelle* de chaleur dont l'animal peut se servir pour lutter contre les causes extérieures de refroidissement est la différence de l'effet produit par l'action simultanée de ces deux forces. Un des grands avantages de la méthode de M. Boussingault est de fournir, du même coup, les quantités d'hydrogène et de carbone brûlés et en même temps le poids de l'eau éliminée sous forme de vapeur, c'est-à-dire tous les éléments nécessaires pour déterminer la chaleur produite et la chaleur perdue par le jeu des fonctions de l'économie, et arriver à la connaissance de la quantité *réelle* de chaleur dont l'animal peut disposer dans un moment donné de son existence. Dans le chapitre suivant, quand nous calculerons, à l'aide des ressources actuelles de la science, les moyens que l'animal possède pour se mettre en harmonie avec les conditions thermiques du milieu ambiant, et que nous étudierons, dans tous ses détails, l'action des causes réelles qui commandent le degré de sa *température propre*, constante ou variable, dans les divers climats, dans les différentes saisons et sous l'empire de circonstances physiologiques très variées, nous apprécierons l'importance relative et absolue de chacun de ces deux éléments de la question.

Conclusion. — Toute la théorie de la chaleur animale est donc restée contenue dans les termes de la formule si nette énoncée par Lavoisier dès 1789 :

« La machine animale est principalement gouvernée » par trois régulateurs principaux : la *respiration*, qui » consomme de l'hydrogène et du carbone et qui fournit » du calorique ; la *transpiration*, qui augmente ou dimi- » nue suivant qu'il est nécessaire d'emporter plus ou » moins de *calorique*; enfin la *digestion*, qui rend au sang » ce qu'il perd par la *respiration* et la *transpiration*. »

Si, par un effet heureux et inévitable des progrès accomplis par la science depuis plus d'un demi-siècle, les

procédés d'investigation se sont perfectionnés et les *don-*
nées premières indispensables à la solution du problème
sont connues avec plus d'exactitude, la grande vue physiologique de Lavoisier n'en est pas moins restée debout
tout entière. Empruntant une expression employée par
M. Dumas dans une autre circonstance (1), nous dirons :
« Lavoisier est intact, impénétrable ; son armure d'acier
» n'a pas été entamée. » C'est qu'en effet, dans cette
question de la calorification, l'idée mère de Lavoisier comprend tout, résume tout, répond à tout, est la traduction
fidèle de la vérité. En suivant l'animal dans les diverses
phases de sa vie physiologique, nous verrons l'intensité
de la double combustion respiratoire et de l'évaporation
se modifier, partout et toujours, dans le sens prévu par
l'excès de sa température sur celle du milieu ambiant.
Cette dernière étude nous servira à mettre hors de toute
contestation possible la vérité de la doctrine qui place,
dans les phénomènes physico-chimiques de la respiration, les sources de la chaleur animale.

(1) *Leçons sur la philosophie chimique*, Paris, 1836, p. 185.

CHAPITRE V.

INFLUENCE DES CONDITIONS PHYSIOLOGIQUES SUR L'INTENSITÉ DES PHÉNOMÈNES PHYSICO-CHIMIQUES DE LA RESPIRATION ET SUR LA TEMPÉRATURE PROPRE DES ANIMAUX.

L'évaporation et l'action de l'oxygène sur les matériaux combustibles du sang doivent nécessairement se modifier dans la série animale, de manière à rendre compte des différences que nous avons constatées dans la température propre des animaux, suivant les classes et les espèces. Considérées dans un même animal soumis à des conditions physiologiques diverses, ces deux forces doivent subir des variations considérables et se régler dans leur intensité de telle façon que leur résultante, dans chaque cas particulier, marche d'accord avec les différences de température signalées entre les diverses parties de l'être organisé, ou entre l'être organisé lui-même et le milieu ambiant. Ces prévisions de la théorie de la chaleur animale énoncée par Lavoisier sont pleinement justifiées par l'observation directe. Avant de passer à l'exposition des faits recueillis dans cette direction, nous devons montrer comment et dans quelle mesure le degré de température, que la consommation d'une quantité déterminée d'oxygène peut communiquer à un animal, dépend du *poids* de son corps et des *rapports* qui existent entre ce *poids* et l'*étendue de sa surface extérieure*. Ainsi

seulement nous pourrons rendre comparables tous les
éléments de la discussion et préparer les bases d'une
bonne interprétation des phénomènes observés.

D'abord il est évident que, toutes choses égales d'ailleurs, pour élever la température du corps d'un animal
d'un même nombre de degrés au-dessus de celle du milieu gazeux ou liquide qui l'entoure, il faut que l'intensité de la combustion ou la quantité d'oxygène consommée dans un temps donné soit proportionnelle à son
poids. Après avoir évalué la quantité d'oxygène absorbé,
il faut donc, dans chaque expérience, diviser le résultat obtenu par le poids de l'animal lui-même et le nombre d'heures qu'il est resté soumis à l'observation. De
cette manière les phénomènes sont rendus comparables,
parce qu'ils sont ramenés à ce qu'ils auraient été, si l'animal eût pesé *un kilogramme* et si l'expérience eût duré
une heure.

En second lieu, la surface d'un corps quelconque diminue ou augmente moins rapidement que son volume,
et, comme son poids reste toujours proportionnel à son
volume, il en résulte que plus un animal est petit, plus
la surface de son corps est grande par rapport à son
poids. Or, toutes les causes de refroidissement, évaporation, rayonnement, contact du milieu ambiant, agissent
sur et par la surface; un animal offre donc d'autant plus
de prise aux actions réfrigérantes contre lesquelles il
est obligé de lutter que son volume est moins considérable. Par conséquent, pour se maintenir à la même température dans des circonstances extérieures données, il
doit comparativement produire d'autant plus de chaleur

qu'il est plus petit. Tel est aussi le sens dans lequel se prononcent hautement les données fournies par l'expérimentation directe.

M. Letellier (1) a fait une très belle suite de recherches dans le but de déterminer les quantités d'acide carbonique exhalé par les oiseaux et les mammifères; ses résultats sont de nature à mettre en évidence l'influence puissante exercée par le volume des animaux sur l'intensité des combustions nécessaires pour les maintenir à une même température, dans les mêmes circonstances extérieures.

Douze expériences portent sur des tourterelles et des crécerelles du poids moyen de 159^g,1. Douze autres expériences se rapportent à des serins, des verdiers, des moineaux du poids moyen de 28^g,4. La température de l'air était la même dans les deux séries d'expériences; la température des gros oiseaux ne différait pas sensiblement de celle des petits oiseaux : toutes les conditions étaient donc de part et d'autre aussi semblables que possible, excepté le volume des animaux en expérience.

Or, les gros oiseaux ont exhalé :

Par kilogramme et par heure ......   4^g,581 d'acide carbonique.

Tandis que les petits oiseaux ont fourni :

Par kilogramme et par heure...... 13^g,034 d'acide carbonique.

M. Letellier a également expérimenté, à la même tem-

(1) *Ann. de chim. et de phys.*, 3e série, t. XIII, p. 478.

pérature, sur deux cochons d'Inde du poids moyen de
701^{gr},5, et sur deux souris du poids moyen de 14^{gr},9 ;
les résultats sont de même nature.

Tandis que les cochons d'Inde ont fourni :

Par kilogramme et par heure...... 2^{gr},526 d'acide carbonique.

Les souris ont exhalé :

Par kilogramme et par heure...... 16^{gr},711 d'acide carbonique.

M. Regnault, dans son beau travail, est arrivé à des
résultats semblables pour la quantité totale d'oxygène
absorbé par les gros oiseaux et les oiseaux de petite taille.
Son Mémoire contient huit expériences faites sur des
poules du poids moyen de 1414^{gr},231, nourries avec
des graines, et cinq expériences tentées sur de petits
oiseaux soumis à la même alimentation et du poids
moyen de 23^{gr},6.

Les poules ont consommé :

Par kilogramme et par heure.... 1^{gr},148 d'oxygène.

Les petits oiseaux ont consommé :

Par kilogramme et par heure.... 11^{gr},474 d'oxygène.

Quoique obtenus par des procédés très différents, les
résultats de M. Letellier et ceux de M. Regnault s'accordent pour démontrer que, chez des animaux dont la
température propre est sensiblement la même, soumis
d'ailleurs à la même alimentation et à des influences
extérieures identiques, l'intensité de la fonction respiratoire est d'autant plus considérable que le poids ou le

volume de leur corps est plus faible. Ainsi, à mesure qu'il offre plus de prise aux causes de refroidissement, et que, par suite, il est obligé de produire plus de chaleur pour maintenir l'invariabilité de son état thermique, l'animal absorbe une plus grande quantité d'oxygène et brûle une plus forte proportion des matériaux de son sang. Cet accord remarquable de l'expérience et des prévisions théoriques est une des preuves les plus éclatantes de la vérité des idées émises par Lavoisier sur les sources de la chaleur animale.

En ramenant, dans chaque cas particulier, les produits des combustions à ce qu'aurait fourni l'unité de poids de matière animale vivante dans l'unité de temps, en prenant soin d'ailleurs de comparer entre eux des animaux de volume à peu près le même, ou du moins en tenant compte des différences qu'ils présentent sous ce dernier rapport, nous verrons l'intensité des combustions dont l'économie est le siège varier dans le même sens que l'excès de leur température sur celle du milieu dans lequel ils vivent. Pour qu'une comparaison de ce genre fût complète, il faudrait pouvoir tenir compte de l'effet produit par l'évaporation; malheureusement ce dernier élément de la discussion nous fera souvent défaut. Mais, même dans les cas où tous les termes de la question seront connus, il ne faudrait pas s'attendre à trouver, entre l'intensité des combustions respiratoires et les phénomènes de la calorification des animaux, un rapport d'une *exactitude mathématique ;* les problèmes de physiologie ne comportent pas une telle rigueur de solution.

Dans le corps d'un animal, en effet, à côté des viscères, de la chair musculaire et des autres parties vivantes, nous trouvons les poils, les plumes et autres parties mortes qui participent à la température générale de l'être sans contribuer en rien à la production de la chaleur. Lorsqu'on divise la quantité d'oxygène absorbé ou d'acide carbonique exhalé par le poids total de l'animal, pour ramener les phénomènes de combustion aux résultats fournis par l'unité de poids de matière vivante, ces parties réellement mortes entrent forcément dans le calcul et comptent comme si elles étaient vivantes. Cette cause inévitable d'erreur tend à diminuer la valeur réelle de l'intensité des actions physico-chimiques. Et, comme d'ailleurs la proportion de ces parties mortes aux parties vivantes varie considérablement d'un animal à l'autre, l'erreur commise est aussi variable et les résultats ainsi obtenus ne peuvent pas être *rigoureusement et mathématiquement comparables*. En outre, plus le système pileux est abondant, mieux l'animal est protégé contre les influences extérieures, et moins il est exposé à se refroidir. Les animaux à corps nu ou presque nu sont obligés, pour conserver une même température, de produire plus de chaleur que ceux qui sont protégés par d'épaisses fourrures.

Il y a donc, dans la comparaison à établir entre l'élévation de la température propre d'un animal et l'intensité des combustions dont il est le siége, bien des éléments de perturbation dont les effets ne peuvent pas être rigoureusement mesurés ; il faut nécessairement se contenter, dans chaque cas particulier, de tenir compte

du sens dans lequel s'exerce leur influence. Toutes ces
considérations doivent faire comprendre l'extrême com-
plication de la question de physiologie générale dont
nous nous occupons ; cependant, malgré toutes ces difficultés inhérentes au sujet, l'étude des rapports observés, entre la nature des conditions physiologiques ambiantes et l'activité des combustions respiratoires, nous
permettra de prouver, *à posteriori*, que l'action de
l'oxygène absorbé sur les matériaux organiques du
sang est la véritable source de la chaleur animale.

ARTICLE PREMIER.

DES CLASSES ZOOLOGIQUES.

Les oiseaux ont une température propre notable.nent
supérieure à celle des mammifères ; chez eux aussi, la
disposition anatomique du poumon favorise et multiplie,
d'une manière toute particulière, les rapports du sang
veineux et de l'air introduit dans la cavité thoracique.
Les données anatomiques indiquent que, chez les oiseaux,
la fonction pulmonaire doit atteindre le *maximum* d'activité ; ces prévisions ont été pleinement justifiées par
l'étude directe des phénomènes physico-chimiques de la
respiration et surtout par les recherches de M. Regnault.
Nous trouvons, dans son Mémoire, deux séries d'expériences portant sur des animaux très rapprochés les uns
des autres par leur volume, placés dans les mêmes circonstances de température extérieure, et soumis d'ailleurs à une alimentation exclusivement végétale ; les
conditions de l'expérimentation sont donc des deux côtés

aussi semblables que possible, et les seules différences
qui subsistent dépendent de l'organisation même des
animaux mis en observation. Ce sont, d'une part, des
poules nourries avec de l'avoine et du pain, et, d'autre
part, des lapins nourris avec du pain et des plantes
fraîches. M. Regnault a déterminé la quantité totale
d'oxygène absorbé par ces animaux ; il résulte de ses
recherches que :

Le lapin absorbe moyennement,

Par kilogramme et par heure......... $0^{gr},914$ d'oxygène,

Tandis que la poule absorbe moyennement,

Par kilogramme et par heure......... $1^{gr},186$ d'oxygène.

Ces résultats sont d'autant plus exactement comparables que la répartition de l'oxygène absorbé, entre le carbone et l'hydrogène des matériaux du sang brûlés, est la
même dans les deux séries d'expériences.

Chez les lapins, en effet, l'acide carbonique exhalé
contenait les 930 millièmes de l'oxygène absorbé ; les
70 millièmes restant de cet oxygène s'étaient combinés
avec l'hydrogène pour faire de l'eau.

Chez les poules, l'acide carbonique exhalé contenait
les 932 millièmes de l'oxygène absorbé ; les 68 millièmes
restant de cet oxygène s'étaient unis à l'hydrogène pour
faire de l'eau.

Il serait difficile de trouver, sur un point quelconque
de la science, des résultats à la fois plus comparables,
plus nets dans leur signification et plus propres à mettre
dans tout son jour l'intimité des relations qui rattachent

la production de chaleur, chez les animaux, aux phénomènes de combustion en lesquels se résume la fonction
respiratoire.

Après les mammifères et les oiseaux, nous n'avons plus
que des animaux à température variable, dont l'état
thermique absolu est profondément influencé par les
circonstances extérieures. Le travail de M. Regnault contient des résultats bien précieux sur les phénomènes physico-chimiques de la respiration chez certaines espèces
de reptiles, d'articulés et d'annélides. En calculant, à
l'aide des nombres fournis par l'expérimentation directe,
ce que *un kilogramme* de chacun de ces animaux aurait
absorbé d'oxygène en *une heure* de temps, nous trouvons :

	gr.	
Pour la grenouille................	0,085	d'oxygène absorbé.
Pour la salamandre...............	0,085	—
Pour le lézard....................	0,192	—
Pour le hanneton	1,019	—
Pour le bombyx (1° larve à divers âges.	0,899	—
du mûrier... (2° chrysalide	0,242	—
Pour les vers de terre	0,1013	—

Le poids moyen des grenouilles ne s'élevait qu'à
57gr,1 ; celui des salamandres et des lézards à 21 grammes.
Ces animaux, par l'exiguïté de leur corps, étaient donc
fortement exposés aux causes extérieures de refroidissement ; cependant nous voyons que, chez eux, la quantité
d'oxygène absorbé n'a été que le *dixième* de ce que nous
l'avons trouvée chez les lapins et chez les poules. Ces
résultats sont parfaitement d'accord avec ce que nous
avons dit précédemment du peu d'élévation de la tem-

pérature propre de tous les animaux appartenant à la classe des batraciens et des reptiles.

Nous avons vu (page 129) que les insectes ne diffé-raient pas des autres animaux inférieurs par les phéno-mènes de calorification, et que leur température est pro-fondément influencée par celle du milieu ambiant; il doit paraître singulier au premier abord de voir un han-neton et une larve de bombix absorber, à poids égal et dans le même espace de temps, autant d'oxygène qu'une poule ou qu'un lapin. Pour bien comprendre la significa-tion de ces résultats et ne pas s'exposer à leur donner une fausse interprétation, il faut se rappeler comment, toutes choses égales d'ailleurs, les causes extérieures de refroidissement ont d'autant plus de prise sur les ani-maux que leur volume est plus faible. Le poids moyen des hannetons en expérience ne dépassait pas *un gramme*, et celui des larves de bombix était de $1^{gr},6$. En les com-parant à des poules et à des lapins, on les rapproche, en réalité, d'animaux dont le volume est de mille à trois mille fois plus considérable. Dès lors toute anomalie disparaît, et il n'est pas extraordinaire que le rapport du poids de l'oxygène consommé au poids du corps de l'animal soit le même chez les insectes que chez les oiseaux et chez les mammifères. Spallanzani (1) avait rencontré et signalé un fait du même genre; il parle d'une *larve* du poids de quelques grains qui, dans le même temps, absorbait presque autant d'oxygène qu'un *amphibie* mille fois plus volumineux qu'elle.

(1) *Mém. sur la respiration*, p. 69.

Newport, dans son beau Mémoire sur la température des insectes, insiste d'une manière particulière sur les rapports qu'il a constatés entre l'intensité des phénomènes respiratoires et la quantité de chaleur produite. « Lorsque la respiration est accélérée, dit-il, la tempé- » rature est elle-même augmentée ; et, si la respiration » diminue, la température s'abaisse. » — « Une obser- » vation qui est parfaitement en rapport avec les habi- » tudes et la structure anatomique des insectes, c'est » que la quantité de chaleur est beaucoup plus grande » chez les insectes volants que chez les autres. Chez eux, » en effet, les organes respiratoires sont beaucoup plus dé- » veloppés, et ils y introduisent une beaucoup plus forte » proportion d'air. Parmi les insectes terrestres, la pro- » portion de chaleur est la plus grande possible chez ceux » dont les organes respiratoires offrent le plus grand dé- » veloppement, et qui absorbent la plus forte proportion » d'air. » — « Ces faits concordent strictement entre eux » et prouvent que les changements chimiques, éprouvés » par l'air pendant la respiration, sont la source immé- » diate de la chaleur animale. »

MM. de Humboldt et Provençal ont publié (1) un Mémoire très intéressant sur la respiration des poissons. Chez eux, comme chez tous les animaux munis de bran- chies, les phénomènes respiratoires sont, au fond, les mêmes que chez les animaux qui vivent dans l'air ; il y a absorption d'oxygène, combustion des matériaux du sang, formation d'eau et d'acide carbonique qui est exhalé.

____

1) *Mém. de la Société d'Arcueil*, t. II, p. 359.

Le mécanisme de l'échange de gaz est facile à comprendre chez tous les animaux à respiration branchiale. Les eaux courantes ou stagnantes dans lesquelles ils vivent contiennent en dissolution tous les gaz de l'atmosphère, de l'oxygène, de l'azote et de l'acide carbonique. Nous savons en outre que le gaz dissous dans l'eau est plus riche en oxygène que l'air atmosphérique, puisqu'il en contient 33 pour 100, en volume. Cela posé, le sang, qui arrive dans les branchies, riche en acide carbonique, se trouve en contact médiat, à travers une membrane d'une excessive ténuité, avec l'eau ambiante riche en oxygène; les conditions sont donc, au fond, les mêmes que pour les animaux à respiration aérienne. La seule différence consiste en ce que, chez ces derniers, l'oxygène est offert à l'organe respiratoire sous forme gazeuse, tandis que les animaux à respiration branchiale le reçoivent à l'état de dissolution. Par voie d'endosmose et aussi en vertu de l'affinité de l'oxygène pour les globules, le sang cède à l'eau l'acide carbonique qu'il contient en excès et lui emprunte de l'oxygène. Ces résultats généraux sont parfaitement d'accord avec ceux auxquels Spallanzani était déjà parvenu (1).

Ce mode de respiration ne suffit cependant pas complétement aux poissons. M. Sylvestre a démontré, par des expériences très variées (2), que ces animaux ont besoin d'élever de temps en temps leur tête au-dessus de l'eau

(1) Senebier, *Rapports de l'air avec les êtres organisés*, t. I, p. 130-187.

(2) *Bulletin de la Société philomatique*, t. I, p. 17.

pour mettre leurs branchies en contact avec l'atmosphère et respirer l'air directement. Ajoutons enfin que, chez les animaux qui vivent entièrement plongés dans l'eau, toute évaporation est supprimée, et que les causes extérieures de refroidissement se bornent au contact du liquide qui les environne.

D'après les recherches de MM. de Humboldt et Provençal, les poissons absorbent *constamment* de l'azote. Ce résultat, en contradiction avec ce que M. Regnault nous a appris de la respiration chez les autres animaux, aurait besoin de nouvelles confirmations avant d'être définitivement accepté. Ces habiles observateurs ayant négligé d'indiquer le poids des poissons sur lesquels ont porté leurs expériences, il nous est impossible d'établir une comparaison entre la quantité d'oxygène qu'ils consomment dans un temps donné et celle qu'absorbent les mammifères, les oiseaux, les reptiles ou les articulés. Cependant, ils ont obtenu, en opérant sur des tanches, des quantités d'acide carbonique exhalé assez minimes pour nous permettre d'affirmer que, chez les poissons, les phénomènes physico-chimiques de la respiration sont réduits à des proportions excessivement faibles, et marchent parfaitement d'accord avec ce que nous savons du peu d'élévation de leur température propre.

Indépendamment des recherches que nous venons d'analyser, des considérations d'un autre ordre prouvent combien l'absorption de l'oxygène diminue chez les animaux à mesure qu'ils sont plus bas placés dans l'échelle zoologique. Les animaux inférieurs, en effet, résistent beaucoup plus que les autres à l'asphyxie; ils peuvent vivre longtemps, privés de toute espèce de respiration. Des expériences directes ont prouvé que les mollusques continuent à vivre dans de l'air qui ne contient plus que des traces à peine appréciables d'oxygène. Vauquelin (1) a publié un excellent Mémoire dans lequel il a démontré que les insectes et les mollusques respirent de l'oxygène comme les animaux supérieurs et, comme eux, le convertissent en eau et en acide carbonique; que ce gaz leur est nécessaire et que nul autre fluide élastique ne peut servir à leur respiration. En outre, cet observateur, toujours si consciencieux et d'ordinaire si exact, avait cru que les mollusques (limace rouge et limaçon des vignes) jouissent de la propriété de consommer, avant de mourir, la *totalité* de l'oxygène des atmosphères limitées dans lesquelles on les enferme, et avait proposé d'employer ces animaux comme *moyen eudiométrique*. Spallanzani, il est vrai, ne tarda pas à démontrer l'inexactitude de cette dernière assertion, en établissant, par de nombreuses observations, que ces animaux meurent avant d'avoir fait disparaître la *totalité* de l'oxygène ; mais les expériences de Vauquelin n'en prouvent pas moins que les mollusques peuvent continuer à vivre dans une atmosphère contenant des traces à peine appréciables d'oxygène, et que, chez eux, les phénomènes physico-chimiques de la respiration sont très peu intenses.

Ainsi donc, les résultats de l'expérimentation directe portant sur la nature et la quantité des gaz absorbés et

_____

(1) *Ann. de chimie*, t. XII, p. 273.

expirés, et l'analyse des conditions d'existence des animaux appartenant aux diverses classes zoologiques, s'accordent pour nous conduire à une même conclusion. En tenant compte de l'élément perturbateur introduit par le volume absolu du corps de chaque animal et, par suite, de la manière variable dont il est influencé par les causes extérieures de refroidissement, en ayant soin d'ailleurs, dans chaque cas particulier, de ramener les phénomènes à ce qu'ils seraient pour l'unité de poids de matière vivante pendant l'unité de temps, nous sommes en droit de dire que, chez les animaux des diverses classes pris dans des conditions physiologiques semblables, la quantité de chaleur produite par la combinaison de l'oxygène absorbé avec les matériaux du sang, diminuée des effets de l'évaporation, est proportionnelle à l'élévation de leur *température propre*.

ARTICLE II.

DES DIVERSES PARTIES DU CORPS DES ANIMAUX ET DE LEUR SITUATION.

L'observation directe nous a montré (page 102) que chaque partie du corps d'un animal a sa température propre, dont l'élévation dépend de sa distance aux grands centres de la vie de nutrition et de sa position plus ou moins superficielle. Cette inégale répartition de la température est la conséquence nécessaire des variations d'intensité que, suivant les régions de l'économie, éprouvent les sources de chaleur et les causes de refroidissement. Or, tandis que la combustion des matériaux du sang se passe dans la profondeur des tissus et des organes ; l'évaporation, le rayonnement et le contact du milieu ambiant agissent exclusivement à la périphérie. Tout animal est donc placé dans la situation d'un corps dont la chaleur se renouvelle à l'intérieur et s'écoule au dehors par sa surface. Les lois de la conductibilité, d'accord avec les résultats de l'observation directe, veulent qu'en cas pareil, la température des diverses couches successives du corps des animaux soit croissante avec la profondeur de leur situation. Cette inégalité de température est surtout très prononcée dans les corps qui, comme les matières organisées, sont de mauvais conducteurs de la chaleur. Les membres et les divers appendices des animaux ont, chacun en particulier, un volume moindre que le tronc ; ils sont, par ce fait même, exposés à une plus forte déperdition de chaleur, puisqu'ils offrent plus de prise aux causes extérieures de refroidissement. Ajoutons encore que la combustion des matériaux du sang est peu énergique dans le système osseux, à cause de la lenteur de son mouvement nutritif. Ainsi, d'une part, les membres, en raison de leur moindre volume, perdent plus facilement et plus vite leur chaleur ; d'autre part, ils en produisent moins à cause de la prédominance de leur charpente osseuse, surtout vers leurs extrémités ; leur température propre doit donc, comme le prouve l'observation directe, être moins élevée que celle du tronc et aller croissant de leur partie libre à leur racine. Après avoir considéré cette question dans son ensemble, et avoir trouvé la distribution générale de la température conforme aux lois de la physique et aux prévisions de la théorie de la combustion, nous devons poursuivre, jusque dans les moindres détails, l'analyse des faits précédemment exposés (page 102). Cette étude nous fournira les plus fortes et les plus éclatantes confirmations de l'exactitude des grandes vues de Lavoisier.

Les vaisseaux sanguins, artériels et veineux, participent à la température des régions d'où le sang leur arrive, et à celle des parties qu'ils parcourent ; le liquide qu'ils renferment doit, en effet, tendre continuellement à se mettre en équilibre avec les tissus qu'il traverse dans sa course, tantôt leur empruntant, tantôt leur cédant de la chaleur.

Pris dans le cerveau, dans les membres, dans les organes du thorax ou dans ceux de l'abdomen, le sang artériel est partout le même : sa couleur et sa composition ne varient pas. Les artères sont de simples canaux destinés à distribuer le liquide nourricier dans toute l'économie ; entre le cœur et les capillaires, le sang rouge ne fait que se mouvoir plus ou moins vite, sans que ses principes constituants réagissent en aucune manière les uns sur les autres. Mais, à mesure que le sang artériel s'éloigne du cœur, dans quelque direction qu'il chemine, il passe d'une partie plus chaude à une partie plus froide ; il est donc tout simple que les observateurs aient trouvé sa température d'autant moins élevée qu'ils l'ont examiné dans des vaisseaux plus éloignés du centre circulatoire.

Les phénomènes de combustion ne sont localisés nulle part ; ils se passent dans la trame des capillaires généraux, c'est-à-dire dans l'épaisseur de tous les tissus et dans la profondeur de tous les organes. Il n'y a donc

pas dans l'économie un centre unique où se développe **et**
d'où émane la chaleur; mais, dans chaque région **du**
corps, la quantité de chaleur produite dépend de l'activité du mouvement nutritif, et la température d'une
partie quelconque dépend, à son tour, de l'intensité des
combustions dont elle est le siége et de la manière dont
elle est protégée contre les causes extérieures de refroidissement ou exposée à leur action.

A la peau, la chaleur dégagée est sans doute considérable; mais aussi c'est sur cette surface qu'agissent l'évaporation, le rayonnement et le contact du milieu ambiant;
et les tissus sous-jacents, situés à une faible profondeur,
tendent eux-mêmes à se refroidir par voie de conductibilité. Quelle que soit donc leur activité, les combustions accomplies dans les capillaires des parois du tronc,
de la tête et des membres, ne peuvent pas échauffer le
sang qui les traverse : elles ne doivent servir qu'à maintenir la température de ces parties. Ces prévisions de
la théorie sont d'accord avec les résultats de l'observation directe; nous avons vu, en effet, que le sang **des**
veines du cou et des membres traverse des régions **de**
plus en plus chaudes, et acquiert une température de
plus en plus élevée à mesure qu'il se rapproche du tronc;
tandis que le sang artériel, en cheminant du cœur à la
peau, est poussé, par un mouvement centrifuge, vers des
parties de moins en moins chaudes, et va sans cesse se
refroidissant. Nous savons en outre que, aux membres et
au cou, le sang des artères a toujours une température
plus élevée que celle du sang des veines collatérales. Ces
faits n'ont rien qui puisse nous surprendre, puisque, en

un point quelconque de ces régions, pour se mettre en équilibre avec les tissus environnants, le sang veineux leur emprunte de la chaleur, tandis que le sang artériel leur en cède.

Les recherches de M. le professeur Bernard (page 108) nous ont montré, au contraire, qu'au sortir du rein et du foie, le sang veineux a une température supérieure à celle du sang artériel qui se rend à ces organes. Ce fait important est une des plus belles confirmations de la vérité de la théorie des combustions. Dans les capillaires de ces glandes, l'oxygène agit sur les matériaux du sang pour donner naissance à de nombreux produits de sécrétions qui sont tous des résultats de combustions plus ou moins avancées. Les organes, au sein desquels s'effectuent ces réactions chimiques, sont placés profondément et à l'abri de l'évaporation, du contact du milieu ambiant, et du rayonnement. La chaleur, ainsi dégagée, sert à élever la température du sang, et celui-ci, cheminant loin des causes extérieures de refroidissement, sort des capillaires plus chaud qu'il n'y est entré. L'activité et la complexité des fonctions du foie nous expliquent, d'ailleurs, pourquoi l'intérieur des veines sus-hépatiques est la région la plus chaude de l'économie.

Contrairement à l'opinion généralement admise par les physiologistes, l'expérience déjà ancienne de M. Malgaigne et les observations plus récentes de M. Bernard (page 111) ont démontré que le sang des cavités droites du cœur est, chez l'animal vivant, plus chaud que celui des cavités gauches. Ces faits prouvent irrésistiblement qu'en traversant les organes respiratoires, le liquide sanguin se refroidit. Depuis que Spallanzani a démontré que les combustions se passent réellement dans les capillaires généraux, ce résultat, loin de paraître extraordinaire, pouvait et devait même être prévu. Dans le poumon, en effet, le sang laisse échapper de l'azote et de l'acide carbonique sous forme gazeuse, et emprunte à l'air un volume à peu près équivalent d'oxygène; cet échange de gaz ne peut agir en aucune façon sur la température du sang. L'oxygène absorbé, il est vrai, se combine sur place avec les globules du sang; mais cette combinaison est tellement faible, tellement instable, que la chaleur ainsi produite ne doit pas dépasser des proportions complétement négligeables. Dans les capillaires pulmonaires, au contraire, le sang est exposé à deux puissantes causes de réfrigération. D'une part, l'air, au moment où il pénètre dans la cavité thoracique, a toujours une température plus basse que les gaz expirés; la circulation gazeuse des voies respiratoires est donc déjà, pour le sang qui les traverse, une source de déperdition de chaleur. Mais, d'autre part, le poumon est le siége d'une évaporation considérable, et toute évaporation entraîne après elle un refroidissement inévitable. Pour fixer les idées, supposons qu'il s'agisse d'un homme adulte, normalement constitué, placé dans les conditions de la température moyenne et de l'état hygrométrique moyen du climat de Paris.

En admettant, avec M. le professeur Bérard (1), que le volume d'une expiration soit de *un demi-litre*, cet

(1) *Cours de physiologie*, t. III, p. 336.

homme, à raison de 16 inspirations par minute, fera passer, *en une heure*, à travers sa cavité thoracique, 480 litres de gaz. Cet air, inspiré à la température de 10°,8 et à moitié saturation, ne contenait, au moment de son introduction, que 2^{gr},362 de vapeur d'eau. Il est expiré à la température de 38 degrés et complétement saturé; il emporte donc avec lui 21^{gr},985 de vapeur d'eau. Il en résulte que, *en une heure*, l'évaporation pulmonaire a été assez intense chez cet homme pour produire 19^{gr},623 de vapeur d'eau à 38 degrés. En prenant, pour valeur *de la calorie* (1), la quantité de chaleur nécessaire pour élever de *un degré* la température d'*un kilogramme* d'eau distillée, l'évaporation pulmonaire ferait perdre, *en une heure*, au sang qui traverse le poumon,

$$0,019623 \, (38 + 536,215) = 11,268 \text{ calories.}$$

En évaluant, d'après M. le professeur Bérard (2), le poids du sang à 10 kilogrammes, chez un homme bien constitué, l'évaporation pulmonaire suffirait pour abaisser la température de la masse totale du liquide sanguin de 1°,13, dans l'espace d'une heure. Les prévisions de la théorie s'accordent donc avec les observations directes de MM. Malgaigne et Bernard pour démontrer que les phénomènes respiratoires, localisés dans le poumon, sont, pour le sang qui le traverse, une cause puissante et incessante de refroidissement.

(1) Dans les calculs que nous ferons, nous prendrons toujours, pour *unité de chaleur* ou *calorie*, la quantité de chaleur nécessaire pour élever de 1° la température d'*un kilogramme* d'eau distillée.

(2) *Cours de physiologie*, t. III, p. 13.

Les recherches entreprises, par **M. Becquerel**, à l'aide des aiguilles thermo-électriques ont démontré que la température des muscles l'emporte toujours sur celle du tissu cellulaire environnant. Nous n'avons pas besoin d'insister sur la véritable cause de cette différence; elle résulte évidemment de la riche vascularisation et de l'activité de la nutrition du système musculaire.

C'est ici le lieu de rapporter un fait important découvert par M. Becquerel. Expérimentant avec ses aiguilles thermo-électriques, il a constaté (1) que, pendant sa contraction, la température d'un muscle augmente constamment, et peut s'élever à *un* degré au-dessus de ce qu'elle est dans ce même muscle à l'état de relâchement. Or, la contraction a pour effet immédiat d'activer la circulation, de faire, par conséquent, qu'en un temps donné une plus grande quantité de sang passe à travers le tissu et qu'une plus forte somme de chaleur soit produite dans l'intérieur du muscle en expérience. A l'appui de cette observation, nous en citerons une seconde due aussi à M. Becquerel. Dans le cours de ses recherches, il a souvent constaté qu'il suffit de comprimer une grosse artère pour abaisser immédiatement la température des muscles qu'elle alimente. Ce dernier fait est parfaitement d'accord avec les phénomènes de refroidissement constatés par les chirurgiens à la suite de la ligature d'une grosse artère, refroidissement qui, d'ailleurs, disparaît du moment où la circulation capillaire est rétablie.

Dans la période de *rut*, les parties génitales des fe-

(1) *Traité de physique*, t. II, p. 54.

melles des animaux sont congestionnées et traversées, dans un temps donné, par une plus grande quantité de sang qu'à l'état normal. Pendant notre séjour à l'école d'Alfort en 1842, nous avons eu occasion de prendre, comparativement et à la même heure de la même journée, la température de brebis en *rut* et de brebis de même espèce qui ne témoignaient aucune tendance à l'accouplement : toujours nous avons trouvé la température du vagin des premières *à un demi-degré* et même *un degré* au-dessus de celle du vagin des secondes.

Ainsi donc, à la condition de tenir compte de l'action des causes extérieures de refroidissement sur les diverses parties de l'économie en raison de leur volume et de leur position plus ou moins superficielle, et de faire la part de la quantité de chaleur enlevée par l'évaporation, nous trouvons que la température d'une région quelconque du corps d'un animal se maintient toujours d'accord avec la richesse de son système capillaire sanguin, la rapidité de la circulation et l'intensité des réactions chimiques dont elle est le siége.

ARTICLE III.

DE L'AGE ET DU SEXE.

Des matériaux nombreux dont la science s'est successivement enrichie, il est permis de conclure que les animaux parvenus à l'état adulte produisent plus de chaleur et résistent mieux aux causes extérieures de refroidissement que pendant les premières périodes de leur existence. L'influence du sexe a été moins étudiée;

nous ne connaissons d'autre travail entrepris dans cette direction que celui de M. le professeur Martins, cité plus haut (page 96). Il résulte de ses observations que, dans l'espèce canard, la température moyenne des femelles est de 42°,273 et celle des mâles de 41°,962. Ces deux estimations diffèrent très peu l'une de l'autre, elles restent comprises dans les limites d'oscillation compatibles avec ce genre de recherches; tout porte donc à penser que, chez les animaux adultes, le sexe n'a qu'une influence très faible ou même nulle sur leur température propre.

Toutefois, la menstruation crée pour les femmes des conditions d'existence et de nutrition tellement spéciales, qu'il serait au moins imprudent d'étendre trop légèrement cette conclusion à l'espèce humaine. En vue de cette considération, de l'importance de la question et de l'abondance des travaux dont l'homme a été le but et le sujet, nous avons cru devoir consacrer un paragraphe particulier à l'étude comparative de la température et des phénomènes physico-chimiques de la respiration, dans l'espèce humaine.

§ I. — Mammifères et oiseaux.

Edwards [1] a fait une belle étude de la température des mammifères et des oiseaux à des époques très rapprochées de leur naissance; ces recherches ont montré la liaison intime qui existe entre le degré du développement organique de l'être et l'intensité des phénomènes de la calorification.

[1] *Influence des agents phys. sur la vie,* p. 132.

Placés près de leur mère, les jeunes mammifères qui viennent au monde *les yeux fermés*, si rapprochée que soit du moment de leur naissance l'époque à laquelle on les observe, ont et conservent à peu près la même température que les *adultes* de même espèce. Si, au lieu de les laisser en contact avec leur mère, on isole ces jeunes animaux, les résultats changent de nature. Bien qu'on ait soin de leur donner du lait de temps en temps, ces mammifères nouveau-nés, *placés loin de leur mère* dans une chambre dont la température est comprise entre 10 et 20 degrés, se refroidissent très rapidement et, dans l'espace de deux ou trois heures, leur température tombe à 2 ou 3 degrés au-dessus de celle de l'air environnant. Chez le jeune lapin, qui naît *la peau presque nue*, ce refroidissement pourrait être attribué à l'absence de fourrure protectrice ; mais une pareille cause ne peut être invoquée ni pour les jeunes chiens, ni pour les jeunes chats, qui viennent au monde *la peau bien garnie*. D'ailleurs, Edwards a constaté directement que l'abaissement de température se produit malgré le soin pris de compenser l'absence de fourrure par une enveloppe artificielle ; seulement, dans ce dernier cas, le refroidissement est plus lent. Les mammifères qui naissent *les yeux fermés* ne produisent donc pas assez de chaleur, dans les premiers jours qui suivent leur venue au monde, pour résister par eux-mêmes à l'action du milieu ambiant ; ils ne peuvent pas se passer de l'abri que leur prête leur mère et lutter *seuls* contre les causes extérieures de refroidissement ; abandonnés à leurs propres ressources, ils se conduisent comme des animaux inférieurs à *température variable*. D'ailleurs, le besoin qu'ils ont du secours de la mère est d'autant plus impérieux qu'on les observe à une époque plus rapprochée de leur naissance. Bientôt la marche de leur refroidissement se ralentit; peu après ils résistent encore mieux à l'action des agents extérieurs, et conservent une température plus élevée quand on les isole. Enfin, au bout de quinze jours environ, ils ont acquis la faculté de produire assez de chaleur pour vivre isolés et se maintenir à peu près au même degré que les adultes, dans un milieu de température modérée comprise entre 10 et 20 degrés.

Chez les jeunes mammifères, qui viennent au monde *les yeux ouverts*, les choses se passent autrement. Un cochon d'Inde nouveau-né, par exemple, a sensiblement la même température qu'un *adulte* de même espèce, et il ne se refroidit pas quand on l'isole, pourvu que l'air environnant ne soit pas au-dessous de 10 degrés. Ces derniers animaux naissent donc avec la faculté de maintenir par eux-mêmes leur température propre.

Comme le fait très justement observer Edwards, la circonstance d'avoir *les yeux ouverts ou fermés* ne peut exercer aucune influence directe ni indirecte sur la faculté de produire de la chaleur : ce ne peut être qu'un signe indicatif du degré plus ou moins avancé de développement organique atteint par le jeune animal, au moment de sa naissance.

Edwards a étendu ses recherches aux oiseaux et a rencontré, dans l'histoire de leur température, des faits de même ordre. Les moineaux, les éperviers et tous les autres oiseaux qui, comme eux, naissent *sans plumes et dépourvus de la faculté de marcher*, se conduisent comme les mammifères qui viennent au monde *les yeux fermés*. Dans le nid, près de leur mère, ils ont et conservent une température à peu près égale à celle des adultes de même espèce ; mais isolés, et placés *seuls* dans une chambre dont la température est comprise entre 10 et 20 degrés, ils se refroidissent ; leur température tombe très rapidement à 2 ou 3 degrés au-dessus de celle de l'air environnant. Peu à peu, à mesure qu'ils se développent, ils résistent mieux, par eux-mêmes, à l'action des agents extérieurs ; au bout de trois semaines, un mois, ils peuvent vivre *isolés* sans se refroidir, ils sont devenus animaux *à température constante*. Edwards, en étudiant comparativement la température de ces jeunes oiseaux et celle d'adultes de même espèce qu'il avait dépouillés de toutes leurs plumes, a constaté que ce refroidissement ne peut pas être attribué à l'absence de leur enveloppe naturelle.

Au contraire, les oiseaux qui naissent *le corps recouvert d'un épais duvet et avec la faculté de courir au sortir de l'œuf* ne passent pas par cette période de facile refroidissement. Ils naissent au second âge de leur développement ; ils ont accompli le premier avant l'éclosion ; ils viennent au monde capables de maintenir par eux-mêmes leur température propre, dans une atmosphère qui ne s'abaisse pas au-dessous de 10 degrés.

Au moment de leur naissance, les mammifères et les oiseaux se partagent, par le degré de leur développement organique et de leur puissance de calorification, en deux groupes bien distincts. Les uns viennent au monde avec des organes très imparfaits et des fonctions à l'état rudimentaire ; l'assistance incessante de la mère leur est indispensable ; les débuts de leur existence en plein air ressemblent à une continuation de la vie fœtale ; et nous voyons qu'ils sont d'abord incapables de lutter *seuls* contre les causes extérieures de refroidissement. Malgré la place très élevée qu'ils occupent dans l'échelle zoologique, leur *température est momentanément variable* comme celle des animaux inférieurs ; et, tant que leur température reste ainsi *variable*, ils peuvent supporter *impunément* des degrés de refroidissement qui, plus tard, dans l'âge adulte, compromettraient infailliblement leur existence. Les autres, au contraire, ne naissent qu'après avoir parcouru, dans le sein de leur mère, toutes les phases de l'état fœtal ; leurs organes sont plus parfaits, leurs fonctions plus actives ; ils ont moins absolument besoin de secours étrangers ; ils sont animaux à *température constante* dès les premiers moments de leur existence aérienne. Ces études nous montrent à quel point la faculté de produire de la chaleur est subordonnée au degré de perfection de l'organisme, et nous révèlent la nature des causes des différences si notables que nous avons signalées, entre la température propre des animaux supérieurs et celle des animaux inférieurs.

Nous venons de voir que les jeunes mammifères et les jeunes oiseaux peuvent tous, soit dès leur naissance, soit peu de temps après, maintenir leur température constante, dans une atmosphère à 10 degrés ou au-dessus. Observés dans ces circonstances, on serait tenté de les confondre avec des *adultes* de même espèce ; cependant l'expérience nous apprend qu'il n'en est pas ainsi. Edwards a étudié comparativement des animaux adultes, et de jeunes animaux de même espèce qui ne se refroidissaient plus quand on les isolait ; il les a placés les uns et les autres dans des atmosphères artificiellement maintenues à une basse température. Dans une enceinte à 4 degrés, de jeunes pies perdirent, en *une heure*, 14 à 16 degrés de leur température ; tandis que des pies adultes ne se refroidirent que de 3 degrés, dans les mêmes circonstances et dans le même temps. Un résultat identique fut obtenu avec des mammifères ; en *une heure* de séjour dans une enceinte à *zéro*, un cochon d'Inde de *deux jours* se refroidit de 11 degrés, un cochon d'Inde de *un mois* perdit 9 degrés, tandis que la température d'un cochon d'Inde *adulte* ne s'abaissa que de 2°,5. Après tous ces faits, nous pouvons dire avec Edwards :

« En prenant donc une vue générale de toutes ces
» expériences sur les animaux à sang chaud, nous arri-
» vons à cette conclusion que la faculté de produire de la
» chaleur est à son *minimum* à l'époque de leur nais-
» sance et qu'elle s'accroît successivement jusqu'à l'âge
» adulte. »

En même temps que, chez les très jeunes animaux, la puissance de calorification est incomparablement moindre que chez les adultes de même espèce, l'observation et l'expérience nous enseignent que, chez eux aussi, la fonction pulmonaire est moins active et la consommation d'oxygène moins considérable. Buffon a consigné, dans son *Histoire naturelle de l'homme*, une expérience très remarquable éminemment propre à démontrer avec

quelle énergie les mammifères résistent à l'asphyxie, au
moment de leur naissance.

« Je fis, dit-il, il y a environ dix ans, une expérience
» sur de petits chiens ; j'avais pris la précaution de
» mettre la mère, qui était une jeune chienne de l'espèce
» des grands lévriers, dans un baquet rempli d'eau
» chaude, et l'ayant attachée de manière que les par-
» ties de derrière trempaient dans l'eau, elle mit bas
» trois chiens dans cette eau, et ces petits animaux se
» trouvèrent au sortir de leurs enveloppes dans un liquide
» aussi chaud que celui d'où ils sortaient ; on aida la
» mère dans l'accouchement, on accommoda et on lava
» dans cette eau les petits chiens, ensuite on les fit pas-
» ser dans un petit baquet rempli de lait chaud, sans
» leur donner le temps de respirer. Je les fis mettre dans
» le lait au lieu de les laisser dans l'eau, afin qu'ils pus-
» sent prendre de la nourriture s'ils en avaient besoin ;
» on les retint dans le lait où ils étaient plongés, et ils y
» demeurèrent pendant plus d'*une demi-heure*, après
» quoi les ayant retirés les uns après les autres, je les
» trouvai tous trois vivants ; ils commencèrent à respirer
» et à rendre quelque humeur par la gueule ; je les
» laissai respirer pendant une demi-heure, et ensuite on
» les replongea dans le lait que l'on avait fait réchauffer
» pendant ce temps ; je les y laissai pendant une *seconde*
» *demi-heure*, et les ayant ensuite retirés, il y en avait
» deux qui étaient vigoureux et qui ne paraissaient pas
» avoir souffert de la privation de l'air, mais le troisième
» me paraissait être languissant ; je ne jugeai pas à pro-
» pos de le replonger une seconde fois, je le fis porter

» à la mère. Ce petit chien, qui était né dans l'eau, qui
» d'abord avait passé *plus d'une demi-heure* dans le lait
» avant d'avoir respiré, et encore une *autre demi-heure*
» après avoir respiré, n'en était pas fort incommodé, car
» il fut bientôt rétabli sous la mère, et il vécut. Je conti-
» nuai ces épreuves sur les deux autres, qui étaient dans
» le lait ; je les laissai respirer une seconde fois pendant
» une demi-heure environ ; ensuite je les fis mettre de
» nouveau dans le lait chaud, où ils se trouvèrent plon-
» gés pour la troisième fois ; je ne sais s'ils en avalèrent
» ou non ; ils restèrent dans ce liquide pendant *une demi-*
» *heure*, et lorsqu'on les en tira, ils paraissaient être
» presque aussi vigoureux qu'auparavant ; cependant,
» les ayant fait porter à la mère, l'un des deux mourut
» le même jour ; mais je ne pus savoir si c'était par
» accident ou pour avoir souffert dans le temps qu'il
» était plongé dans la liqueur et qu'il était privé de l'air ;
» l'autre vécut aussi bien que le premier, et ils prirent
» tous deux autant d'accroissement que ceux qui
» n'avaient pas subi cette épreuve. Je n'ai pas suivi ces
» expériences plus loin, mais j'en ai assez vu pour être
» persuadé que la respiration n'est pas aussi absolument
» nécessaire à l'animal nouveau-né qu'à l'adulte. »

Des faits du même genre ont été constatés par Legallois. Cet habile physiologiste a cherché combien de temps
les jeunes lapins peuvent vivre sous l'eau à des époques
diverses de leur naissance. Les résultats de ses recherches sont consignés dans le tableau suivant (1) :

(1) *OEuvres de Legallois*, t. I, p. 93.

LAPINS ASPHYXIÉS PAR SUBMERSION.

Age.	Durée de la vie.
1 jour......................	27 minutes.
5 jours.	16 —
10 jours.....................	5 1/2 —
15 jours.....................	4 —
20 jours.....................	3 1/2 —
25 jours.....................	2 3/4 —
30 jours.....................	2 1/2 —

Ces faits démontrent d'une manière incontestable que, chez les mammifères, la résistance à l'asphyxie diminue à mesure que, s'éloignant de l'époque de leur naissance, ces animaux résistent mieux aux causes extérieures de refroidissement et produisent plus de chaleur.

L'expérience de Buffon et celles de Legallois portent sur cette catégorie de mammifères qui naissent les yeux fermés et qui, pendant les quinze premiers jours de leur vie, ne peuvent pas maintenir leur température quand ils sont séparés de la mère. Le tableau de Legallois prouve d'ailleurs qu'à partir du quinzième jour, âge auquel nous savons qu'ils commencent à vivre comme des animaux à température constante, les jeunes lapins ne résistent à l'asphyxie qu'*une* ou *deux minutes* de plus que les adultes de même espèce. Edwards, en reprenant ces recherches (1), a constaté que le cochon d'Inde, à sa naissance, ne résiste guère que *cinq à six minutes* à l'asphyxie par submersion ; tandis qu'il a vu, exceptionnellement il est vrai, les jeunes chiens vivre

____

(1) *Influence des agents phys. sur la vie*, p. 170.

cinquante-quatre minutes sous l'eau (1). Ce fait, rapproché de cette circonstance que le cochon d'Inde appartient à la catégorie des animaux qui, dès leur naissance, ont la propriété de conserver leur température constante, est une preuve évidente de la liaison intime qui existe entre l'activité de la fonction respiratoire et l'intensité de la production de chaleur. Edwards a soumis des oiseaux aux mêmes expériences ; il a trouvé que, en général, la résistance à l'asphyxie est d'autant plus prononcée que l'animal est pris à une époque plus rapprochée de l'éclosion, et que, toutes choses égales d'ailleurs, les oiseaux nés sans plumes vivent sous l'eau beaucoup plus longtemps que les autres.

Les faits précédents suffisent pour démontrer que, dans un temps donné, le jeune animal consomme réellement moins d'oxygène que l'adulte ; cependant il était désirable que l'expérience directe vînt confirmer cette déduction. Edwards a fait, à ce sujet, une série de recherches (2).

Les animaux, placés dans un vase de verre de la capacité *d'un litre* et renversé sur une dissolution de potasse afin d'absorber l'acide carbonique à mesure qu'il était exhalé, étaient maintenus au-dessus du liquide par un diaphragme de gaze. Il commença par expérimenter sur des moineaux de huit jours, c'est-à-dire pris à un âge tel qu'ils se refroidissent quand on les sépare de leur mère ; en moyenne, la quantité d'oxygène con-

(1) *Loc. cit.*, p. 268.
(2) *Loc. cit.*, p. 189.

27.

tenu dans la cloche suffit pour entretenir leur vie
pendant 14 heures 49 minutes 48 secondes. Des moineaux adultes enfermés dans le même vase ne vécurent
que 1 heure 30 minutes. Dans une autre série d'expériences, il compara des moineaux adultes à de jeunes
moineaux plus avancés en âge que les précédents et
pris à cette époque où ils peuvent, seuls et isolés, maintenir leur température propre. Dans ce dernier cas,
l'oxygène de la cloche fut suffisant pour entretenir la vie
des jeunes moineaux pendant 2 heures 39 minutes, tandis que les adultes moururent en 1 heure 32 minutes.
Edwards fait observer que de pareils résultats ne peuvent pas être attribués à la différence de volume des
animaux; car, dans la première série d'expériences, le
volume des adultes n'était que double de celui des jeunes
moineaux, et, dans la deuxième série, le volume était
exactement le même pour les uns et pour les autres.

Le procédé suivi pour les mammifères diffère notablement du précédent. Dans des vases *d'un litre* de
capacité, renversés sur du mercure, Edwards plaça successivement de jeunes chiens âgés de *un* à *deux jours* et
des cochons d'Inde âgés de *quinze jours*. Les chiens
restèrent en expérience pendant 4 heures 49 minutes, et
les cochons d'Inde pendant 1 heure 42 minutes. Au bout
de ce temps, il mesura la quantité d'oxygène consommée
de part et d'autre, et il la trouva sensiblement la même;
d'où résulte que, dans un même espace de temps, les
jeunes cochons d'Inde, quinze jours après leur naissance,
consomment à peu près quatre fois plus d'oxygène que
les jeunes chiens âgés d'un à deux jours, et nous savons

déjà que les cochons d'Inde produisent, dans ces circonstances, beaucoup plus de chaleur que les chiens.

Ainsi, à mesure que les mammifères et les oiseaux s'éloignent de l'époque de leur naissance et avancent vers l'âge adulte, la quantité de chaleur qu'ils produisent augmente graduellement ; la manière dont ils résistent à l'asphyxie, et l'altération qu'ils font subir à une masse d'air confiné se réunissent pour démontrer que, chez eux, les phénomènes chimiques de la respiration suivent la même marche ascendante. En face de la vie si active des jeunes animaux, il paraît singulier de voir les phénomènes chimiques de la respiration avoir, chez eux, moins d'intensité que chez l'adulte. Cette contradiction est plus apparente que réelle. Chez les animaux très jeunes, en effet, ce qui domine c'est l'accroissement de volume et de masse des organes et, par suite, le travail d'assimilation. Ils prennent beaucoup aux aliments pour satisfaire à leur développement, et rejettent peu au dehors. Chez eux donc, l'élimination est au *minimum* et l'assimilation au *maximum*. Or les aliments fournissent des substances qui, pour être assimilées, n'ont pas besoin d'être transformées. Les phénomènes chimiques de la respiration, localisés surtout dans les capillaires, sont des actions oxydantes dont le but principal est de simplifier la molécule organique et même de ramener, dans beaucoup de cas, ses éléments à l'état minéral ; ce sont essentiellement des phénomènes d'élimination, de destruction et d'excrétion. Il est donc tout simple que, chez le jeune animal, ces actions de combustion soient moins intenses que chez un sujet adulte, dont le corps a atteint tout son développement, et qui, n'augmentant pas de poids, détruit nécessairement, par la combustion respiratoire, autant qu'il reçoit par la digestion.

Nous trouvons des faits d'une haute importance dans le Mémoire déjà si souvent cité de M. Regnault. Il résulte, en effet, de ses expériences, que, tandis qu'une *jeune poule* consommait 1^{gr},459 d'oxygène par kilogramme et par heure, une *vieille poule* n'en absorbait que 0^{gr},999 ; de même la consommation moyenne d'oxygène par kilogramme et par heure s'est élevée à 1^{gr},093 pour trois lapins *âgés de quelques mois*, tandis que des lapins *plus vieux* n'en absorbaient que 0^{gr},883. Ces résultats ne contredisent en aucune façon ceux que nous avons précédemment exposés ; car évidemment, dans les recherches de M. Regnault, il ne s'agit que d'animaux déjà parvenus *à l'âge adulte*, tandis que, dans celles de Buffon, Legallois et Edwards, les animaux étaient pris à une période moins avancée de leur vie.

Dans les premiers temps qui suivent la naissance, nous avons vu la production de chaleur et l'absorption d'oxygène augmenter à mesure que l'animal avance en âge. Les faits de M. Regnault prouvent que ce mouvement ascensionnel se continue jusqu'à l'établissement de l'état adulte confirmé, et qu'ensuite les phénomènes physico-chimiques de la respiration suivent une marche inverse. Tous ces résultats établissent d'une manière incontestable que l'époque de la plus forte consommation d'oxygène coïncide avec celle où le corps de l'animal a atteint son développement complet, et qu'à partir de ce moment, la fonction respiratoire est d'autant plus faible, qu'on l'examine à un âge plus rapproché des deux extrêmes de la vie. La production de chaleur doit suivre une marche parallèle. Déjà nous avons vu que les observations faites sur les jeunes mammifères et les jeunes oiseaux, dans les premiers temps de leur existence, s'accordent avec ces prévisions de la théorie de Lavoisier ; en est-il de même pour l'animal qui a franchi l'époque du plus grand développement de ses forces physiques et s'achemine vers la vieillesse ? Les observations nécessaires pour répondre à cette dernière question n'ont encore été faites que sur l'homme ; les faits recueillis dans cette direction, quoique peu nombreux, sont de nature à démontrer que, *à une époque quelconque de la vie*, la solidarité la plus intime ne cesse jamais d'exister entre la production de la chaleur et les phénomènes physico-chimiques de la respiration.

§ II. — Animaux inférieurs.

Avant de passer à l'étude de l'homme, il nous semble utile de rapporter ici quelques bonnes observations relatives à la température et aux phénomènes physico-chimiques de la respiration des insectes considérés à leur état parfait et sous les diverses formes qui le précèdent. Newport a vu la température propre d'une *larve* de hanneton varier entre 0°,05 et 0°,33, tandis que celle d'un hanneton *parfait au repos* était de 1°,77. M. Dutrochet a trouvé 0°,04 pour la température propre d'une *larve* de hanneton, et 0°,25 pour celle d'un hanneton *parfait au repos*. Le même observateur a constaté que la température propre d'une *larve* de sphinx *stellatarum*, à une époque

éloignée de la métamorphose, ne s'élevait qu'à 0°,11,
tandis que celle de l'insecte *parfait au repos* était de 0°,29.
Enfin M. Dutrochet a trouvé une *nymphe* de sphinx du
tilleul à 0°,34, tandis que la *chenille* du même animal, au
moment de la métamorphose, avait 0°,43 de température
propre.

« Pendant l'état de *larve*, dit Newport, l'appareil de la
» respiration est plus faible que dans l'insecte *parfait*, si
» on le compare au volume du corps, aussi avons-nous
» vu que la *larve* possède une température propre plus
» basse... Dans la *chrysalide*, les organes respiratoires
» sont plus vastes que dans la *larve*, mais, les conditions
» physiologiques de l'animal étant inférieures, la respi-
» ration est sans énergie. »

En ramenant les phénomènes à ce qu'ils auraient été
pour un kilogramme de matière animale vivante et une
heure de temps, les belles recherches de M. Regnault
prouvent que :

Les chrysalides de ver à soie ont absorbé
    moyennement...................... 0^{gr},242 d'oxygène.
Les chenilles de ver à soie à divers états de
    développement................... 0^{gr},899   Id.
Et les hannetons parfaits............ 1^{gr},019   Id.

Toutes ces observations s'accordent donc pour prouver
que, chez les animaux inférieurs, comme chez les mammifères et les oiseaux, il y a toujours un rapport direct
entre l'intensité de la puissance de calorification et l'activité des phénomènes physico-chimiques de la respiration.

§ III. — Espèce humaine.

Placé dans un lieu à température douce, protégé d'ailleurs par ses vêtements, l'enfant nouveau-né vit très bien séparé de sa mère, et maintient par lui-même sa température sans secours étranger. Venant au monde les yeux ouverts, l'enfant se conduit donc comme les jeunes mammifères parvenus au même degré de développement à l'époque de leur naissance, cependant sa température propre n'est pas encore aussi élevée qu'elle le sera plus tard. Edwards a constaté que les jeunes mammifères qui naissent les yeux ouverts ont une température inférieure de 1 ou 2 degrés à celle de leur mère. Ses expérimentations sur les nouveau-nés lui ont fourni les mêmes résultats. Chez vingt adultes (1), la température varia entre 35°,5 et 37°, la moyenne fut de 36°,12 ; chez dix enfants bien portants, âgés de quelques heures à deux jours, la température varia entre 34° et 35°,5, la moyenne ne s'éleva qu'à 34°,75. D'après M. Despretz (2), la température moyenne de neuf hommes âgés de trente ans étant de 37°,4, celle de trois enfants mâles âgés d'un à deux jours ne s'éleva qu'à 35°,06. M. Roger (3) a fait sur ce sujet des recherches très étendues et très intéressantes. Il a constamment pris la température des enfants dans le *creux axillaire* ; il résulte de ces observations que :

(1) *Infl. des agents phys. sur la vie*, p. 235.
(2) *Ann. de chim. et de phys.*, 2ᵉ série, t. XXVI, p. 338.
(3) *De la température chez les enfants*. Paris, 1844.

1° Chez neuf enfants naissants, dans la première demi-heure de leur existence aérienne,

La température moyenne était de............ 36°,14
La température *maximum*................... 37°,75
La température *minimum*................... 35°,25

Chez un de ces enfants la température s'éleva à 37°,75, mais il fut examiné dans la première minute qui suivit sa naissance; il est probable qu'il participait encore à la température de l'utérus de la mère.

2° Chez 33 enfants nouveau-nés, âgés de un à sept jours,

La température moyenne était de............ 37°,08
La température *maximum*. .... 39°,00
La température *minimum*................... 36°,00

Dans ces 33 observations, la température des enfants s'éleva trois fois à 38 degrés et une fois à 39 degrés. Ces chiffres nous paraissent un peu trop forts pour l'état physiologique. M. Roger est lui-même frappé de ces résultats, et cependant il affirme que la santé de ces enfants était parfaite; nous nous demandons si la manière dont ils étaient emmaillottés dans leurs langes n'avait pas pu déterminer accidentellement une élévation anormale de la température du creux axillaire. Quoi qu'il en soit, la température de ces 33 enfants s'est répartie ainsi qu'il suit :

Pendant le 1ᵉʳ jour après la naissance, température moyenne. 36°,85
Pendant le 2ᵉ   —   —   37°,21
Pendant le 3ᵉ   —   —   36°,55
Pendant le 4ᵉ   —   —   37°,08

Pendant le 5ᵉ jour après la naissance, tempér. moyenne.   37,30

Pendant le 6ᵉ   —   —   37,08

Pendant le 7ᵉ   —   —   37,75

3° Chez treize enfants âgés de quatre mois à six ans inclusivement :

La température moyenne était de.   37,11

La température *maximum*.   37,75

La température *minimum*.   36,75

4° Chez douze enfants ayant plus de six ans et quatorze ans au plus :

La température moyenne était de.   37,31

La température *maximum*.   37,75

La température *minimum*.   37,00

Les recherches de M. Roger s'accordent avec celles d'Edwards et de M. Despretz pour prouver que les enfants, dans les premiers temps qui suivent leur naissance, ont une température moins élevée que celle qu'ils atteindront plus tard. Mais il résulte, en outre, des observations précédentes un fait important. Nous voyons, en effet, que la différence entre la température *maximum* et la température *minimum* est beaucoup plus élevée, dans les premiers jours qui suivent la naissance, que dans la première enfance, et, dans celle-ci, que dans la seconde enfance. Nous pouvons en conclure que, toutes choses égales d'ailleurs, la température des enfants est d'autant plus influencée par celle du milieu ambiant, et que leur puissance de calorification est d'autant plus faible, qu'on les observe à une époque plus rapprochée de leur naissance. Cette circonstance est de nature à rendre

compte de la différence qui existe entre les résultats de
M. Roger et ceux de ses prédécesseurs. L'hygiène des hôpi-
taux ne cesse de faire des progrès, et les enfants nouveau-
nés observés par M. Roger étaient certainement dans de
meilleures conditions que ceux qui, de 1820 à 1824, ser-
virent aux recherches d'Edwards et de M. Despretz.
D'ailleurs, et ce fait a une grande importance, M. Roger
a constaté que, à cette époque de la vie où les influences
extérieures peuvent encore si profondément modifier
l'état thermique des enfants, les plus vigoureux et les
mieux constitués d'entre eux présentent toujours une
température supérieure à celle des sujets dont la com-
plexion est moins forte.

Nous devons à Edwards une observation très intéressante qui démontre à quel point la température des enfants dépend du degré de leur développement organique;
chez un *nouveau-né* bien portant du reste, bien emmail-
lotté et placé devant un bon feu, mais venu au monde
avant terme, *à sept mois*, le thermomètre placé dans le
creux axillaire ne s'éleva qu'à 32 degrés. D'ailleurs, l'observation de tous les jours nous apprend que, pour empêcher les très jeunes enfants de se refroidir, il est nécessaire de les entourer de soins continuels. Ainsi, des
notions empruntées à l'hygiène comme des résultats de
l'expérimentation directe découle cette conclusion que,
chez l'homme, la faculté de produire de la chaleur est
moindre, dans les premiers temps de la vie, qu'à l'état
adulte.

A l'autre extrême de la vie, dans la vieillesse, la température de l'homme présente des phénomènes qui mé-

ritent aussi de fixer notre attention. D'après les recherches d'Edwards, la température des vieillards est
inférieure à celle des adultes : chez les sexagénaires,
elle varie entre 35 et 36 degrés ; chez les octogénaires,
entre 34 et 35 degrés. Ces faits sont sensiblement d'accord avec les résultats obtenus par M. Roger, qui, chez
sept vieillards compris entre soixante-douze et quatre-
vingt-quinze ans, a trouvé :

La température moyenne à.   36,23
La température *maximum* à 37 00
La température *minimum* à.   35,50

Contrairement à ces deux observateurs, M. Despretz a
fixé, ainsi qu'il suit, la température de l'homme à divers
âges :

A 18 ans.   36,99
A 30 ans.   37,14
A 68 ans.   37,13

De pareilles divergences sont très regrettables, et
pourraient faire douter sérieusement de la réalité et de
la nature de l'influence de la vieillesse sur la température
de l'homme, si un travail de J. Davy (1) ne nous en donnait pas l'explication. Dans le Westmoreland, il a pris
neuf fois, sous la langue, la température de vieillards bien
portants, âgés de quatre-vingt-sept à quatre-vingt-quinze
ans. Au moment de l'observation, ils étaient assis au
coin de leur feu, dans une chambre dont l'air s'est constamment maintenu entre 11°,1 et 15°,5. La température

____

(1) *Ann. de chim. et de phys.*, 3ᵉ série, t. XII, p. 178.

de ces vieillards a oscillé entre 36 degrés et 37°,5; la
moyenne s'est élevée à 36°,7. On peut donc affirmer que,
chez les vieillards placés dans de bonnes conditions de
santé, et sous l'influence d'une chaleur extérieure douce et
modérée, la température du corps ne diffère pas beaucoup
de celle de l'adulte, mais lui est pourtant un peu inférieure; nous avons vu, en effet, précédemment que J. Davy,
d'après ses recherches propres, ne porte cette dernière
qu'à 37°,30, à la racine de la langue. Mais si, quand ils
sont convenablement protégés contre les causes extérieures de refroidissement, les vieillards se conduisent
à peu près comme des hommes d'âge moyen, il n'en est
plus de même lorsque la température extérieure s'abaisse
autour d'eux ou lorsque leurs vêtements sont insuffi-
sants. Chez un vieillard de quatre-vingt-huit ans observé
par Davy, le thermomètre placé sous la langue marquait
37°,5 dans une chambre dont la température était de
15°,5; la chambre s'étant refroidie à 12°,8, le thermomètre placé sous la langue ne marqua plus que 36°,6,
et enfin le thermomètre s'abaissa à 35°,5 lorsque l'air
extérieur tomba lui-même à 6°,7. A Ceylan, J. Davy a
fait des observations de même genre : un vieillard de
cent ans accomplis, placé hors de son habitation et très
légèrement vêtu, se plaignait d'une *sensation de froid*,
bien que la température extérieure fût de 22°,8; le thermomètre ne marquait que 35 degrés sous sa langue, et
33°,7 sous son aisselle. Les recherches de J. Davy, en
faisant connaître à quel point la température des vieillards est influencée par l'état thermique du milieu ambiant, ont donné l'explication des divergences que nous

avons signalées entre les résultats d'Edwards et de
M. Roger et ceux de M. Despretz.

De tous ces faits, il est permis de conclure que, dans
l'enfance et dans la vieillesse, l'homme résiste moins
énergiquement aux causes extérieures de refroidissement,
et produit en réalité moins de chaleur que dans la jeu-
nesse et dans l'âge moyen.

Nous ne connaissons pas de séries d'expériences instituées dans le but d'apprécier l'influence du sexe sur
température de l'homme. De pareilles recherches, pour
conduire à des résultats de quelque valeur, devraient
reposer sur des nombres considérables de faits bien observés ; le meilleur procédé à employer serait celui
dont s'est servi J. Davy pour les vieillards. En appré-
ciant ainsi comparativement, chez des hommes et chez des
femmes de même âge, les modifications imprimées à leur
température par des circonstances extérieures déterminées, on arriverait à connaître les rapports qui existent
entre le sexe et la résistance aux causes de refroidissement. En l'absence d'expériences directes, nous ne pouvons invoquer que des observations faites par quelques
voyageurs dans des conditions toutes spéciales. La nuit,
quand on traverse à cheval les hauts cols des montagnes,
l'influence du froid se fait sentir très fortement et se traduit par une sorte d'engourdissement très difficile à
combattre, auquel on ne s'abandonne pas sans danger. Toutes les relations d'ascensions de ce genre s'accordent pour dire que les femmes sont plus exposées
que les hommes à éprouver cette espèce de torpeur. Ce
fait suffit pour démontrer que, toutes choses égales d'ail-

leurs, la femme oppose moins de résistance que l'homme aux causes extérieures de refroidissement, et, par suite, jouit à un moindre degré de la faculté de produire de la chaleur.

Travaux de Lavoisier. — Lavoisier a fait des expériences directes pour déterminer la quantité d'oxygène consommé et en même temps les proportions de carbone et d'hydrogène brûlés par l'homme; le résultat de ses recherches est publié dans un beau-Mémoire sur la respiration, dont nous avons déjà eu bien souvent occasion de parler (1). Pour donner plus de clarté au langage, nous substituerons les nouvelles unités de capacité et de poids à celles dont il s'est servi. Toutes ces expériences ont été faites sur son collaborateur Séguin; il en résulte que (2) :

1° Un homme *au repos* et *à jeun*, par une température extérieure de 32°,5, consomme par heure 24^{lit},002 d'oxygène;

2° Un homme *au repos* et *à jeun*, par une température extérieure de 15 degrés, consomme par heure 26^{lit},660 d'oxygène;

3° Un homme, *pendant la digestion*, consomme par heure 37^{lit},689 d'oxygène;

4° Un homme *à jeun*, pendant qu'il accomplit le travail nécessaire pour élever, en quinze minutes, un poids de 7^{kil},343 à une hauteur de 199^{m},776, consomme par heure 63^{lit},477 d'oxygène;

(1) *Mém. de l'Acad. des sciences*, 1789, p. 567.
(2) *Loc. cit.*, p. 575.

5° Un homme, *pendant la digestion*, accomplissant le travail nécessaire pour élever, en quinze minutes, un poids de 7^{kil},343 à une hauteur de 211^m,146, consomme par heure 91^{lit},248 d'oxygène.

Nous reviendrons plus tard sur ces résultats remarquables, qui traduisent si nettement l'influence exercée, sur l'intensité des phénomènes physico-chimiques de la respiration, par les diverses conditions de température extérieure, d'abstinence, de repos ou de mouvement. Nous ne voulons insister ici que sur les déterminations, fournies par Lavoisier lui-même, des proportions de carbone et d'hydrogène converties en acide carbonique et en eau, pendant la respiration. Ici nous avons dû faire subir une correction aux calculs qu'il a employés : pour lui, 100 parties en poids d'acide carbonique contenaient 72 parties d'oxygène et 28 de carbone, 100 parties en poids d'eau contenaient 85 parties d'oxygène et 15 d'hydrogène. Si la composition de l'acide carbonique est à très peu près exacte, il n'en est pas de même de celle de l'eau. Nous avons dû, tout en admettant avec Lavoisier que l'oxygène absorbé est tout entier employé à faire de l'acide carbonique et de l'eau, et, en adoptant les nombres que l'expérience lui a donnés, nous servir de la véritable composition de l'eau pour calculer l'hydrogène brûlé. Cela posé, Lavoisier annonce (1) que, chez l'homme pris dans les conditions ordinaires de son existence, la respiration fournit les résultats suivants :

____

(1) *Mém. de l'Acad. des sciences*, 1789, p. 577.

	gr.
Consommation d'oxygène par heure...	42.225
Exhalation d'acide carbonique par heure....	47.803

Il résulte de là que les effets produits par la respiration chez l'homme, en une heure de temps, se traduisent ainsi :

			gr.	gr.
Oxygène absorbé, 42gr.225	Acide carbonique exhalé 47gr.803	Oxygène........	34.765	
		Carbone brûlé...........		13.038
	Eau produite 8gr.393	Oxygène........	7.460	
		Hydrogène brûlé.........		0.933
	Oxygène absorbé en une heure de temps...		42.225	

Nous devons signaler ici une très remarquable vérification de l'exactitude des résultats précédents. M. Regnault a trouvé que, chez les chiens nourris exclusivement avec *de la viande*, le rapport de la quantité d'oxygène contenu dans l'acide carbonique exhalé à la totalité de l'oxygène consommé est de 0,745, et que ce rapport s'élève à 0,928 chez les chiens nourris avec une pâtée faite avec *du pain et des corps gras*. L'homme, en sa qualité d'*omnivore*, doit nécessairement fournir des résultats intermédiaires aux deux précédents : et, en effet, le tableau des évaluations de Lavoisier nous donne 0,823 pour la valeur de ce même rapport. Nous verrons plus tard que la quantité de carbone brûlé par l'homme est la même que celle que nous ont fournie, en 1843, des recherches faites en commun avec M. le professeur Andral.

En 1797, on publia un dernier volume de la collection des Mémoires de l'Académie des sciences sous ce titre : *Mémoires de l'Académie des sciences, année* 1790, *tirés des registres de cette académie.* Ce volume contient un travail de Lavoisier et Séguin sur la transpiration de l'homme, dans lequel on donne, pour les quantités de carbone et d'hydrogène brûlés, des nombres qui diffèrent notablement des précédents. Ce Mémoire, lu dans la séance du 14 avril 1790, se compose de deux parties bien distinctes : l'une, consacrée aux phénomènes chimiques de la respiration, est une analyse rapide, un véritable extrait du Mémoire de 1789, et ne contient *aucune détermination nouvelle;* l'autre expose les résultats de recherches faites avec Séguin pour mesurer la quantité d'eau évaporée sur les surfaces cutanée et pulmonaire. On trouve, dans ce Mémoire, de très belles pages évidemment sorties de la plume de Lavoisier ; la quantité d'oxygène consommé en vingt-quatre heures est empruntée au Mémoire de 1789 ; le calcul de la détermination des éléments des pertes effectuées, en vingt-quatre heures, par le poumon et par la peau, repose sur des principes incontestables, mais les détails en sont inadmissibles. D'abord, la quantité d'oxygène consommé en vingt-quatre heures excède de $25^{g},53$ la somme de l'oxygène employé à faire de l'eau et de l'oxygène combiné avec le carbone, ce qui est en contradiction avec la donnée première qui sert de point de départ. En second lieu, contrairement à toutes les analyses de Lavoisier, l'acide carbonique contiendrait, d'après ce Mémoire, 32,85 de carbone pour 100. Enfin, la proportion d'oxygène combinée avec l'hydrogène est presque *double* de la proportion d'oxygène employée à brûler le carbone. Ce partage de l'oxygène absorbé entre les éléments

combustibles du sang est en contradiction flagrante
avec les résultats contenus dans les Mémoires de 1785
et 1789, avec tous les travaux de Lavoisier sur la respiration, avec toutes les incertitudes qu'il avait traversées et toutes les difficultés d'analyse qu'il avait surmon-
tées avant d'admettre et de démontrer que l'acide
carbonique exhalé ne renferme pas la *totalité* de l'oxygène consommé. Ces erreurs de détail, rapprochées de
cette circonstance que le Mémoire de 1790 n'a été réellement imprimé que trois ans après la mort de Lavoisier,
prouvent qu'il n'a pas été livré au public tel qu'il était
sorti de sa plume. Le Mémoire de 1789 nous paraît devoir être considéré comme la dernière et la plus haute
expression des idées de Lavoisier sur les phénomènes
physico-chimiques de la respiration. Quant à celui de
1790 et à un second travail sur la transpiration inséré
dans la troisième édition de son *Traité de Chimie* (1801),
nous pensons qu'on ne doit les consulter qu'avec une
très grande réserve : Séguin, en les portant à la connaissance du public, a certainement et fatalement usé de
sa position de collaborateur pour faire passer, sous le
nom de Lavoisier, des idées qu'il n'est pas permis de lui
attribuer. De ce nombre est la prétendue exsudation
d'hydrogène carboné à la surface des bronches ; emprunt
malheureux fait à la doctrine de Crawfort par un collaborateur maladroit qui croyait compléter la théorie de
Lavoisier, et ne s'apercevait pas qu'il lui imputait gra-
tuitement une pensée erronée, en contradiction avec les
principes fondamentaux du beau Mémoire de 1789.

Recherches de Goodwyn et de Menzies. — Hallé

nous a donné la traduction d'un travail de Goodwyn, publié à Londres en 1789, sous ce titre : *La connexion de la vie avec la respiration*. Le physiologiste anglais s'y occupe de la respiration de l'homme et déduit de ses expériences les conclusions suivantes : 1° dans chaque inspiration, un homme introduit dans le poumon de $0^{lit},196$ à $0^{lit},230$ d'air atmosphérique; 2° dans chaque inspiration, l'air cède une proportion d'oxygène égale aux 13 centièmes de son volume, et le sang rend 14 pour 100 d'acide carbonique, en volume; 3° dans chaque inspiration, une proportion d'oxygène, représentant les 2 centièmes de l'air introduit dans la poitrine, est fixée par le sang et ne se retrouve pas dans l'acide carbonique exhalé; 4° l'azote n'est ni absorbé ni exhalé pendant la respiration. Goodwyn, en inspirant plusieurs fois successivement une quantité déterminée d'air, a prouvé qu'à chaque inspiration, il y a une nouvelle absorption d'oxygène et une nouvelle exhalation d'acide carbonique. Enfin, il a fait de bonnes expériences pour prouver que le changement de couleur du sang dans le poumon est dû à l'action de l'oxygène absorbé.

En même temps, Hallé a publié la traduction d'une *Dissertation* du docteur Menzies sur la respiration, imprimée à Édimbourg en 1796. L'auteur a cherché aussi à déterminer la quantité d'air introduit dans le thorax par une inspiration ordinaire. Conformément à ce qui avait déjà été dit par Jurin, il fixe cette valeur à $0^{lit},655$; le nombre des inspirations étant pour lui de 18 par minute, il en résulte qu'un homme, en *une* heure, inspire $707^{lit},4$ d'air. Et comme d'ailleurs ses expériences lui ont indiqué que

l'air chassé du poumon contient 5 pour 100 d'acide carbonique, il en conclut qu'un homme expire, par heure,
35^{lit},37 d'acide carbonique. Cette estimation est évidemment trop élevée ; les résultats de Lavoisier et ceux qu'ont
obtenus depuis les meilleurs observateurs prouvent que
la quantité d'acide carbonique, expiré en *une heure* par un
homme adulte et bien constitué, ne dépasse certainement
pas 25 litres. Cette circonstance nous dispense de discuter les calculs auxquels se livre Menzies, à la fin de son
Mémoire, pour déterminer la quantité de chaleur produite par la respiration.

Recherches de H. Davy. — Dans ses recherches relatives à la respiration de l'oxyde nitreux et d'autres gaz
par les animaux, Humphry Davy s'est occupé de la respiration de l'homme (1). Opérant sur lui-même, il exécutait des inspirations successives dont le volume s'élevait
à 0^{lit},213 et le nombre à 26 par minute ; il résulte de
20 expériences qu'en moyenne :

		lit.
1°	Il absorbait par heure.....	30,654 d'oxygène.
2°	Il exhalait par heure......	28,099 d'acide carbonique.
3°	Il absorbait par heure. ...	5,109 d'azote.

L'acide carbonique contenant un volume d'oxygène
égal au sien, il disparaissait donc, par heure, 2^{lit},755
d'oxygène qui se combinaient avec l'hydrogène du sang.

Dans une autre série d'expériences faites sur lui-
même, après avoir vidé complétement son poumon, il
fit une expiration forcée, et aspira ainsi 2^{lit},673 d'air.
Il répéta cette manœuvre 19 fois, en *une minute*, sur *le*

<hr>

(1) *Biblioth. britannique*, 1802, t. XXI, p. 241.

même gaz. En comparant la composition de l'air avant et après l'opération, et en étendant les résultats à ce qu'ils auraient été en une heure, on trouve que, dans cette série d'expirations forcées portant sur une même masse de gaz :

		lit.	
1°	Il aurait absorbé en une heure...	19,060	d'oxygène.
2°	Il aurait exhalé en une heure....	15,523	d'acide carboniq.
3°	Il aurait absorbé en une heure...	5,305	d'azote.

Il aurait donc disparu en une heure 3^{lit},537 d'oxygène qui, ne se retrouvant pas dans l'acide carbonique, se seraient combinés avec l'hydrogène du sang.

Dans cette seconde série d'expériences, les quantités d'oxygène absorbé et d'acide carbonique exhalé ont été moindres que dans la première. Ce résultat était facile à prévoir : dans le premier mode, en effet, il passait par le poumon 5^{lit},538 d'air, par minute; tandis que, dans le second, la respiration n'agissait, pendant le même temps, que sur 2^{lit},673 d'air.

De ses expériences sur les souris, Davy conclut que, chez ces animaux comme chez l'homme, *l'absorption d'azote est constante*.

Enfin Davy a constaté, sur lui-même et sur des souris, que, lorsqu'on remplace l'air atmosphérique par de *l'oxygène pur*, l'exhalation d'acide carbonique et la consommation d'oxygène deviennent notablement moindres qu'à l'état normal.

Quelque imposante que soit l'autorité du grand nom de H. Davy, ces résultats ne peuvent pas être acceptés sans examen. Déjà Lavoisier avait annoncé que, dans l'oxygène pur, la quantité d'acide carbonique exhalé par les animaux n'est ni plus ni moins considérable que dans l'air atmosphérique ; M. Regnault, reprenant cette question, a démontré que les exhalations et les absorptions gazeuses effectuées à la surface du poumon restent identiquement les mêmes, quelque considérable que soit la proportion d'oxygène dans l'air respiré. En second lieu, après les expériences de Spallanzani, de Dulong, d'Edwards, de M. Despretz, les recherches si rigoureuses de M. Regnault et les résultats fournis par les analyses de M. Boussingault, il n'est pas possible de conserver le moindre doute sur le fait de l'*exhalation constante* de l'azote, chez les animaux pris dans des conditions physiologiques de santé et d'alimentation. Sur les points les plus importants de la question, les recherches de H. Davy contiennent donc des assertions en contradiction flagrante avec les résultats les mieux établis ; elles ne nous paraissent pas mériter la confiance dont quelques physiologistes les ont entourées.

Recherches d'Allen et Pepys. — Allen et Pepys ont publié, dans les *Transactions philosophiques* pour 1808, 2ᵉ partie, un travail très étendu sur les phénomènes de la respiration considérée chez l'homme ; leur mémoire a été aussi publié dans la *Bibliothèque britannique* (1). Nous nous contenterons de donner ici les principales conclusions que les auteurs eux-mêmes ont tirées de leurs recherches.

1° La quantité d'acide carbonique exhalé est *exactement*

_____

(1) *Biblioth. britann.*, 1809, t. XLII.

égale en volume à celle de l'oxygène absorbé ; il n'y a donc pas lieu de conjecturer qu'il se forme *de l'eau*.

2° L'air atmosphérique, entré dans les poumons, en ressort chargé de 8,5 pour 100 d'acide carbonique, en volume.

3° Un homme de taille moyenne, âgé de trente-huit ans, dont le pouls donne environ 60 pulsations par minute, expire en *une heure* 21^{lit},642 d'acide carbonique ; et, par conséquent, absorbe un égal volume d'oxygène. — Il est évident que la quantité d'acide carbonique produit, dans un temps donné, doit beaucoup dépendre des circonstances sous l'influence desquelles la respiration s'exécute.

4° Le sujet soumis aux expérimentations faisait 19 inspirations par minute ; le volume d'une inspiration facile et naturelle était de 0^{lit},270.

5° Pendant la respiration, il ne se dégage ni *hydrogène*, ni *aucun autre gaz* que l'acide carbonique.

6° Dans un temps donné, l'homme exhale plus d'acide carbonique quand il respire de l'oxygène pur que quand il se sert d'air atmosphérique.

Les travaux de H. Davy, et ceux d'Allen et Pepys n'ont donc en rien contribué à éclairer la question des phénomènes physico-chimiques de la respiration. Le premier, en insistant sur une prétendue absorption d'azote, les seconds en niant la combustion de l'hydrogène, tendaient à engager la physiologie dans une fausse voie, et à jeter des doutes fâcheux que rien ne justifie sur la valeur des idées si nettes, si simples et si vraies introduites dans la science par les travaux de Lavoisier.

Recherches de M. Dumas. — En 1820, M. Dumas entreprit sur la respiration un grand travail qui n'a jamais été terminé. Il a publié plus tard (1) les résultats qu'il avait obtenus en analysant les produits de sa propre respiration. D'après ces recherches, un homme adulte brûle, par jour, de 150 à 200 grammes de carbone et de 20 à 30 grammes d'hydrogène. Prenant la moyenne, et calculant les résultats pour *une heure* de durée, les phénomènes physico-chimiques de la respiration, chez l'homme adulte à l'état de repos, seraient ainsi caractérisés :

```
                                                       gr.
Oxygène  | Acide carb.  exhalé ( Oxygène........ 30,556    gr.
 absorbé ) par heure 42gr,014 ( Carbone brûlé........ .  11,458
par heure) Eau prod.          ( Oxygène........  8,333
38gr,889 ( par heure  9gr,575 ( Hydrogène brûlé........  1,042
```

Oxygène absorbé en *une* heure de temps. ... 38,889

Ces résultats de M. Dumas sont excessivement remarquables, en ce qu'ils concordent d'une manière presque absolue avec les nombres consignés par Lavoisier dans son beau mémoire de 1789. Une telle confirmation est de nature à faire comprendre toute l'exactitude des vues émises, et des moyens d'investigation employés par le créateur de la chimie, dans son analyse des fonctions des animaux.

Recherches de MM. Andral et Gavarret.— Tel était l'état de la question quand, en 1842, nous entreprîmes avec M. Andral nos *Recherches sur la quantité d'acide carbonique exhalé par le poumon dans l'espèce humaine*. Notre travail fut communiqué à l'Académie des sciences dans la

(1) *Chimie physiologique*. Paris, 1846, p. 156.

séance du 13 janvier 1843, et imprimé, la même année, dans les *Annales de chimie et de physique* (1). Cette étude des produits gazeux de l'exhalation pulmonaire était, dans notre pensée, la base physiologique de recherches semblables qui devaient être poursuivies dans les diverses maladies. Nous nous proposâmes, dans cette première série d'expériences, de déterminer, chez l'homme en santé parfaite, les lois de la variation de la quantité absolue d'acide carbonique exhalé, suivant l'âge, le sexe et les constitutions. A cet effet, et pour isoler, autant que possible, ces trois grandes influences de toutes les autres, nous fîmes toutes nos observations au même moment de la journée, entre une et deux heures, à un même intervalle des repas, dans les mêmes conditions de dépense musculaire, et dans le cours d'une même saison, l'automne. Ce travail comprend l'analyse des produits de la respiration chez 37 hommes compris entre l'âge de huit ans et celui de cent deux ans, et chez 26 femmes de dix à quatre-vingt-deux ans.

Pour déterminer la quantité absolue d'acide carbonique exhalé, dans un temps donné, par les voies respiratoires, il est nécessaire de recueillir les gaz expirés dans des circonstances telles que la fonction pulmonaire s'exécute suivant le rhythme naturel à chaque individu soumis à l'observation. Cette condition indispensable, sans laquelle les résultats ne traduisent plus ce qui se passe à l'état normal, est très difficile à réaliser. Après beaucoup d'essais et de tâtonnements, nous avons adopté

(1) *Ann. de chim. et de phys.*, 3ᵉ série, t. VIII, p. 129.

un appareil très facile à manœuvrer, et qui d'ailleurs répond complétement à toutes les exigences de la question (fig. 39).

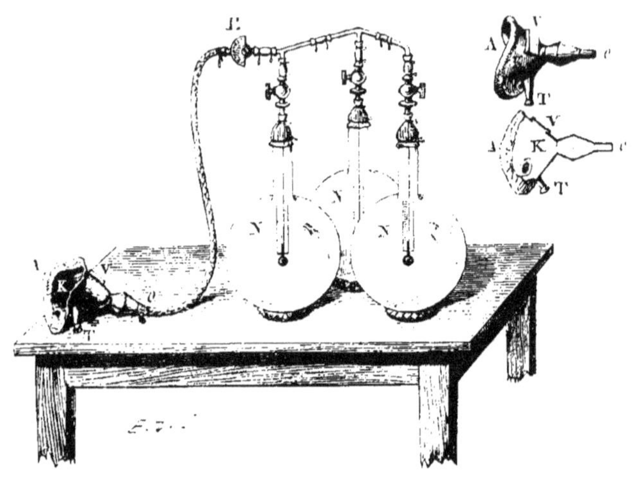

Fig. 39.

Le masque imperméable K est fait avec une feuille mince de cuivre; il est muni, à sa partie antérieure et supérieure, d'une fenêtre V fermée avec une plaque de verre qui laisse pénétrer la lumière dans sa cavité assez grande, d'ailleurs, pour loger une expiration tout entière. Ce masque est appliqué sur la face de manière à l'encadrer dans son ensemble. Les bords du masque sont garnis d'un bourrelet de caoutchouc A destiné à exercer une douce pression sur les parties vivantes, et à s'opposer à toute perte du gaz expiré. De chaque côté du masque, à la hauteur des commissures des lèvres, existe un tube T, qui laisse pénétrer librement l'air extérieur; de petites sphères de moelle de sureau font l'office de soupapes, et s'opposent à ce que le gaz expiré puisse s'échapper par cette voie. Enfin, en face de la bouche se trouve une large ouverture O, à travers laquelle les produits de l'expiration peuvent être chassés au dehors. L'ouverture O étant en communication, au moyen d'un tube de caoutchouc, avec un système de ballons collecteurs N, N, N, de 140 litres de capacité, dans lesquels le vide a été préalablement pratiqué, le masque est solidement fixé sur la face du sujet en observation. On ouvre alors le robinet B, et immédiatement le tirage des ballons détermine, par les tubes latéraux T, T, un courant d'air extérieur à travers le masque.

Le sujet respirait, pendant toute la durée de l'observation, au milieu de ce courant d'air continu. Des tentatives nombreuses nous avaient appris (et c'est là la partie délicate de l'opération) à régler la vitesse du courant, au moyen du robinet gradué B, de telle façon que la respiration s'exécutât librement, sans gêne aucune, sans effort ni pour aspirer, ni pour expulser le gaz incessamment appelé et emporté par le tirage des ballons. Le courant est assez fort du moment où la vapeur d'eau de l'expiration ne se précipite pas sur la face interne de la plaque de verre qui ferme la fenêtre V. Le calme et la régularité des mouvements respiratoires, les sensations éprouvées pendant les expériences auxquelles nous nous sommes soumis nous-même les premiers, tout démontre que cet appareil très simple réunit les conditions nécessaires pour recueillir les gaz de la respiration tels qu'ils sont exhalés à l'état normal. Toute fuite d'ailleurs était impossible; et l'absence de rosée sur la plaque de verre prouvait que le tirage était conduit de telle

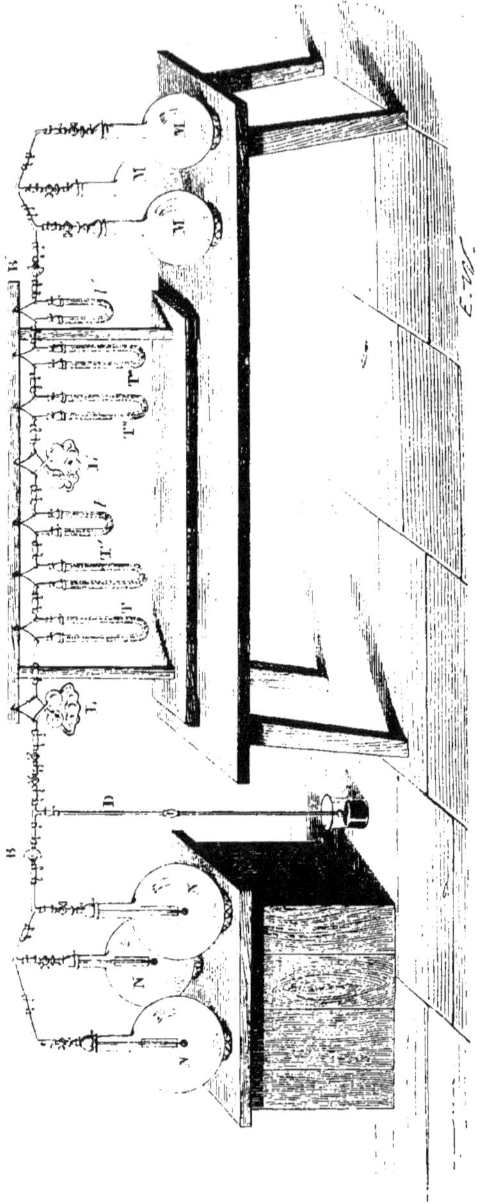

Fig. 40.

manière que le même gaz n'était soumis qu'une seule fois à l'action de l'organe pulmonaire.

En procédant ainsi, nous avons recueilli, dans chaque expérience, à peu près constamment 130 litres de gaz sec, à zéro et sous la pression de 76 centimètres de mercure; le temps pendant lequel les sujets ont respiré a varié de 8 à 13 minutes. D'une part, les produits recueillis étaient en quantité assez considérable pour permettre d'apprécier des différences très minimes; d'autre part, l'observation était assez prolongée pour qu'on pût conclure du fait observé à ce qui se passe réellement en une heure. L'activité de la fonction pulmonaire variant avec les diverses heures de la journée, et suivant l'état de veille ou de sommeil, nous n'avons pas voulu nous servir de ces résultats pour calculer ce qu'un homme exhale d'acide carbonique dans l'espace de vingt-quatre heures.

Les gaz étant recueillis, le robinet B est fermé, le masque et son tube de caoutchouc sont détachés, et le système des ballons collecteurs N, N, N est mis en communication (fig. 40) avec un tube barométrique D. On attend que les thermomètres, placés dans l'intérieur des ballons collecteurs, se mettent en équilibre. Les parois des ballons se recouvrent d'une légère rosée; ce qui indique que l'air qu'ils renferment est complétement saturé de vapeur d'eau. La température des ballons et la hauteur du mercure dans le tube barométrique D étant connues, on mesure la pression atmosphérique à l'aide d'un baromètre extérieur, et l'on possède ainsi tous les éléments pour calculer le volume du gaz contenu dans

ces ballons dont, d'ailleurs, la capacité a été préalablement déterminée.

Pour mesurer la quantité *absolue* d'acide carbonique
recueilli, on met les ballons N, N, N en communication avec un système de ballons aspirateurs M, M, M,
dans lesquels le vide a été fait. Le courant d'air est
convenablement réglé à l'aide des robinets gradués B B';
et le gaz, pour passer des collecteurs N, N, N aux ballons aspirateurs M, M, M, traverse une série d'appareils
de Liebig et de tubes en U.

L'appareil de Liebig L et les tubes T, T', *t* sont
remplis d'acide sulfurique bouilli et de ponce calcinée
imbibée du même acide. Le gaz qui les traverse se dessèche complétement.

L'appareil Liebig L' et le tube T'' sont remplis d'une
dissolution concentrée de potasse et de ponce alcaline. Le
gaz, en les traversant, s'y dépouille complétement de son
acide carbonique ; mais il emporte avec lui de l'humidité
qui lui est enlevée par les tubes T''' et *t'* remplis de ponce
calcinée imbibée d'acide sulfurique bouilli.

L'augmentation de poids de l'appareil Liebig L' et de
trois tubes T'', T''', *t'* traduit exactement le poids de
l'acide carbonique contenu dans le gaz qui, des ballons
collecteurs N, N, N, est passé dans les ballons aspirateurs
M, M, M.

Une nouvelle observation des thermomètres de ballons collecteurs, du tube barométrique D et du baromètre extérieur, à la fin de l'opération, indiquait la
quantité de gaz expiré qui n'avait pas été soumise à l'action de l'appareil d'analyse. On avait ainsi tous les élé-

ments nécessaires pour calculer la quantité totale d'acide carbonique fourni par chaque sujet, pendant la durée de l'opération.

Les mêmes sujets ont été soumis plusieurs fois de suite à l'observation, et seulement à vingt-quatre heures d'intervalle. Les résultats de ces analyses nous ont prouvé, par leur concordance remarquable et quelquefois par leur identité absolue, que l'appareil fonctionnait régulièrement. C'était aussi une manière indirecte mais précise de démontrer que, dans ces expériences, les phénomènes de la respiration conservaient leur régularité normale.

Le sexe exerce, dans l'espèce humaine, une influence si profonde sur la quantité d'acide carbonique exhalé par les voies respiratoires, qu'il est nécessaire d'envisager à part les résultats fournis par les individus du sexe masculin, et ceux que nous avons constatés chez les sujets du sexe féminin.

Sexe masculin. — Pendant toute la durée de la seconde enfance, la quantité de carbone brûlé et converti en acide carbonique augmente graduellement et régulièrement avec l'âge. Un enfant de huit ans, de constitution saine et de système musculaire moyennement développé, brûlait 5 grammes de carbone par heure; un enfant de quinze ans, dans les mêmes conditions de santé et de constitution, en brûlait $8^{gr},7$. La consommation du carbone marche donc dans le même sens que le développement organique, pendant toute la durée de la seconde enfance. Si même on divisait le poids du carbone brûlé par le poids de l'individu, on trouverait un léger excès en faveur de l'enfant le plus jeune; ce qui, d'ailleurs, est d'accord avec cette règle que nous avons posée, que, pour maintenir le même degré de température, la chaleur produite doit être d'autant plus considérable que le volume du corps est plus faible.

Au moment où s'établit la puberté chez les sujets du sexe masculin, la combustion du carbone devient beaucoup plus considérable. Un enfant de quinze ans ne brûlait que 8^{gr},7 de carbone par heure, un jeune homme de seize ans et demi en brûlait 10^{gr},2. A partir de ce moment, la quantité d'acide carbonique exhalé augmente graduellement et lentement jusque vers l'âge de trente ans, suivant exactement les progrès du développement organique, absolument comme dans la seconde enfance. Ainsi un jeune homme bien constitué et adulte de seize ans et demi brûle 10^{gr},2 de carbone par heure, un homme de même constitution et de vingt-huit ans en brûle 12^{gr},4 dans le même temps. Dans cette période de la vie comprise entre seize ans et trente ans, le corps se développe, les organes et les fonctions se perfectionnent, l'activité pulmonaire suit la même marche, la consommation de carbone augmente avec le piods du corps.

A trente ans, la fonction pulmonaire a acquis son plus haut degré de développement. A partir de cet âge jusqu'à cinquante ans, c'est-à-dire dans cette période de la vie où le corps, ayant atteint l'apogée de son développement, conserve cependant toutes ses forces et ne donne encore, chez les individus bien constitués, aucun signe de décrépitude, l'exhalation d'acide carbonique diminue graduellement. Un homme de vingt-huit ans, de bonne constitution, brûle $12^{gr},4$ de carbone par heure ; un homme de cinquante ans, dans les mêmes conditions d'existence et de santé, n'en brûle plus que $10^{gr},7$ dans le même temps. Pour expliquer cette diminution de l'activité pulmonaire, il n'est pas possible d'invoquer la diminution de poids des sujets ; dans la période de trente à cinquante ans, le poids réel du corps ne décroît pas, nous pourrions même dire, et tous les résultats de l'expérience l'attestent, que, vers quarante ans, le poids moyen de l'homme est plus considérable qu'à trente ans. Prenons d'ailleurs un exemple. Un jeune homme de vingt-quatre ans, *maigre*, de taille moyenne, de système musculaire moyennement développé, brûlait $11^{gr},4$ de carbone par heure ; un homme de quarante et un ans, de taille plus élevée, dans les mêmes conditions de système musculaire, mais *très gras* sans être obèse, ne brûlait que $10^{gr},4$ de carbone dans le même temps : évidemment l'homme de quarante et un ans pesait plus que le jeune homme de vingt-quatre. Cet affaiblissement de l'activité pulmonaire de trente à cinquante ans est donc un fait réel, qui accuse une diminution *absolue* d'intensité dans les phénomènes physico-chimiques de la respiration, chez l'homme.

Après cinquante ans, la quantité d'acide carbonique exhalé continue à baisser à mesure que le sujet avance en âge, sans que la diminution du poids du corps puisse en rendre raison. Chez des individus bien constitués d'ailleurs et dans de bonnes conditions de santé, la consommation de carbone n'est plus, par heure, que de 10 grammes à cinquante-neuf ans, et de $9^{gr},6$ à soixante-huit ans.

Enfin, un vieillard de cent deux ans, de très haute taille, jouissant de la plénitude de ses facultés, assez bien conservé pour faire tous les matins une promenade *à pied* sans avoir besoin de s'appuyer sur le bras de personne, d'ailleurs bien nourri et dans d'excellentes conditions d'existence, ne brûlait plus que $5^{gr},9$ de carbone par heure, un peu plus qu'un enfant de huit ans et moins qu'un enfant de dix ans. Ce dernier fait, que nous avons observé avec toutes les précautions possibles, met dans tout son jour l'influence profonde que, indépendamment de toutes les autres circonstances, l'âge exerce sur l'intensité des phénomènes physico-chimiques de la respiration, chez l'homme.

Tous les physiologistes connaissent ces hommes de constitution athlétique, dont le système musculaire est excessivement développé, et qui peuvent aussi supporter, sans danger et même sans éprouver aucune incommodité, l'influence de températures très basses; ces hommes ont nécessairement la propriété de produire beaucoup de chaleur. Nous avons eu occasion d'en observer cinq pris dans les diverses périodes de la vie. Nous avons trouvé que, chez eux, l'influence de l'âge sur la respiration est la même que chez les individus de constitution ordinaire; mais nous avons constaté aussi que ces hommes, constitués d'une manière exceptionnelle quant au développement de leur système musculaire, brûlent comparativement beaucoup plus de carbone que les sujets de même âge. L'intensité des phénomènes physico-chimiques de la respiration marche, chez eux, parfaitement d'accord avec leur puissance de calorification. Nous nous contenterons

de relater les résultats de ces cinq analyses : ils parlent
assez haut par eux-mêmes.

	gr.	
Un enfant de 12 ans brûlait par heure.......	8,3	de carbone.
Un jeune homme de 26 ans brûlait par heure..	14,1	—
Un homme de 60 ans brûlait par heure	13,6	—
Un homme de 63 ans brûlait par heure.......	12,4	—
Un homme de 92 ans brûlait par heure.......	8,8	—

Nous voyons donc que, chez les sujets à constitution
musculaire très développée, la fonction pulmonaire est
encore, aux dernières limites de la vie, presque aussi
active que chez les individus de constitution moyenne
observés dans la force de l'âge.

Sexe féminin. — Pendant toute la période de la seconde enfance, l'exhalation de l'acide carbonique suit la
même loi chez les jeunes filles que chez les jeunes garçons : elle augmente à mesure que le corps se développe
en avançant en âge ; seulement, comme on devait s'y
attendre en raison de la différence même du poids du
corps, la quantité absolue de carbone brûlé est toujours
plus considérable chez un enfant du sexe masculin que
chez un enfant du sexe féminin de même âge. La consommation moyenne de carbone, entre dix et quinze ans,
est de 7^{gr},8 par heure, chez les garçons non pubères, et
seulement de 6^{gr},4 chez les jeunes filles non réglées.

Nous avons vu que, chez le jeune homme, au moment
où s'établit la puberté, l'exhalation de l'acide carbonique devient tout à coup beaucoup plus considérable;
les choses ne se passent pas ainsi chez les jeunes filles.
Du moment, en effet, où la femme devient nubile, où

le flux menstruel s'établit, malgré le rapide développement organique qui s'opère en elle, l'activité de la
fonction pulmonaire cesse de s'accroître. L'apparition des
règles est un véritable temps d'arrêt pour l'exhalation de
l'acide carbonique qui ne dépasse plus le degré qu'elle
avait atteint dans les dernières années de la seconde
enfance, et se maintient invariablement stationnaire jusqu'à ce que, à l'âge de retour, la menstruation se supprime. Pour mettre nettement en évidence cette influence profonde du sexe sur la fonction respiratoire,
comparons les moyennes fournies par les individus des
deux sexes, d'abord pendant la seconde enfance, et puis
pendant la période de la vie qui s'étend de seize à trente
ans. Nous rendrons encore ces résultats plus comparables, en supprimant les faits relatifs aux hommes de constitution athlétique.

CONSOMMATION MOYENNE DU CARBONE PAR HEURE.

		gr.
1° de 10 à 15 ans..	Chez le jeune garçon *non pubère*	7,8
	Chez la jeune fille *non réglée*...	6,4
2° de 16 à 30 ans..	Chez l'homme *adulte*..........	11,2
	Chez la femme *réglée*.........	6,4

A l'âge où le flux menstruel se supprime, il se passe
chez la femme un fait remarquable : la fonction pulmonaire prend plus d'activité et la quantité d'acide carbonique exhalé augmente. Ainsi, une femme de quarante-
cinq ans bien constituée, de bonne santé et *encore bien
réglée*, ne brûlait que 6gr,2 de carbone par heure ; tandis
que cinq femmes placées dans les mêmes conditions, comprises entre trente-huit et quarante-neuf ans, mais chez

lesquelles *le flux menstruel était supprimé*, brûlaient moyennement, par heure, 8^{gr},4 de carbone. Du reste, après
que ce surcroît d'activité de la fonction pulmonaire a
été produit vers l'époque de retour, l'exhalation de l'acide
carbonique diminue, chez la femme, à mesure qu'elle
avance en âge, absolument comme chez l'homme. Nous
avons trouvé que la consommation de carbone, par heure,
est de 7^{gr},1 chez la femme de cinquante-six ans, de 6^{gr},8
chez celle de soixante-six ans, et enfin de 6 grammes seulement chez la femme de quatre-vingt-deux ans. Ajoutons enfin qu'en comparant entre elles les femmes de
même âge et placées, d'ailleurs, dans des conditions
d'existence semblables, on trouve que le développement
du système musculaire exerce, sur l'activité de leur fonction pulmonaire, la même influence que chez l'homme.

Pour la femme donc, la fonction utérine est évidemment supplémentaire de la fonction pulmonaire. Chez
elle, tant que dure la période menstruelle, les matériaux
éliminés ne se retrouvent pas *en totalité* dans les éva-
cuations alvines, dans les urines et dans les produits
des exhalations pulmonaire et cutanée. Une portion notable des matériaux du sang est chassée au dehors par le
flux menstruel, et ce fait explique le peu d'activité de
la fonction pulmonaire tant que l'utérus continue à
vivre de sa vie normale. Mais ces matériaux, qui s'échappent ainsi périodiquement tous les mois, ne subissent
pas l'action de l'oxygène : ils sortent en nature et sans
avoir éprouvé aucune espèce d'oxydation; leur élimination s'accomplit donc en dehors du cercle des actions
physico-chimiques de la respiration, et ne contribue en

30.

rien à la production de la chaleur. Cette manière de comprendre le rôle joué par l'utérus dans l'économie est pleinement justifiée par l'étude des produits de la respiration pendant la grossesse. Nous avons vu, en effet, que la femme *réglée* ne brûle moyennement que 6^{gr},4 de carbone par heure ; quatre femmes grosses, chez lesquelles par conséquent le flux menstruel était suspendu, brûlaient moyennement 8 grammes de carbone par heure. Chez ces dernières donc, la fonction pulmonaire était momentanément chargée d'éliminer les matériaux du sang impropres à la nutrition, qui ne pouvaient plus être expulsés au dehors par leur émonctoire naturel.

Recherches de M. Scharling. — Peu de temps après la publication de notre Mémoire, M. Scharling fit paraître (1) un travail qu'il avait exécuté sur le même sujet. Il s'est occupé de l'influence exercée sur la respiration par l'état de veille et de sommeil, de repos et de mouvement, et aussi par la digestion ; nous parlerons plus tard des conséquences qu'il a déduites de ces expériences. Quant à l'influence de l'âge, du sexe et de la constitution, il est parvenu aux mêmes résultats généraux que nous, sans toutefois avoir signalé le fait capital qui se rapporte à la menstruation. Cependant, entre les conclusions de M. Scharling et les nôtres, il y a des divergences assez notables, et que nous croyons devoir attribuer à la méthode qu'il a suivie dans ses recherches ; entrons dans quelques détails à ce sujet.

M. Scharling plaçait les sujets qu'il voulait observer

(1) *Ann. de chim. et de phys.*, 3e série, t. VIII, p. 478.

dans une espèce de guérite de bois dont les joints étaient bien lutés, et tapissée de papier collé à l'intérieur. Cette guérite avait environ *un mètre cube de capacité*. L'air entrait par la partie inférieure ; le couvercle était percé de *deux* trous destinés à donner issue aux produits de la respiration. Le courant d'air était déterminé au moyen d'un appareil aspirateur à écoulement d'eau. Chacune des ouvertures de la partie supérieure communiquait :

1° Avec un flacon contenant de l'acide sulfurique destiné à *dessécher complétement* l'air de l'expiration ;

2° Avec deux flacons placés l'un à la suite de l'autre, contenant une lessive concentrée de potasse, et suivis d'un petit flacon d'acide sulfurique, d'un tube rempli de potasse caustique solide, et d'un petit flacon d'eau de chaux ; cette seconde partie de l'appareil était destinée à absorber *tout* l'acide carbonique.

Les expériences de M. Scharling duraient de *une demi-heure à une heure*. La guérite d'*un mètre cube* de capacité est certainement trop petite pour un séjour aussi prolongé, surtout quand il s'agit d'y loger un homme du poids de 82 kilogrammes ; il nous paraît bien difficile de maintenir, à l'aide d'un appareil aspirateur, la composition de l'air à l'état normal dans un espace si limité. Aussi nous n'avons pas été surpris de lire dans le Mémoire de M. Scharling que, pendant l'expérience, l'air de la guérite contenait de 2 à 6 pour 100 d'acide carbonique (1). Quand on sait qu'il suffit de la présence de 1 pour 100 d'acide carbonique dans l'air, même

____

(1) *Ann. de chim. et de phys.*, 3ᵉ série, t. VIII, p. 485.

dans de vastes amphithéâtres, pour causer un sentiment très marqué de malaise, il est impossible d'admettre que la respiration restât normale dans un espace clos de *un mètre cube*, au milieu d'une atmosphère complétement saturée de vapeur d'eau, échauffée considérablement par la présence du sujet, et contenant de *deux* à *six* pour 100 d'acide carbonique. Observons, d'ailleurs, que le trouble de la fonction devait être d'autant plus prononcé que l'individu en observation était de plus forte taille, et jouissait d'une respiration plus active.

Une condition indispensable à remplir dans les recherches de ce genre, c'est de fournir, au sujet en expérience, assez d'air pour que le même gaz ne soit jamais introduit plus d'une fois dans la cavité thoracique. Or, d'après des observations les mieux faites, M. le professeur Bérard a fixé le volume d'une inspiration à *un demi-litre*; en comptant seize mouvements d'inspiration et d'expiration par minute (il n'y a rien d'exagéré dans ces évaluations), un homme introduirait donc, dans sa poitrine, 8 litres de gaz par minute, et 480 litres par heure. Ce dernier nombre nous indique un *minimum* au-dessous duquel le volume d'air fourni à un homme ne peut pas s'abaisser, sans que la fonction pulmonaire soit profondement altérée dans son rhythme et dans ses produits. Mais l'appareil de M. Scharling est tel que le gaz expiré a dû nécessairement être analysé *en entier* dans le temps qu'a duré l'expérience; et, puisqu'il y avait deux ouvertures d'écoulement pour les produits de la respiration, il en résulte que chacun de ses appareils d'analyse a dû marcher de manière à *dessécher complétement* et à *dé-*

pouiller *complétement d'acide carbonique*, en *une heure*, 240 litres de gaz saturé de vapeur d'eau, et contenant *au moins 4 pour 100 d'acide carbonique*. M. Regnault, aux travaux duquel il faut toujours recourir quand on veut apprendre à faire des expériences d'une exactitude irréprochable, dans ses belles recherches sur l'hygrométrie (1), a toujours employé, pour dessécher ses gaz, *deux* tubes en U remplis de ponce imbibée d'acide sulfurique bouilli; et, bien que l'action de ces tubes soit beaucoup plus efficace que celle des flacons laveurs, il a cependant réglé le tirage de son aspirateur de telle manière qu'il ne passait pas plus de 39 à 47 litres de gaz, *par heure*, à travers son appareil.

Ces circonstances nous paraissent plus que suffisantes pour rendre compte des différences qui existent entre nos résultats et ceux de M. Scharling.

Recherches de M. Liebig. — M. Liebig (2) s'est servi de la méthode indirecte de M. Boussingault pour déterminer les produits fournis par la respiration de l'homme; il a opéré sur une compagnie de la garde grand-ducale de Hesse-Darmstad, sur une famille composée de cinq personnes, sur les prisonniers de Giessen et de Mariens-chloss. La science avait beaucoup à espérer de recherches entreprises sur une aussi haute échelle, et dirigées par un homme aussi éminent. Malheureusement, tous les chimistes sont d'accord sur ce point que les *bases fondamentales* de ces expériences n'ont pas été détermi-

(1) *Ann. de chim. et de phys.*, 3e série, t. XV, p. 151-155.

(2) *Chimie organique appliquée à la physiologie animale*, p. 39 et 294.

nées avec assez d'exactitude, pour que les résultats obtenus par M. Liebig puissent être acceptés avec confiance.

Recherches de M. Barral. — M. Barral (1) a publié, en 1849, un Mémoire sur la statique chimique du corps humain, dans lequel il a appliqué la méthode indirecte de M. Boussingault à la détermination des produits fournis par les exhalations pulmonaire et cutanée. Ses expériences portent :

kil.

1° Sur un homme de 29 ans du poids de 47,5
2° Sur un homme de 59 ans du poids de 58,7
3° Sur un enfant de 6 ans du poids de 15
4° Sur une femme de 32 ans du poids de 61,2

Avant d'exposer les résultats obtenus par M. Barral, nous devons faire une remarque importante.

La méthode indirecte, pour donner des résultats acceptables, suppose nécessairement, ainsi que M. Boussingault l'a nettement exprimé et comme nous l'avons rappelé plus haut (page 247), que le sujet soumis à la *ration d'entretien* ne gagne ni ne perd rien en poids, pendant toute la durée de l'observation. Sans cela, il n'est pas possible d'affirmer que les matières éliminées par le poumon et par la peau sont exactement représentées, en quantité et en nature, par la différence qui existe entre ce qui a été introduit par les voies digestives avec les aliments et ce qui a été expulsé par les diverses voies d'excrétion. Un enfant de *six ans*, chez lequel tous les organes se développent très rapidement, fixe nécessairement dans son économie une partie des matériaux four-

(1) *Ann. de chim. et de phys.*, 3e série, t. XXV, p. 129.

nis par la digestion ; et l'équivalent des substances, ainsi assimilées journellement pour satisfaire à l'accroissement de son corps, ne doit se retrouver ni dans les excrétions solides ou liquides, ni dans les produits des exhalations pulmonaire et cutanée. Le travail de M. Barral sur la statique chimique d'un enfant de six ans nous paraît donc pécher par la base, et nous ne dirons rien des résultats contenus dans cette partie de son Mémoire.

Nous garderons le même silence sur ses expériences relatives à la femme de trente-deux ans, et en voici la raison. Nous avons longuement expliqué comment une partie des matériaux du sang qui, chez l'homme, aurait été brûlée et éliminée par le poumon et par la peau, échappe, chez la femme, à l'action de l'oxygène et s'écoule par les *menstrues*. M. Barral, en ne tenant pas compte de cet élément important de la question, s'est trouvé nécessairement entraîné à attribuer au poumon et à la peau tout le travail d'élimination accompli périodiquement par l'utérus ; c'est ce qui explique pourquoi, dans son Mémoire, l'intensité des combustions respiratoires est sensiblement la même, chez l'homme adulte de vingt-neuf ans et chez la femme menstruée de trente-deux. Si M. Barral avait eu soin de contrôler les indications de ses analyses par l'examen des gaz absorbés et exhalés par les surfaces respiratoires, il aurait certainement été averti du défaut d'exactitude du point de départ de ses recherches sur les produits de la respiration, chez l'enfant *en voie de développement* et chez la femme *menstruée*.

Cela posé, nous allons extraire du travail de M. Barral

les résultats des expériences qu'il a faites sur un homme de vingt-neuf ans et sur un homme de cinquante-neuf ans. Chacune de ces trois séries d'observations a duré cinq jours, pendant lesquels il a pesé et analysé avec soin toutes les matières alimentaires solides et liquides introduites dans le tube digestif, et toutes les matières excrémentitielles chassées au dehors sous forme solide et sous forme liquide. En ramenant les phénomènes à ce qu'ils auraient été pendant *une heure*, nous trouvons que :

1° Un homme de vingt-neuf ans, du poids de 47^{kil},5, la température extérieure étant de — 0",54, a fourni, en *une* heure, par le poumon et par la peau :

			gr.	gr.
Oxygène absorbé 44^{gr},229	Acide carbonique exhalé 51^{gr},288	Oxygène	37,300	
		Carbone brûlé		13,988
	Eau produite 7^{gr},795	Oxygène	6,929	
		Hydrogène brûlé		0,866

Oxygène total absorbé en une heure.... 44,229

Azote exhalé par heure........................ 0,596

2° Le même homme de vingt-neuf ans, du poids de 47^{kil},5, la température extérieure étant de 20",8, a fourni, en *une* heure, par le poumon et par la peau :

			gr.	gr.
Oxygène absorbé 31^{gr},782	Acide carbonique exhalé 37^{gr},017	Oxygène	26,922	
		Carbone brûlé		10,095
	Eau produite 5^{gr},467	Oxygène	4,860	
		Hydrogène brûlé		0,607

Oxygène total exhalé en une heure.... 31,782

Azote exhalé par heure........................ 0,421

3° Un homme de cinquante-neuf ans, du poids de

58^{kil},7, la température extérieure étant de 6°,32, a fourni, en *une* heure, par le poumon et par la peau :

$$
\begin{array}{l}
\text{Oxygène} \\
\text{absorbé} \\
37^{gr},046
\end{array}
\left\{
\begin{array}{ll}
\text{Acide carbonique} \\
\text{exhalé } 45^{gr},346
\left\{
\begin{array}{l}
\text{Oxygène} \dots \dots \quad 32,979 \text{ gr.} \\
\text{Carbone brûlé} \dots \dots \quad 12,367
\end{array}\right. \\
\text{Eau} \\
\text{produite } 4^{gr},575
\left\{
\begin{array}{l}
\text{Oxygène} \dots \dots \quad 4,067 \\
\text{Hydrogène brûlé} \dots \quad 0,508
\end{array}\right.
\end{array}
\right.
$$

Oxygène total absorbé en une heure ...   37,046

Azote exhalé par heure   0,400

Ces trois remarquables expériences traduisent, d'une manière bien nette, l'influence de l'âge sur l'intensité des phénomènes physico-chimiques de la respiration; elles sont parfaitement d'accord avec les conclusions déduites de nos propres recherches. Si M. Barral est arrivé à des quantités de carbone brûlé supérieures aux nôtres, cela tient à ce que nous n'avons parlé que de l'acide carbonique éliminé par le poumon, tandis que ses résultats contiennent à la fois les produits de l'exhalation pulmonaire et ceux de l'exhalation cutanée. Loin de constituer une contradiction, cette divergence, par le sens dans lequel elle se prononce, est une vérification de l'exactitude des déterminations contenues dans le mémoire que nous avons publié en commun avec M. Andral. La comparaison de la première et de la deuxième expérience, portant toutes deux sur le même sujet soumis à des températures différentes, met en pleine lumière l'influence profonde exercée, sur les phénomènes chimico-physiques de la respiration, par la température de l'air extérieur. Nous ne faisons que signaler en passant ce résultat important; nous y reviendrons en détail dans l'article VIII de ce chapitre.

La méthode introduite par M. Boussingault dans la science nous paraît être appelée à rendre de si grands services, que nous saisissons avec empressement toutes les occasions de faire ressortir son exactitude. Dans les trois expériences de M. Barral, le rapport de la quantité d'oxygène contenu dans l'acide carbonique exhalé à la quantité totale d'oxygène absorbé est :

Pour la 1ʳᵉ expérience..............	0,843
Pour la 2ᵉ expérience.............	0,847
Pour la 3ᵉ expérience.............	0,890
Total.............	2,580
Moyenne........	0,860

Ces trois résultats, déjà si remarquables par leur concordance, se recommandent encore d'un autre côté. M. Regnault a prouvé, en effet, que, chez le chien nourri exclusivement *avec de la viande*, ce rapport est de 0,703, et que, chez le chien nourri avec une *pâtée de pain et d'eaux grasses*, il s'élève à 0,928. Les expériences de M. Barral montrent que, chez l'homme, comme on pouvait le prévoir à cause de son alimentation mixte, et comme nous l'avons déjà fait remarquer à propos des recherches de Lavoisier, la valeur de ce rapport est intermédiaire aux deux précédentes.

M. Barral a constaté aussi une exhalation *constante* d'azote, conformément à ce qui avait été déjà si bien démontré par M. Regnault pour tous les animaux soumis à une alimentation suffisante. Ici encore les trois résultats de M. Barral s'écartent peu les uns des autres. Le rapport de l'azote exhalé à l'oxygène total absorbé est :

Pour la 1ʳᵉ expérience.............. 0,0135
Pour la 2ᵉ expérience.............. 0,0132
Pour la 3ᵉ expérience.............. 0,0108
                                    ————————
                       Total.............. 0,0375
                       Moyenne.......... 0,0125

La parfaite concordance de ces résultats, fournis par des expériences bien instituées et bien conduites, doit prouver aux physiologistes et aux médecins toute l'étendue et toute l'importance des services que sont appelées à leur rendre les sciences physiques et chimiques introduites, comme moyen d'investigation, dans l'étude des fonctions de l'homme sain et de l'homme malade.

Analyses qualitatives. — Indépendamment des auteurs dont nous avons analysé les travaux, Fyfe, Murray, Coutanceau, Nysten, Prout, Thomson, Apjohn, Mac-Grégor, Coathupe, Vierordt, Valentin, Brunner, M. Doyère, etc., se sont occupés de la composition des gaz de l'expiration chez l'homme. Nous aurons souvent occasion, dans le cours de notre travail, de parler des résultats qu'ils ont obtenus dans quelques circonstances spéciales; mais nous devons nous expliquer ici franchement sur la valeur de la méthode des *analyses qualitatives*, que tous ces observateurs ont employée. L'étude tout entière des phénomènes chimiques de la respiration repose sur la connaissance de la *quantité absolue* d'oxygène absorbé dans un temps donné, des proportions de cet oxygène qui se sont combinées avec le carbone et l'hydrogène du sang, et enfin de la *quantité* d'azote exhalé ou absorbé. Nous avons vu comment la *méthode directe* adoptée par Lavoisier, Dulong, M. Despretz et M. Re-

gnault, et la *méthode indirecte* de M. Boussingault, employées concurremment, conduisent avec certitude,
quoique par des voies différentes, à des déterminations
exactes de ces trois grands éléments de la question; il
ne saurait en être ainsi *des analyses qualitatives* des gaz
de l'expiration. Les procédés proposés pour recueillir
les gaz expirés sont très nombreux : chaque observateur
en a inventé un particulier; mais la méthode est toujours la même au fond. On mesure à l'avance le volume
d'une *expiration*, on compte le nombre des expirations
exécutées par minute, et l'on détermine les proportions
d'oxygène, d'azote et d'acide carbonique contenues dans
l'air avant l'inspiration et après l'expiration. Cette méthode est très commode en ce qu'elle dispense de mesurer le gaz inspiré, de recueillir la totalité du gaz expiré,
et permet de n'agir que sur de faibles volumes. Pour
bien apprécier sa valeur et la nature des indications
qu'elle peut fournir, prenons un exemple, soit :

		Avant l'inspiration.	Après l'expiration.
La composition de l'air sec ra-	Azote.........	79,200	81,200
mené à la température de 0°	Oxygène......	20,797	14,797
et à la pression de 0,76.	Acide carboniq.	0,003	4,003
		100,000	100,000

L'air expiré contient 4 centièmes d'acide carbonique
de plus que l'air inspiré. Ce gaz est évidemment un produit des combustions respiratoires et représente d'ailleurs un volume d'oxygène égal au sien, qui aura été
emprunté à l'air inspiré pour brûler le carbone des
matériaux du sang. Mais, tandis que l'acide carbonique exhalé n'accuse que 4 centièmes d'oxygène absorbé,

l'air expiré en contient réellement 6 centièmes de moins que l'air inspiré. Dirons-nous que les 2 *centièmes* d'oxygène qu'il faut ajouter à celui de l'acide carbonique exhalé, pour en retrouver la même proportion dans l'air expiré et dans l'air inspiré, ont été absorbés et employés à faire de l'eau avec l'hydrogène des matériaux brûlés? La conclusion serait légitime si, dans la respiration, il n'y avait ni exhalation, ni absorption d'azote. Nous savons que cette hypothèse est inadmissible. Dans l'état physiologique, les animaux exhalent constamment de l'azote, tandis qu'ils en absorbent quand l'alimentation est insuffisante, et probablement dans certains cas de maladies. Mais, dans une simple *analyse qualitative*, toute variation dans la proportion de l'un des deux gaz (azote et oxygène) entraîne par le fait même, dans la proportion de l'autre, une variation de sens inverse qui n'accuse ni une absorption, ni une exhalation. La méthode des analyses qualitatives, impuissante pour fournir des indications positives sur le rôle de l'azote dans les phénomènes respiratoires, ne peut servir ni à déterminer la proportion d'oxygène employée à faire de l'eau, ni même à vider la question de savoir si une portion quelconque de l'oxygène de l'air se combine avec l'hydrogène du sang. En effet, cette différence de *deux centièmes*, entre la proportion d'oxygène libre qui *semble* avoir disparu pendant la respiration et la proportion d'oxygène contenue dans l'acide carbonique exhalé, peut tenir *en partie*, et même *en totalité*, à une exhalation d'azote. Et par contre, dans les cas où l'animal absorbe de l'azote, bien que *de l'eau se soit formée* aux dépens de l'oxygène in-

31.

spiré, il peut arriver cependant que la proportion d'oxygène contenue dans l'acide carbonique exhalé soit suffisante et même trop forte pour compenser la diminution de proportion de l'oxygène libre dans l'air expiré; une analyse qualitative ne pourrait donner aucune explication plausible de l'*apparente inconséquence* d'un semblable résultat.

La détermination de la quantité absolue de carbone brûlé en une heure suppose nécessairement qu'on ait préalablement mesuré la quantité absolue, en poids ou en volume, de l'acide carbonique exhalé dans le même temps. Dans la méthode des *analyses qualitatives*, cette opération s'effectue en multipliant la *proportion* d'acide carbonique exhalé par le *volume d'une expiration* et par le nombre des expirations observées. Or, rien n'est plus difficile à déterminer exactement que le volume réel d'une expiration normale : il suffit, pour s'en convaincre, de jeter les yeux sur les évaluations si différentes données par les divers observateurs. Le volume et le nombre des expirations ne varie pas seulement d'un sujet à l'autre, mais aussi chez le même sujet et d'une manière considérable, suivant les circonstances et le moment de l'observation. En second lieu, la proportion de l'acide carbonique contenu dans le gaz expiré est profondément influencée, chez un même sujet, par le rhythme et l'ampleur des mouvements thoraciques. Valentin (1) et Vierordt (2), qui, dans ces dernières an-

(1) *Traité de physiologie*, 2ᵉ édit., 1847, t. I.

(2) *Dictionnaire de physiologie*, par Rudolph Wagner, art. RESPIRATION, t. II.

nées, ont étudié avec beaucoup de soin la méthode des
« analyses qualitatives et ont fait tant d'efforts pour la
« perfectionner, ont reconnu, avec leurs prédécesseurs
« dans cette voie, que la proportion d'acide carbonique est
« d'autant *plus faible*, dans l'air expiré, que les inspirations
« sont plus *nombreuses* et plus profondes.

De toutes les méthodes employées pour apprécier la
quantité absolue de carbone brûlé dans un temps donné,
celle des *analyses qualitatives* nous paraît la moins exacte,
à cause de l'incertitude de la valeur réelle des trois éléments (nombre des inspirations, volume de l'expiration,
proportion de l'acide carbonique exhalé) qui entrent forcément dans le calcul. Ajoutons encore que, ne tenant
et ne pouvant tenir aucun compte de l'absorption ou
de l'exhalation d'azote, elle ne peut fournir aucune évaluation exacte ni de la proportion d'oxygène combinée
avec l'hydrogène, ni de la quantité absolue d'oxygène
consommé. Toutes ces causes d'incertitude et d'erreur,
impossibles à éviter, nous font penser que l'emploi de
cette méthode doit être réservé pour quelques circonstances toutes spéciales, dans lesquelles il est impossible
de procéder autrement, et que ses indications ne doivent jamais être acceptées qu'avec beaucoup de réserve.

Dans ces dernières années, des observateurs d'un grand
mérite, Valentin, Brunner (1), Vierordt (2) et M. Doyère (3),

(1) *Traité de physiologie*, 2ᵉ édit., 1847, t. I.

(2) *Dictionnaire de physiologie*, par Rudolph Wagner, art. Res-
PIRATION, t. II.

(3) *Mémoire sur la respiration et la chaleur humaine dans le cho-
léra*.

ont appliqué la méthode des analyses qualitatives à l'étude de la respiration de l'homme. Nous croyons devoir consigner ici les résultats auxquels ils sont parvenus.

Dans une première série de trente-quatre expériences, sur des hommes dont l'âge était compris entre trente-trois et cinquante-trois ans, Valentin et Brunner ont trouvé que le gaz expiré contient moyennement 4,380 d'acide carbonique pour 100 en volume, et 6,546 pour 100 en poids ; ces moyennes sont déduites de nombres très différents les uns des autres. D'après d'autres expériences de Valentin portant sur des hommes dont l'âge a varié de dix-neuf à cinquante-trois ans, le gaz expiré contenait moyennement 4,160 d'acide carbonique pour 100 en volume. Enfin, des résultats fournis par leur procédé le plus exact dans dix-huit expériences faites sur des hommes dont l'âge a varié entre dix-neuf et quarante-sept ans, Valentin et Brunner ont déduit que le gaz expiré contient 4,050 d'acide carbonique pour 100, et que l'oxygène absorbé s'élève à 4,781 pour 100 en volume.

Vierordt a conclu, de six cents observations faites sur lui-même, que le gaz expiré contient moyennement 4,334 d'acide carbonique pour 100 en volume, quand les inspirations ont leur rhythme et leur développement normaux. Les limites très étendues des variations de ce rapport moyen sont 3,358 et 6,220. D'après le même observateur, sous l'influence d'inspirations profondes et trop développées, la proportion de l'acide carbonique dans le gaz expiré tombe à 2,480 pour 100 en volume.

Les expériences de M. Doyère fixent, à 4,400 pour 100 en volume, la proportion de l'acide carbonique contenu dans le gaz expiré par un homme adulte en santé.

Du reste, le plus grand désaccord existe entre les divers auteurs qui ont employé la méthode des *analyses qualitatives;* cela résulte, d'une manière évidente, de l'examen du tableau suivant, emprunté à la *Physiologie* de Valentin.

La proportion d'acide carbonique contenue dans 100 volumes de gaz expiré par l'homme adulte est :

Pour Valentin et Brunner....	1" de	4,380		
	2° de	4,160		
	3" de	4,050		
Pour Vierordt................	de	4,334		
Pour M. Doyère..............	de	4,400		
Pour H. Davy	de	3,950	à	4,500
Pour Prout..................	de	3,300	à	4,600
Pour Thomson...............	de	3,720		
Pour Apjohn	de	3,600		
Pour Mac-Grégor............	de	3,500		
Pour Menzies...............	de	5,000		
Pour Berthollet.............	de	5,530	à	13,000
Pour Murray................	de	6,200	à	6,500
Pour Allen et Pepys.........	de	8,000	à	8,500
Pour Fyfe..................	de	8,500		
Pour Jurine.......	de	10,000		
Pour H. Davy, dans une expérience isolée	de	10,500		

Conclusion. — En résumé, nous avons vu que, selon les âges, la puissance de calorification varie notablement chez les animaux; nous avons vu aussi que la femme résiste moins énergiquement que l'homme aux causes

extérieures de refroidissement. L'analyse des expériences
nombreuses, dont la science s'est enrichie depuis Lavoisier, nous a montré que l'influence de l'âge et du sexe
sur l'intensité des phénomènes physico-chimiques de la
respiration agit dans le même sens. Il est donc démontré
que, depuis leur naissance jusqu'à leur mort, l'action
de l'oxygène sur les matériaux du sang se modifie de
telle manière que la quantité de chaleur produite reste
toujours en rapport avec l'élévation de la température
propre des animaux.

ARTICLE IV.

DE LA VEILLE ET DU SOMMEIL.

L'animal, pour se livrer au sommeil, se retire derrière
des abris qui le garantissent contre les variations de la
température extérieure; l'homme lui-même prend,
toutes choses égales d'ailleurs, bien plus de précautions
la nuit que le jour pour se préserver du refroidissement.
Pendant le sommeil, toutes les fonctions s'allanguissent,
la résistance à l'action des agents extérieurs est moindre;
l'animal se refroidit plus facilement. Hunter (1) dit que
la température de l'homme endormi s'abaisse de 0°,83
au-dessous de ce qu'elle est pendant la veille. Il résulte
aussi des recherches de Martin (2) que la température de
l'homme baisse sensiblement pendant le sommeil, et remonte très rapidement à son type normal immédiatement après son réveil.

(1) *Loc. cit.*, t. I, p. 330, et t. IV, p. 217.
(2 *Journ. de phys.*, 1773, t. II, p. 292.

M. Chossat, dans son Mémoire sur l'inanition (1), a fait trois cents observations de température, dont cent cinquante sur des pigeons éveillés, et l'autre moitié sur des pigeons endormis; les animaux, d'ailleurs, étaient placés dans des conditions semblables de température extérieure et soumis à leur régime alimentaire habituel. A midi, dans l'état de veille, leur température était de 42°,22; à minuit, pendant le sommeil, elle n'était plus que de 41°,48. L'oscillation quotidienne moyenne a donc été, chez ces animaux, de 0°,74. Le travail de M. Chossat nous fournit un autre résultat parfaitement en harmonie avec ce que nous dirons plus tard de la diminution qu'éprouve, en été, la faculté, dont jouissent les animaux, de résister aux causes extérieures de refroidissement. L'oscillation quotidienne de la température des pigeons fut moyennement, pour toute l'année, de 0°,74; en hiver, elle s'abaissa à 0°,70, et, en été, elle s'éleva à 0°,90. Ces résultats, déduits d'un nombre considérable d'expériences bien faites, rapprochés des observations de Hunter et de Martin, et de cette circonstance, bien connue des hygiénistes, que l'homme endormi ne s'expose pas, sans danger, à subir l'influence de températures qu'éveillé, il braverait impunément, démontrent que, même chez les animaux à température constante, le refroidissement est plus facile et la production de chaleur moins considérable dans l'état de sommeil que dans l'état de veille.

En même temps qu'il étudiait la température des pi-

_____

(1) *Mém. de l'Acad. des sciences*, savants étrangers, 1843, p. 540.

geons, M. Chossat tenait note du nombre des inspirations
exécutées par ces animaux. Il résulte de deux cent trente-
deux observations, faites en nombre égal pendant le
sommeil et dans l'état de veille, que :

A midi, les pigeons exécutaient .... 37 inspirations par minute.
A minuit, les pigeons exécutaient ... 33 inspirations par minute.

Les mouvements respiratoires ont donc éprouvé une
oscillation quotidienne qui a marché dans le même sens
que celle de la température.

Prout a trouvé (1) la combustion du carbone plus
forte le jour que la nuit. D'après cet habile observateur,
les gaz expirés à midi contiennent 4,1 pour 100 d'acide
carbonique; à minuit, ils n'en contiennent plus que
3,3 pour 100 en volume. M. Scharling (2), dans le
Mémoire dont nous avons déjà eu occasion de parler, a
constaté que les quantités de carbone brûlé par l'homme
endormi et l'homme éveillé sont dans le rapport de 1 à
1,237. M. Boussingault (3) a aussi étudié les produits de
la respiration des animaux dans l'état de veille et dans
l'état de sommeil; ses observations portent sur deux
tourterelles :

La 1re tourterelle brûlait par heure { éveillée... 0,255 de carbone.
                                              { endormie.. 0,162   —

La 2e tourterelle brûlait par heure { éveillée... 0,205   —
                                              { endormie.. 0,145   —

Dans son travail sur la respiration des insectes, New-

(1) *Mém. de Chossat*, p. 545.
(2) *Ann. de chim. et de phys.*, 3e série, t. VIII, p. 488.
(3) *Ann. de chim. et de phys.*, 3e série, t. XI, p. 433.

port a observé des faits de même genre ; il dit dans ses conclusions : « Lorsque l'insecte *dort*, sa respiration de-
» vient graduellement plus lente, et sa température con-
» tinue à baisser jusqu'à ce qu'il *s'éveille* ; alors, immé-
» diatement après les premières inspirations, elle s'accroît
» de nouveau. »

Voici donc encore une grande circonstance physiologique dans laquelle l'activité des phénomènes physico-chimiques de la respiration, l'intensité de l'action de l'oxygène absorbé sur les matériaux combustibles du sang, et la résistance aux causes extérieures de refroidissement varient dans le même sens, et de manière à rendre compte des différences observées dans l'élévation de la température des animaux.

ARTICLE V.

DU REPOS ET DU MOUVEMENT.

Les physiologistes ont beaucoup parlé de l'*exercice* et du *travail musculaire* comme causes d'élévation de la température des animaux. J. Davy (1) a entrepris sur ce sujet un travail sérieux et très intéressant. A Constantinople, il mesura exactement la température des diverses parties du corps chez un même homme, immédiatement avant et après une marche assez prolongée pour déterminer une abondante transpiration. Les moyennes de ses mesures donnent les résultats suivants pour la distribution de la température :

(1) *Ann. de chim. et de phys.*, 3ᵉ série, t. XIII, p. 185.

	Avant la marche.	Après la marche
Pieds	21,4	36,2
Mains	27,2	35,8
Sous la langue	36,7	37,7
Urines	37,8	38,3

Il résulte de ces recherches que l'exercice ne fait pas sensiblement varier la température des parties du corps situées profondément, mais élève considérablement celle des extrémités. Le mouvement tend, chez les animaux supérieurs, à régulariser la distribution de la température dans les diverses régions de l'économie, en faisant monter celle des mains et des pieds au même degré que celle du tronc. D'ailleurs, à la suite d'un exercice violent, le corps, recouvert de sueur, devient le siège d'une évaporation plus considérable, et, par conséquent, perd plus de chaleur qu'à l'état normal; le fait du maintien de la température du tronc et de l'élévation de celle des extrémités prouve donc que réellement, pendant le travail, la production de chaleur est augmentée.

Rappelons aussi une observation très intéressante, et déjà citée plus haut, de M. Becquerel. Il a constaté que, pendant *la contraction*, la température d'un muscle s'élève toujours, et que la variation peut atteindre un degré centigrade.

D'après Berthold, la température de la grenouille *au repos* est plus basse que celle de l'air, et au même degré que celle de l'eau; *pendant le coït*, la température de cet animal s'élève de 0°,25 au-dessus de celle de l'eau environnante.

Newport et M. Dutrochet ont constamment trouvé la

température des insectes *en mouvement* supérieure à celle des mêmes animaux *pendant le repos*. Nous allons rapporter ici, sous forme de tableau, quelques-uns des résultats comparatifs de ces deux habiles observateurs.

Bombus lapidarius...	En mouvement......	1,94	Newport (1).
Bombus terrestris....	en repos	0,55	Id.
	en mouvement de 3,6 à 5, 2		Id.
Hanneton	en repos..........	1,77	Id.
	en mouvement......	5,60	Id.
Melolontha solstitialis.	en repos.	0,16	Id.
	en mouvement	2,10	Id.
Lucanus cervus......	en repos..........	0,88	Id.
	mouvement......	1,40	Id.
Mel e proscarabæus ..	en repos..........	0,83	Id.
	en mouvement......	1,64	Id.
Carabus nemoralis....	en mouvement......	0,22	Id.
Gryllus viridissimus..	en repos..........	0,94	Id.
	en mouvement	1,17	Id.
Bombus terrestris....	en mouvement......	0,25	Dutrochet (2).
Bombus hortorum ...	en repos..........	0,25	Id.
	en mouvement......	0,50	Id.
Hanneton	en repos..........	0,25	Id.
	en mouvement......	0,31	Id.
Lucanus cervus......	en repos..........	0,22	Id.
	en mouvement......	0,31	Id.

Spallanzani (3) a rapporté des observations très intéressantes pour démontrer que les hommes, à *l'état de repos*, succombent sous l'influence de températures moins basses que celles qu'ils peuvent supporter impunément,

(1) *Transact. philos.*, 1837, II⁰ partie.
(2) *Ann. d'hist. nat.*, 3⁰ série, Zoologie, t. XIII, p. 5.
(3) *Opusc. de phys. anim.*, t. I, p. 94 et suiv.

pendant qu'ils se livrent à de violents exercices de corps.

En même temps que l'animal produit ainsi, dans l'état d'exercice, une plus grande somme de chaleur, son pouls se précipite, sa respiration s'accélère; ces deux faits, rapprochés du besoin si prononcé de *réparation* qui se manifeste après une fatigue musculaire, démontrent que l'action de l'oxygène sur les matériaux du sang augmente proportionnellement à la quantité de chaleur produite. D'ailleurs, la science possède quelques observations directes qui ne laissent aucun doute à ce sujet. Lavoisier (1) a mesuré la quantité d'oxygène consommé, en *une* heure, par un même homme à l'état de repos et pendant qu'il soulevait un fardeau.

1° Un homme, *à jeun* et au repos, consommait par heure..........................　24 litres d'oxygène.

2° Ce même homme, *à jeun*, pendant qu'il accomplissait le travail nécessaire pour soulever, en 15 minutes, un poids de 7^{kil},343 à 200 mètres de hauteur, consommait par heure..................................　63 litres d'oxygène.

Ce dernier chiffre pourra paraître exagéré, mais il faut se rappeler que, pendant la seconde expérience, l'évaporation était beaucoup plus considérable que pendant la première, et qu'il fallait compenser la chaleur perdue par cette voie.

Prout (2) dit qu'il suffit d'un *léger* exercice de corps

(1) *Mém. de l'Acad. des sciences*, 1789, p. 575.
(2) Hannover, *De quantitate acidi carbonici*, etc., 1845, p. 4.

pour élever moyennement la proportion d'acide carbonique contenue dans l'air expiré de 3,45 à 3,63 pour 100. Prout, il est vrai, ajoute que, pendant la *lassitude* qui succède à *un exercice violent*, la proportion d'acide carbonique exhalé diminue au lieu d'augmenter. Ce second fait ne nous paraît nullement en contradiction avec le premier. Pendant un travail exagéré, en effet, la consommation de matériaux du sang est aussi exagérée; à la suite de cette dépense excessive, les forces s'affaissent et l'animal tombe dans une sorte de prostration : alors toutes les fonctions sont languissantes, l'intensité des phénomènes physico-chimiques de la respiration diminue elle-même, précisément parce qu'elle a été trop exaltée pendant la durée du travail. Cette observation de Prout, loin d'être une anomalie, est une confirmation de la loi des intermittences physiologiques, à laquelle est fatalement soumise l'activité de toutes les fonctions de l'économie. L'exercice de la parole, d'après Prout, a la même influence que le travail corporel sur la combustion du carbone. Valentin et Vierordt (1) ont constaté, comme Prout, que le mouvement augmente la proportion d'acide carbonique contenue dans les gaz de l'expiration. A la suite des résultats cités plus haut, Newport s'exprime ainsi dans les conclusions de son Mémoire :

« Durant l'hiver, lorsque les abeilles sont au repos,
» que la respiration est fort abaissée, lorsque pas une
» seule d'entre elles n'est occupée à agiter l'air à l'entrée
» de la ruche, la température de cette habitation peut

(1) Valentin, *Traité de physiologie*, 2ᵉ édition, 1847, t. II, p. 563 et suiv.

» *s'élever*, en un petit nombre de minutes, même de *plu*
» *sieurs degrés*. Il suffit pour cela de *troubler* les habi
» tants, et par suite *d'augmenter leur respiration*. Ce
» phénomènes sont tellement intenses, *il se développ*
» *une si forte proportion de calorique, et une telle quantit*
» *d'air est viciée*, qu'il devient asphyxiant et nuisible pou
» les abeilles. Aussi, bien que l'atmosphère soit tro
» froide pour que, en général, elles s'aventurent au
» dehors, un grand nombre d'entre elles s'élancent i
» l'entrée de la ruche et commencent à ventiler labo-
» rieusement l'intérieur au moyen des vibrations de
» leurs ailes, comme cela se passe au milieu de l'été. La
» quantité de chaleur libre est *toujours d'autant plus*
» *grande*, dans la ruche, que *les abeilles sont plus actives,*
» *et d'autant plus faible* qu'elles sont *plus tranquilles.* »

M. Lassaigne (1) a fait des observations très intéressantes pour déterminer l'influence de l'exercice sur la
respiration du cheval :

		gr.	
Un 1er cheval exha-	avant l'exercice..........	341,69	d'ac. carb.
lait par heure..	après 1/4 d'heure d'exerc.	745,90	—
Un 2e cheval exha-	avant l'exercice.........	685,38	—
lait par heure..	après l'exercice.........	754,88	—

D'après M. Lassaigne, l'exercice aurait été sans influence sur la quantité d'acide carbonique expiré par un
cheval arabe pur sang qui, à l'état de repos, exhalait
852gr,42 d'acide carbonique par heure. La respiration de
ce cheval était d'une intensité très remarquable.

(1) *Journal de chimie médicale*, 1849, t. V, p. 13.

Lehmann (1) a démontré que l'exercice musculaire a pour effet d'augmenter la proportion d'*urée*, et de diminuer la proportion d'*acide urique* des urines. Or, l'urée correspondant à un degré d'oxydation de la matière albuminoïde plus avancé que l'acide urique, l'augmentation de la proportion de la première de ces deux substances traduit nécessairement un accroissement correspondant dans l'activité des phénomènes physico-chimiques de la respiration. Les observations suivantes de M. Liebig (2) conduisent à des conclusions de même nature. L'urine des bestiaux et des chevaux qui *travaillent* renferme de l'acide benzoïque à 14 équivalents de carbone; lorsque ces animaux se *reposent*, on trouve l'acide benzoïque remplacé par l'acide hippurique à 18 équivalents de carbone. La chair des animaux sauvages est dépourvue de graisse; les animaux domestiques, au contraire, engraissent *lorsqu'on les prive de mouvement*. Un animal *qui se meut librement* et *qui traine des fardeaux* perd peu à peu son embonpoint.

Ainsi, de quelque côté que cette question soit envisagée, la conclusion est toujours la même. Chez tous les animaux, la température propre, la résistance aux causes extérieures de refroidissement, la production de chaleur et l'intensité des phénomènes physico-chimiques de la respiration éprouvent des variations simultanées et de même sens, quand ils passent de l'état de repos à l'état de mouvement.

(1) *Journal de Schmidt*, juin 1843.

2) *Chimie organique appliquée a la physiologie animale*, p. [illegible]

ARTICLE VI.

DE L'INCUBATION.

Hunter (1) s'est occupé de la détermination de la température des poules pendant l'incubation. Ayant placé un thermomètre tantôt dans le rectum, tantôt sous le ventre d'une poule, pendant qu'elle était accroupie sur ses œufs, il trouva que la température variait entre 39°,44 et 40 degrés, absolument comme chez des poules qui ne couvaient pas. M. Valenciennes, dans un Mémoire lu devant l'Académie des sciences en 1841 (2), a annoncé des résultats bien différents : il dit que, dans ses expériences, le thermomètre placé sous le ventre de la poule, au milieu des œufs, a varié de 42 à 56 degrés. L'élévation de température est ici incontestable et très considérable. Mais la partie la plus intéressante de ce Mémoire est la relation des variations de la température d'une femelle de serpent python observée par M. Valenciennes, pendant qu'elle *couvait* ses propres œufs.

Cette femelle était conservée, à la ménagerie du Muséum d'histoire naturelle, dans un coffre de bois, et se cachait habituellement sous des couvertures de laine. Le coffre, d'ailleurs, était chauffé par de l'eau chaude placée dans un double fond de la caisse. L'eau était renouvelée *tous les matins;* sa température, au moment de son maximum, ne dépassait pas 60 à 70 degrés. Cette eau, en se refroi-

(1) *OEuvres complètes*, t. IV, p. 219.

(2) *Comptes rendus des séances de l'Acad. des sciences*, t. XIII, p. 127.

dissant, cédait sa chaleur au coffre ; et la température de l'air dans lequel vivait le serpent était ainsi maintenue entre 20 et 25 degrés.

Le 6 mai, elle fit quinze œufs qu'elle réunit elle-même en tas sous les couvertures ; puis elle enroula son corps en spirale autour du tas, de manière à former un cône qui cachait entièrement les œufs et se terminait par la tête de l'animal. M. Valenciennes constata d'abord, par le simple toucher, que la température de la mère était très supérieure à celle de la caisse et des couvertures sous lesquelles elle était cachée. Depuis le 6 mai jusqu'au 3 juillet, la femelle de python ne prit aucune nourriture et *conserva invariablement la même position*. Ce jour-là seulement elle consentit à manger, et elle abandonna complétement ses œufs, dont *plusieurs commençaient à éclore*. Le matin, avant le *renouvellement de l'eau chaude* de la caisse. M. Valenciennes mesurait la température de l'animal, celle de l'intérieur de la caisse sous les couvertures et celle de la chambre où était placée la caisse. Les résultats de ses observations sont consignés dans le tableau suivant (1) :

(1) Les résultats obtenus par un observateur aussi habile et aussi exact que M. Valenciennes se recommandent assez par eux-mêmes pour se passer de toute garantie étrangère. Cependant nous devons ajouter ici M. Valenciennes lui-même l'a désiré, que ces expériences, instituées conformément aux conseils donnés par Gay-Lussac, ont été suivies assidûment et contrôlées par ce physicien éminent.

TEMPÉRATURE D'UNE FEMELLE DE PYTHON PENDANT L'INCUBATION.

Jour du mois.	Température de la chambre.	Température de la caisse sous les couvertures.	Température entre les plis de la mère et sur les œufs.	Excès de la température de la mère et des œufs sur celle de la caisse.
9 mai	20	22	39,5	17,5
11 —	18	22,5	39	16,5
13 —	18,5	21	39	18
17 —	20	22,5	37	14,5
23 —	21	23,7	35,8	12,1
24 —	20	22,3	34	11,7
25 —	21	24	35,7	11,7
27 —	17	21	32,5	11,5
29 —	21,5	24	35,7	11,7
31 —	19	23	34	11
1er juin.	19	22	33,5	11,5
4 —	19	22,5	34	11,5
8 —	17,5	21	32,5	11,5
9 —	19	23,5	34,7	11,2
11 —	18	21	33	12
13 —	17,3	20,5	34	13,5
16 —	18,5	21	33	12
19 —	19,3	23,5	33,5	10
23 —	18,5	22	32,5	10,5
26 —	18	21	32	11
28 —	17,5	21,7	32	10,3
1er juillet.	22	26	29	3
2 —	20	24	28	4

La ponte eut lieu le 6 mai. Jusqu'au 13, c'est-à-dire pendant sept jours, la mère conserva une température très élevée au-dessus de celle de l'air qui l'entourait immédiatement sous les couvertures. Puis la différence de température baissa, tomba de 18 degrés à 14°,5, à 12°,1, à 11°,7, et puis se maintint à peu près constante pendant toute la durée de la couvaison, jusqu'au 28 juin ; enfin, tout à coup, *sans que la mère eût changé de position par rapport à ses œufs*, l'excès de température tomba à 3 ou 4 degrés. Cette dernière circonstance prouve évidemment que l'excès de température, constaté du 9 mai au 28 juin, n'était pas dû à de la chaleur communiquée et *conservée* par le fait de l'enroulement, mais bien à la **chaleur** développée par la mère elle-même durant l'incubation. Le 1er juillet, en effet, au moment où l'excès de température n'était que de 3 degrés, tout était disposé comme le 28 juin, jour où cet excès s'élevait encore à 10°,3 ; seulement il est probable que, le 1er juillet, le travail de l'incubation était achevé ; car, le 3 juillet, alors que la mère abandonna ses œufs, l'éclosion commençait.

Tout porte donc à penser que, pendant l'incubation, les animaux produisent plus de chaleur qu'à l'état normal ; que certaines espèces d'ophidiens couvent réellement leurs œufs, et se rapprochent des animaux supérieurs par l'excès de leur température sur celle du milieu ambiant, tant que dure l'acte de l'incubation.

Les phénomènes de la respiration n'ont pas été étudiés pendant l'incubation : nous ne pouvons donc pas fournir des résultats positifs et de nature à indiquer, avec précision, la véritable cause de cette production anormale de chaleur. Nous devons cependant faire observer que si, du 6 mai, jour de la ponte, jusqu'au 3 juillet, jour où elle abandonna ses œufs, la femelle de python se pass[e] de tout aliment solide, le besoin de la soif fut, chez elle [s]i assez impérieux pour qu'elle le témoignât à son gardie[n] dès le 25 mai. Ce jour-là, elle but abondamment, et pui[t] encore quatre fois pendant qu'elle resta sur ses œufs, l[e] 4 juin, le 13, le 19 et le 26 du même mois. Cette obser[-] vation indique que l'animal éprouve un véritable éta[t] fébrile pendant la couvaison; et nous savons que tou[t] état fébrile s'accompagne nécessairement de la production d'une plus grande quantité de chaleur.

Dans leurs importantes recherches *sur les phénomènes chimiques de l'évolution embryonnaire des oiseaux et des batraciens* (1), MM. Baudrimont et Martin Saint-Ange ont prouvé que, pendant l'incubation, les œufs respirent comme des animaux, c'est-à-dire absorbent de l'oxygène et exhalent de l'eau, de l'acide carbonique et de l'azote. Les œufs en train de se développer doivent donc, eux aussi, produire de la chaleur et avoir une température propre. C'est un point de physiologie qui n'a pas encore été suffisamment étudié.

A l'appui de ce que nous venons de dire des variations de température qu'éprouvent les animaux pendant l'incubation, nous devons rapporter un passage des conclusions du Mémoire de Newport. Cet habile observateur a constaté un fait de même genre chez les insectes, et en a fourni une explication qui rentre pleinement dans la doctrine professée par Lavoisier sur les causes de la chaleur animale.

---

(1) *Ann. de chim. et de phys.*, 3ᵉ série, t. XXI, p. 195.

« Lorsque, dit-il, l'insecte désire communiquer de la
» chaleur à des jeunes, il peut le faire et *augmenter volon-*
» *tairement sa propre température.* Il accomplit ce fait
» remarquable par l'accélération de ses mouvements
» respiratoires. Dans ces circonstances, comme le prou-
» vent les expériences comparatives, pendant cet état
» d'activité et d'excitation, l'insecte développe en une
» heure *vingt fois la quantité de chaleur produite pendant*
» *le repos,* et consomme près de *vingt fois la proportion d'air*
» *qui lui est nécessaire dans l'immobilité,* la température
» ambiante étant du reste la même. Si les insectes vivent
» en société, la *température* des habitations s'accroît
» dans le même rapport que l'activité des locataires et
» suit la même marche que leur *respiration.* Dans la
» ruche, elle augmente constamment jusqu'au temps de
» la formation des essaims. »

ARTICLE VII.

DE L'ALIMENTATION.

La question de l'influence de l'alimentation sur l'intensité des combustions respiratoires et sur la température
des animaux, se décompose naturellement en deux études
bien distinctes. Nous avons à considérer, d'une part, la
nature et, d'autre part, la *quantité* des matières alimentaires ingérées.

§ I. — Nature des matières alimentaires.

Quel que soit son régime alimentaire, l'animal adulte
introduit dans son économie deux espèces de principes im-

médiats; les uns, *ternaires*, sont destinés à être brûlés en totalité par l'oxygène absorbé, les autres sont *quaternaires* et seuls transformables en sang et en chair. L'azote nécessaire à la nutrition provenant tout entier des substances albuminoïdes ingérées, l'animal *herbivore* consomme, dans un temps donné, une beaucoup plus forte somme d'aliments que le *carnivore*; en même temps et comme conséquence nécessaire, à mesure que la proportion des matières végétales augmente dans la composition du régime alimentaire, la digestion introduit, dans le torrent circulatoire, une quantité plus considérable de principes immédiats *ternaires*, combustibles. D'un autre côté, nous ne voyons pas que, sous l'influence d'un même climat et de conditions extérieures identiques, les oiseaux *granivores* et les mammifères *herbivores* aient une température supérieure à celle des *carnivores*. Quelques physiologistes ont cru trouver, dans le rapprochement de ces deux faits incontestables, un argument décisif contre la doctrine qui fait dépendre la production de chaleur de l'action de l'oxygène absorbé sur le sang. Cette objection, très spécieuse au premier abord, ne supporte pas un examen approfondi; elle n'est pas de nature à jeter le moindre doute sur l'exactitude de la théorie de Lavoisier.

Le pouvoir calorifique d'un principe ternaire dépend de la quantité et de la nature des éléments combustibles que, sous un poids donné, il introduit dans l'économie. Sous ce rapport, les substances organiques non azotées peuvent être divisées en trois groupes principaux.

1° Le sucre et l'amidon contiennent l'hydrogène et

l'oxygène dans les rapports nécessaires pour faire de l'eau, et de 40 à 44 pour 100 de carbone. Lorsque ces matières, simplement dissoutes ou préalablement modifiées dans les voies digestives, sont introduites dans le torrent circulatoire, elles n'ont besoin, pour être complétement détruites, que d'absorber la quantité d'oxygène nécessaire à la transformation de leur carbone en acide carbonique. Par conséquent, 100 en poids de ces principes immédiats ne livrent réellement à la combustion respiratoire que de 40 à 44 de carbone. A côté des sucres et de l'amidon, on doit placer les gommes et les divers principes mucilagineux dont la composition et le pouvoir calorique sont à peu près les mêmes.

2° Les matières grasses formées par les végétaux et les animaux renferment beaucoup plus de carbone que les sucres et l'amidon; en outre, elles ne contiennent pas assez d'oxygène pour transformer leur hydrogène en eau. 100 en poids des matières grasses introduites dans le sang fournissent à la combustion respiratoire environ 79 de carbone et 10 d'hydrogène; leur pouvoir calorifique est triple de celui des substances sucrées et amylacées.

3° Les alcools, la matière grasse du beurre et celle de la viande ont, d'après leur composition, un pouvoir calorifique intermédiaire à ceux des principes immédiats *ternaires* contenus dans les deux groupes précédents.

Dans l'alimentation végétale, la presque totalité des matériaux combustibles est formée par les principes immédiats qui appartiennent au premier groupe, par ceux dont le pouvoir calorifique est le plus faible. Dans le

régime des carnivores, au contraire, les matières ternaires appartiennent presque exclusivement au deuxième
groupe, et se classent parmi celles dont le pouvoir calorifique est le plus considérable. D'ailleurs, nous devons
ici faire remarquer que les vrais carnivores saisissent
leur proie vivante et que, par conséquent, ils consomment à la fois les chairs des autres animaux et leur sang
toujours très riche en matériaux combustibles. En outre,
les recherches de **M.** Boussingault et de **M.** Liebig prouvent que, chez les carnivores, les excréments et les urines
contiennent plus d'azote et moins de carbone que chez les
herbivores. Ainsi, d'une part, les animaux soumis au
régime de la viande consomment les matériaux combustibles dont le pouvoir calorifique est le plus considérable; d'autre part, ils brûlent une plus forte proportion
de matières albuminoïdes, et les brûlent plus complétement. Enfin, les belles recherches de **M.** Bernard démontrent que, chez les animaux nourris exclusivement
avec de la viande, le foie transforme en sucre une partie
des substances albuminoïdes fournies par la digestion,
et prépare des combustibles à l'économie lorsque les
matières alimentaires n'en contiennent pas une assez
forte proportion; il n'est donc pas extraordinaire qu'avec
une plus petite masse d'aliments ingérés, les carnivores
puissent produire autant de chaleur et se maintenir à la
même température que les animaux nourris avec des
végétaux. Ces considérations nous expliquent pourquoi,
suivant les circonstances, beaucoup d'animaux passent,
sans intermédiaire et sans inconvénient, d'un régime
exclusivement végétal à une alimentation composée de

substances empruntées au règne animal; elles nous font comprendre aussi pourquoi, en procédant par gradations bien ménagées, on peut amener un *herbivore* à s'habituer au régime de la chair, et un *carnassier* à ne manger que des substances végétales. Cependant, quand on change trop brusquement le régime d'un animal qui, habituellement, ne consomme que des substances végétales, les observations de M. Regnault démontrent qu'au début, la nutrition est altérée et ne revient que peu à peu a son état normal. En effet, des poules jusque-là nourries avec du grain ayant été mises au régime de la viande, nous voyons que, au moment où le changement d'alimentation eut lieu, elles *absorbèrent de l'azote au lieu d'en exhaler*; mais le régime de la viande ayant été continué, elles s'y habituèrent, l'équilibre se rétablit graduellement, et bientôt elles *exhalèrent* de l'azote comme tous les animaux placés dans ces conditions physiologiques.

Dans le beau travail de M. Regnault, nous trouvons une série d'expériences faites sur des chiens soumis successivement à trois régimes différents. Les résultats qu'il a obtenus sont de nature à éclairer la question de l'influence de l'alimentation sur les phénomènes physico-chimiques de la respiration :

1° Des chiens ont été nourris avec une pâtée composée de pain et d'eaux grasses, dans laquelle, par conséquent, dominaient les principes immédiats ternaires amylacés :

Ils ont consommé par kilogramme et par heure.. $1^{gr},242$ d'oxy

Les 928 millièmes de cet oxygène absorbé ont été em

ployés à faire de l'acide carbonique avec le carbone du sang.

Les 72 millièmes seulement de cet oxygène ont été employés à faire de l'eau avec l'hydrogène du sang.

2° Les mêmes chiens, nourris avec de la viande,

Ont consommé par kilogramme et par heure ... $1^{gr},192$ d'oxyg.

Les 748 millièmes de cet oxygène absorbé ont été employés à faire de l'acide carbonique avec le carbone du sang.

Les 252 millièmes de cet oxygène absorbé ont été employés à faire de l'eau avec l'hydrogène du sang.

3° Un de ces chiens a été introduit dans son appareil après avoir fait un repas copieux, composé seulement de graisse de mouton,

Il a consommé par kilogramme et par heure.... $1^{gr},138$ d'oxyg.

Les 694 millièmes de cet oxygène absorbé ont été employés à faire de l'acide carbonique avec le carbone du sang.

Les 306 millièmes de cet oxygène absorbé ont été employés à faire de l'eau avec l'hydrogène du sang.

En expérimentant sur des poules, M. Regnault a obtenu des résultats du même genre :

1° Des poules, nourries avec des graines,

Ont absorbé par kilogramme et par heure...... $1^{gr},227$ d'oxyg.

Les 932 millièmes de cet oxygène absorbé ont été employés à faire de l'acide carbonique avec le carbone du sang.

Les 68 millièmes seulement de cet oxygène ont été employés à faire de l'eau avec l'hydrogène du sang.

2° Les mêmes poules, nourries avec de la viande,

Ont consommé par kilogramme et par heure.... 1gr,381 d'oxyg.

Les 680 millièmes de cet oxygène absorbé ont été employés à faire de l'acide carbonique avec le carbone du sang.

Les 320 millièmes de cet oxygène absorbé ont été employés à faire de l'eau avec l'hydrogène du sang.

Le changement de régime n'a donc pas modifié bien sensiblement la quantité d'oxygène absorbé par ces animaux, mais il a exercé, sur la nature des produits des combustions, une influence que les considérations précédentes nous permettaient de prévoir. Là où les substances sucrées et amylacées ont prédominé, presque tout l'oxygène a été employé à faire de l'acide carbonique, il n'y a eu que très peu d'hydrogène brûlé. Au contraire, chez les animaux nourris avec des aliments riches en matières grasses, la proportion d'oxygène combinée avec l'hydrogène est devenue plus considérable, et la proportion d'acide carbonique produit a diminué. Or, comme un kilogramme d'oxygène, en se combinant avec l'hydrogène, fournit 4308 unités de chaleur, tandis qu'en s'unissant au carbone pour faire de l'acide carbonique, il ne donne que 3030 calories, il est évident que le passage du régime végétal au régime animal ne peut pas contribuer à diminuer la quantité de chaleur produite. L'égalité de la température des herbivores et des carnivores est donc une des confirmations les plus éclatantes des vues physiologiques de Lavoisier. Ces résultats nous expliqueront plus tard comment, en introduisant une grande proportion de matières grasses dans leur alimentation, les populations du nord parviennent à maintenir l'invariabilité de leur température, au milieu de causes extérieures de refroidissement nombreuses et d'une très grande intensité.

§ II. — Quantité des matières alimentaires.

La nature des aliments consommés, à la condition que leur quantité soit suffisante pour faire face à tous les besoins de la nutrition, n'exerce qu'une influence très limitée sur la température des animaux. Mais, lorsque les aliments sont complétement supprimés ou seulement administrés en trop faibles proportions, l'économie souffre, l'animal est obligé de vivre aux dépens de sa propre substance, et la calorification est profondément modifiée. Une étude comparative des phénomènes physico-chimiques de la respiration et des variations de leur température, dans ces deux derniers cas, est un complément nécessaire de l'histoire de la production de chaleur chez les animaux.

Température des animaux. — Déjà Hunter (1) avait vu qu'il suffit de priver une souris de nourriture pour faire baisser sa température de 37°,22 à 36°,11. Nous trouvons dans les recherches de M. Dutrochet, que, chez un *Gryllus verrucivorus*, la *température propre*, qui s'élevait à 0°,40 quand l'animal était bien nourri, tomba

____

(1) *OEuvres complètes*, t. IV, p. 217.

à 0°,22 après huit jours d'abstinence. MM. Lassaigne et Yvart (1) ayant soumis des animaux à une *alimentation insuffisante*, virent leur poids diminuer et leur température s'abaisser; en même temps, la consommation d'oxygène devint moins considérable. Plus récemment encore, M. Ch. Martins a démontré qu'une alimentation peu abondante abaisse, d'une manière permanente, la température des animaux. Il s'en est assuré de la manière suivante : il a pris comparativement la température de dix canards *nourris abondamment* dans un moulin du Lez, près de Montpellier, et de dix autres canards, de même âge, appartenant à un éclusier voisin, *qui ne recevaient aucune espèce de nourriture chez leur maître, et étaient réduits à vivre de ce qu'ils pouvaient se procurer eux-mêmes en vaguant autour de la maison.* Ces deux lots de canards passaient la journée sur la rivière, et, *sauf l'alimentation*, étaient placés dans des conditions identiques. La température moyenne du premier groupe était supérieure de 0°,80 à celle du second. Cette différence n'est pas un effet du hasard, car, chez plusieurs des animaux *mal nourris*, la température était inférieure à 41 degrés, tandis que, chez les canards *bien nourris*, elle se maintint toujours au-dessus de 42 degrés. Mais, de tous les travaux entrepris pour apprécier l'influence de l'inanition et de l'alimentation insuffisante sur la calorification des animaux, le plus considérable est celui de M. Chossat, qui a obtenu, à l'Académie des sciences, le prix de physiologie expérimentale pour 1840 (2).

(1) *Journal de chimie médicale*, 1834, t. X, p. 449.

(2) *Mémoires présentés par divers savants étrangers*, etc., t. VIII, p. 438.

Nous avons vu précédemment (p. 371) que M. Chossat avait déduit, d'un nombre considérable d'expériences, la *température normale* du pigeon à midi et à minuit Nous devons rappeler ici ce résultat physiologique comme point de départ nécessaire de l'étude de l'influence de l'inanition sur l'état thermique de l'animal :

Température normale du pigeon.........{ à midi...... 42°,22 / à minuit.... 41°,48

Différence. 0°,74

Physiologiquement, la température d'un pigeon nourri à discrétion éprouve donc une *oscillation quotidienne* dont la valeur est de 0°,74.

Privation complète d'aliments et de boissons. — M. Chossat a soumis douze pigeons à la privation complète d'aliments et de boissons, et les a abandonnés à eux-mêmes jusqu'à la mort. Dix d'entre eux avaient déjà servi à la détermination de la température normale. Il les a observés tous tous les jours, à midi et à minuit, en introduisant un petit thermomètre dans leur cloaque. Mettant de côté le dernier jour, qui correspond à la mort de l'animal et qui sera étudié à part, il a trouvé que (1) :

La température moyenne d'un pigeon à l'i-{ à midi..... 41°,70 / nanition complète est..................{ à minuit... 38°,42

Différence. 3°,28

Ainsi, pendant toute la durée de l'inanition complète, le jour de la mort excepté, la température normale du pigeon s'est abaissée moyennement de 0°,52 à midi et de

(1) *Loc. cit.*, p. 550 et suiv.

3°,06 à minuit. En outre, *l'oscillation quotidienne*, qui n'était que de 0°,74 dans l'état physiologique, s'est élevée à 3°,28 pendant l'inanition, c'est-à-dire a acquis une valeur près de quatre fois et demie plus considérable.

Il était intéressant de connaître la loi de cet abaissement de la température de l'animal depuis le premier jusqu'au dernier jour de l'inanition complète. A cet effet, M. Chossat, laissant toujours de côté le jour de la mort, a divisé chacune des douze séries d'expériences en trois périodes d'égale longueur; ses résultats sont résumés dans le tableau suivant :

	TEMPÉRATURE MOYENNE.		
	A midi.	A minuit.	Oscillation quotidienne.
Pendant le 1er tiers de la durée de l'inanition	42°,1	39°,8	2°,3
Pendant le 2e tiers.........	41°,9	38°,7	3°,2
Pendant le 3e tiers.........	41°,4	37°,3	4°,1

Il résulte de ce tableau que, soit de jour, soit de nuit, l'abaissement de la température de l'animal va croissant depuis le début jusqu'au dernier terme de l'inanition; l'oscillation quotidienne suit la même loi. Ainsi, le refroidissement de l'animal est d'autant plus grand, et en même temps la différence entre la température de midi et celle de minuit est d'autant plus considérable que l'inanition dure depuis plus longtemps.

Dans le cours de ses recherches, M. Chossat a eu occasion de constater un fait très intéressant. Lorsque, après avoir pris la température à minuit, il continuait à tenir l'animal éveillé, et à l'exciter; celui-ci se réchauffait gra-

duellement de manière à atteindre très vite, à très peu
de chose près, le même degré thermométrique qu'à
midi. Cette observation prouve que, si l'animal produit
moins de chaleur pendant la nuit, cela ne dépend pas
des circonstances extérieures, mais de l'état de moindre
action dans laquelle tombent toutes les fonctions, pendant le repos et le sommeil.

Alimentation insuffisante. — Chez les animaux soumis à une alimentation insuffisante, la température
a aussi graduellement baissé, soit à midi, soit à minuit,
depuis le début de l'observation jusqu'au jour de la mort ;
l'oscillation quotidienne est allée aussi croissant à mesure qu'on s'éloignait du commencement de l'expérience. Les résultats ont donc été, en somme, les mêmes
que chez les animaux complétement privés d'aliments
et de boissons ; seulement les faits se sont succédé avec
moins de régularité. Chez les pigeons et les tourterelles
soumis à l'influence d'une alimentation insuffisante, la
marche descendante de la température a été coupée
par des périodes pendant lesquelles l'animal est remonté
au degré thermométrique normal, et même un peu au-
dessus.

Jour de la mort. — M. Chossat a donné, dans son
Mémoire, des tableaux très intéressants qui permettent
de comparer la température des animaux au moment
même où commence l'expérience à ce qu'elle devient
dans les trois derniers jours de leur existence. Sans entrer dans les détails des faits, nous devons rapporter ici
les résultats définitifs.

	Pigeon.	Tour-terelle.	Poule.	Cor-neille.	Lapin.	Cochon d'Inde.
TEMPÉRATURE MOYENNE.						
1ᵉʳ jour de l'expérience..	41,7	42,3	42,5	41,8	38,4	39,0
Antépénultième jour....	39,8	40,1	40,6	41,9	38,1	38,8
Pénultième jour........	38,9	39,0	39,2	41,3	37,5	36,0
Au moment de la mort..	26,2	22,9	28,2	34,3	27,0	23,9

Procédant par moyennes, nous déduisons de ce tableau que :

	Oiseaux.	Mammifères.
La température s'est abaissée chez les animaux à l'inanition, du 1ᵉʳ jour de l'expérience au moment de la mort, de...............	14,17	13,25
Du 1ᵉʳ au pénultième jour de l'expérience, de.	2,47	1,95
Du pénultième jour de l'expérience au moment de la mort, de.....	11,70	11,30

L'influence de l'inanition et de l'alimentation insuffisante produit, chez les oiseaux et chez les mammifères, des effets identiques par leur nature et leur intensité. L'abaissement de température subi par ces animaux, depuis le commencement de l'expérience jusqu'à la mort, est sensiblement le même, 14°,17 pour les premiers, 13°,25 pour les seconds. L'identité se retrouve encore dans la loi suivant laquelle ce refroidissement s'opère dans le cours de l'observation; chez les uns comme chez les autres, c'est dans les derniers moments de leur existence que l'abaissement de température, jusque-là très lent, prend une marche très rapide. Ainsi, en représentant par l'unité la diminution totale de la température de ces animaux depuis le premier jour de l'expérience jusqu'à la mort, la perte a été :

	Oiseaux.	Mammifères.
Du 1ᵉʳ au pénultième jour de l'observation...	0,17	0,15
Du pénultième jour au moment de la mort...	0,83	0,85

Combustions respiratoires. — Tous les observateurs sont d'accord sur ce fait que, pendant le travail de la digestion, l'exhalation d'acide carbonique et l'absorption d'oxygène sont plus considérables qu'avant le repas. D'après Lavoisier (1), un homme qui, *à jeun*, consommait 26ᶜᶜ,660 d'oxygène par heure, en absorbait dans le même temps 37ᶜᶜ,689 pendant la digestion. Spallanzani (2) a constaté que les limaçons bien nourris exhalent plus d'acide carbonique que pendant l'abstinence. Newport dit positivement qu'à la suite d'un repas copieux, les insectes absorbent plus d'oxygène, exhalent plus d'acide carbonique, et ont une température plus élevée. Valentin, Brunner et Scharling ont obtenu, pour l'homme, des résultats de même nature. Vierordt (3) a directement constaté, que la respiration s'accélère, et que la quantité de gaz expiré dans un temps donné augmente chez l'homme après le repas : d'après lui, pendant la digestion, la *proportion* d'acide carbonique *diminue* dans le gaz expiré, mais la *quantité absolue* d'acide carbonique exhalé dans un temps donné *est plus considérable*. Ces résultats de Vierordt nous expliquent pourquoi Coa-

(1) *Mém. de l'Acad. des sciences*, 1789, p. 575.
(2) *Mém. sur la respiration*, p. 219.
(3) *Dictionnaire de physiol.*, par Rudolph Wagner, t. II, p. 883.

thupe (1), ne tenant compte que de la *proportion* d'acide carbonique, a pu croire, à tort, que la *digestion* et toutes les *excitations*, quelle que soit leur nature, ont pour effet de *diminuer* l'intensité des combustions respiratoires.

Les travaux de MM. Regnault, Boussingault et Marchand ont jeté un grand jour sur les phénomènes chimiques de la respiration pendant l'inanition. Dans son Mémoire déjà si souvent cité, M. Regnault a déterminé les quantités de gaz absorbés et exhalés par les mêmes animaux successivement soumis à leur régime habituel et à l'inanition. Le tableau suivant contient les résultats fournis par les mammifères et par les oiseaux.

		Oxygène consommé par kilogramme et par heure.		Rapport de l'oxygène contenu dans l'acide carbonique à l'oxygène consommé.	
Lapin	nourri avec des carottes.	0,876		0,899	
	à l'inanition..........		0,749		0,689
Chien	nourri avec de la viande.	1,124		0,752	
	à l'inanition..........		0,902		0,724
Poule	nourrie avec des graines.	1,227		0,932	
	à l'inanition..........		1,041		0,662

L'effet constant de l'inanition a donc été de diminuer la quantité d'oxygène consommé par l'animal. Mais, en même temps, chez les animaux à l'inanition, une moins forte proportion de ce gaz s'est unie au carbone du sang,

(1) *Bibliothèque universelle de Genève*, 1839, t. XXII, p. 190.

et, par suite, la portion d'oxygène absorbé combinée avec l'hydrogène s'est trouvée augmentée. Avec une moindre absorption d'oxygène, l'animal à l'inanition a donc pu produire à peu près autant de chaleur qu'à l'état normal, et maintenir sa température sensiblement stationnaire, ainsi que nous l'indiquent les observations de M. Chossat, pendant les premiers jours qui suivent la privation de nourriture. Comme on pouvait le prévoir, chez un animal réduit à ne rien recevoir par les voies digestives et vivant aux dépens de sa propre substance, les phénomènes de combustion se rapprochent complétement de ce qu'ils sont sous l'influence du régime de la chair crue, c'est-à-dire qu'il y a moins de carbone et plus d'hydrogène brûlés que pendant l'alimentation végétale. Nous avons vu que l'animal bien nourri *exhale constamment* de l'azote; les expériences de M. Regnault prouvent que, pendant l'inanition, une certaine quantité de l'azote de l'air est *absorbée*, en sorte que les animaux privés de toute nourriture empruntent à l'atmosphère un élément essentiel qui, dans l'état physiologique, leur est exclusivement fourni par les aliments ingérés. Faisons observer, d'ailleurs, que, dans les recherches de M. Regnault, l'inanition n'a jamais duré plus de trois ou quatre jours, et n'a jamais été poussée assez loin pour compromettre la vie des animaux.

Dans son Mémoire, M. Chossat a prouvé que, sauf la durée de la vie beaucoup plus longue chez les animaux inférieurs que chez les animaux supérieurs, les phénomènes généraux de l'inanition sont les mêmes chez les batraciens, les reptiles et les poissons que chez les mammi-

fères et les oiseaux. Bien que M. Chossat n'ait pas étudié
la température propre des animaux inférieurs, l'analogie
permet d'admettre que les batraciens privés de toute
nourriture produisent moins de chaleur qu'à l'état normal ; il était donc intéressant de savoir ce que devient la
respiration chez ces animaux sous l'influence de l'inanition. Vierordt, dans son article RESPIRATION (1), rapporte
les résultats obtenus par Marchand dans trois séries d'expériences :

1° Des grenouilles prises le 3 juin furent mises dans
de l'eau de puits renouvelée tous les deux ou trois
jours. Ces grenouilles, en vingt-quatre heures et par kilogramme :

	Le 24 juin.		Le 11 août.
	gr.		gr.
Absorbaient......	3,980	....	0,956 d'oxygène.
Brûlaient........	1,260	....	0,350 de carbone.

2° Des grenouilles prises le 9 juin furent mises dans
de l'eau de puits renouvelée tous les deux ou trois jours.
Ces grenouilles, en vingt-quatre heures et par kilogramme :

	Le 4 juillet.		Le 9 août.
	gr.		gr.
Absorbaient......	2,580	....	1,705 d'oxygène.
Brûlaient........	0,802	....	0,552 de carbone.

3° Des grenouilles prises le 11 juillet furent mises
dans de l'eau de puits renouvelée tous les deux ou trois
jours. Ces grenouilles, en vingt-quatre heures et par
kilogramme :

(1) *Dictionnaire de physiol.*, par Rudolph Wagner, t. II, p. 855.

	Le 12 juillet.		Le 12 août.
	gr.		gr.
Absorbaient......	1,989	....	1,468 d'oxygène.
Brûlaient........	0,589	....	0,448 de carbone.

Chez les batraciens donc, comme chez les mammifères et chez les oiseaux, l'influence de l'inanition est traduite par une diminution de l'intensité des phénomènes physico-chimiques de la respiration.

M. Boussingault (1) a soumis à l'inanition une tourterelle du poids de 186^{gr},8; elle était privée de tout aliment solide, et quoiqu'elle eût de l'eau distillée à discrétion, elle n'en consomma qu'une quantité insignifiante; la température de la pièce qu'elle habitait fut maintenue entre 7 et 12 degrés. Elle resta *sept* jours à ce régime; elle perdit dans cet espace de temps 53^{gr},9, c'est-à-dire les 289 millièmes de son poids initial; quand l'opération fut arrêtée, elle n'était pas parvenue au dernier degré de l'inanition, puisque, selon M. Chossat, la perte moyenne pour les tourterelles s'élève, à ce moment, aux 379 millièmes de leur poids initial.

Dans l'expérience de M. Boussingault, la perte de poids de la tourterelle suivit une marche régulière et uniforme : l'observation directe prouva, en effet, que la perte quotidienne, en vingt-quatre heures, oscillait entre 6^{gr},70 et 8^{gr},78, valeurs très rapprochées du nombre 7^{gr},7, qui représente la diminution moyenne et quotidienne du poids de l'animal. Pendant la durée de l'observation, cette tourterelle a donc régulièrement détruit, et éliminé par les excréments, la peau et le pou-

(1) *Ann. de chim. et de phys.*, 3e série, t. XI, p. 446.

mon, des quantités égales des éléments de son propre corps, dans des temps égaux.

Si nous comparons les excréments fournis par la tourterelle à l'inanition, à ceux qu'elle expulsait pendant qu'elle était nourrie à discrétion avec du millet, nous trouvons que :

$$
\begin{array}{l}
\text{La tourterelle a fourni moyennement} \left\{\begin{array}{l} \text{avant l'inanition..} \quad 3,2880 \\ \text{pendant l'inanition} \quad 0,3083 \end{array}\right.
\end{array}
$$

en 24 heures, en excréments *secs*.

La composition élémentaire de ces excréments était la suivante :

	Avant l'inanition.	Pendant l'inanition.
Carbone	40,7847	31,9444
Hydrogène	4,9878	4,3456
Oxygène	54,1241	28,3400
Azote	9,0936	24,7522
Sels	11,0098	10,6481
	100,0000	100,0000

Ainsi, pendant l'inanition, le poids moyen des matières solides rendues, en vingt-quatre heures, par les excréments ne représente que le *dixième* environ de ce qu'il était pendant l'alimentation au millet. La composition de ces excréments prouve d'ailleurs que, dans cette expérience, la tourterelle, outre les graisses accumulées dans ses tissus, a détruit une grande quantité des matières albuminoïdes de son sang et de ses organes, car l'azote éliminé par cette voie est proportionnellement deux à trois fois plus abondant qu'à l'état normal. Ce résultat s'accorde avec les expériences de M. Regnault pour démontrer que l'action de l'oxygène porte sur des matériaux organiques de même nature, chez les animaux, soumis à l'inanition et chez les animaux nourris avec de la viande.

M. Boussingault, en même temps qu'il analysait les excréments de cette tourterelle, a étudié directement les gaz exhalés par le poumon et par la peau. En ramenant les résultats à ce qu'ils auraient été dans l'unité de temps, il a trouvé que cette tourterelle brûlait par *heure* :

	De jour.		De nuit.
	gr.		
Après 24 heures d'inanition...	0,114 de carb.		
Au 4ᵉ jour de l'inanition	0,124 —		gr.
Au 5ᵉ jour de l'inanition....................			0,072 de carb.
Au 6ᵉ jour de l'inanition......	0,113 —		—
Somme	0,351 —		—
Moyenne	0,117 —	0,072 —	

Les pesées successives de l'animal nous ont prouvé que les pertes de poids étaient égales dans des temps égaux ; le tableau précédent nous prouve aussi que, dans un temps donné, il brûlait des quantités égales de carbone à toutes les époques de l'expérience. Remarquons, d'ailleurs, que les analyses de M. Boussingault correspondent à cette période de l'inanition pendant laquelle, d'après les recherches de M. Chossat, le refroidissement est extrêmement lent et la température se maintient à peu près uniforme. Enfin, la diminution qu'éprouve la combustion du carbone, pendant la nuit, concorde très bien avec ce que nous savons de l'oscillation quotidienne de la température animale.

M. Boussingault ayant étudié les gaz de l'expiration chez cette tourterelle pendant qu'elle était soumise à son alimentation normale, nous pouvons constater l'influence que l'inanition a exercée sur les phénomènes de la respiration. Nous trouvons ainsi que, en *une heure* :

	De jour.	De nuit.
	gr.	gr.
La tourterelle nourrie avec du millet a brûlé...............	0,255 de carb.	0,162 de carb.
La tourterelle à l'inanition a brûlé.....................	0,117	0,072

En même temps que, pendant l'inanition, la température de l'animal s'abaisse, les phénomènes physico-chimiques de la respiration deviennent moins intenses; cependant, en ne tenant compte que de la production de l'acide carbonique, on serait amené à cette conclusion que la diminution d'intensité des combustions respiratoires est hors de proportion avec l'abaissement de la température qui, nous le savons, est assez faible dans les premiers jours de la privation d'aliments. Pour interpréter convenablement ces faits, il faut se rappeler ce que nous avons dit précédemment à propos des expériences de M. Regnault. Si, sous l'influence de la privation d'aliments, la quantité d'acide carbonique exhalé devient moindre, cela dépend surtout de ce qu'une plus forte proportion d'oxygène est employée à faire de l'eau, et non des faibles variations qu'éprouve l'absorption de ce gaz. Cette tourterelle à l'inanition, quoique brûlant beaucoup moins de carbone, brûlait, en réalité, plus d'hydrogène qu'à l'état normal, et ainsi la chaleur résultant de l'action de l'oxygène absorbé sur les graisses et les autres matériaux combustibles de l'économie, était produite en assez grande quantité pour maintenir sa température sensiblement stationnaire et rendre le refroidissement très lent. La comparaison des résultats précédents démontre qu'un des effets de l'inanition est d'abaisser le rapport du carbone brûlé pendant la nuit au carbone brûlé pendant le jour. Chez la tourterelle privée d'aliments, la diminution de la combustion du carbone pendant la nuit est donc un peu plus forte que chez la tourterelle suffisamment nourrie ; ce fait est d'accord avec l'accroissement qu'éprouve l'oscillation quotidienne de la température, pendant toute la durée de l'inanition.

Le Mémoire de M. Boussingault contient l'histoire d'une autre tourterelle mise aussi à l'inanition. Les faits constatés dans cette expérience confirment pleinement les précédents ; nous nous contenterons de les rapporter sous forme de tableau. Cette seconde tourterelle, du poids de 176 grammes, brûlait *par heure* :

	De jour.	De nuit.
		gr.
Après 11 heures d'inanition.....................		0,095 de carb.
36 heures d'inanition.....................		0,073 —
48 heures d'inanition... 0gr,114 de carb.		—
60 heures d'inanition.....................		0,065 —
84 heures d'inanition.....................		0,077 —
96 heures d'inanition... 0,121		—
108 heures d'inanition.....................		0,077 —
Somme	0,235 de carb.	0,387 de carb.
Moyenne.......	0,1175	0,0775

Il serait difficile de trouver, en physiologie, des expériences dont les résultats présentent une concordance plus complète ; les moyennes déduites de ces deux observations sont *physiologiquement* identiques.

M. Boussingault n'a pas poussé l'inanition jusqu'à ses dernières limites ; aucun de ses animaux n'a succombé ; il a même suffi de leur rendre leur nourriture habituelle pour les voir revenir très rapidement à leur état normal. Pendant que s'effectue cette réparation successive de tous les éléments perdus et de tous les organes en souffrance, il est curieux de suivre les augmentations rapides de poids de l'animal, et la marche ascendante des combustions respiratoires. Pour ne pas prolonger outre mesure cette discussion, nous nous contenterons d'emprunter au Mémoire de M. Boussingault un exemple très détaillé et très remarquable qui prouve avec quelle facilité, même après une inanition très prolongée, les fonctions de l'économie se rétablissent sous l'influence d'une alimentation suffisante.

Il s'agit encore d'une tourterelle :

	Poids de l'animal.	Carbone brûlé en une heure par jour.
	gr.	gr.
Avant l'expérience	175,6	0,2 ?
Après 9 jours d'inanition.....	112,5	

On rend à la tourterelle des aliments à discrétion :

	Poids de l'animal.	Carbone brûlé.
Après 24 heures d'alimentation	»	0,168
Après 72 heures d'alimentation	,	0,206
Au milieu du 4e jour........	143,7	0,249
Le 5e jour...............	144,5	»
Au milieu du 6e jour........	148,0	0,250
Le 12e jour..............	154,0	0,2??
Le 20e jour..............	157,3	»

Ce tableau nous démontre que la respiration, encore très faible vingt-quatre heures après la restitution des aliments, avait déjà repris son type normal dès le quatrième jour. Les combustions respiratoires, continuant à s'élever, dépassèrent leur intensité physiologique entre le quatrième et le sixième jour, pour ensuite redescendre graduellement, comme l'indique la comparaison des résultats du sixième et du douzième jour. Quant au poids de l'animal, il augmenta très rapidement dans les quatre premiers jours; puis sa marche ascensionnelle se ralentit du quatrième au douzième jour, et ne fit plus que des progrès presque insensibles du douzième au vingtième jour.

Phénomènes généraux de l'inanition. — Complétons maintenant l'histoire de l'inanition par le tableau qu'a tracé M. Chossat (1) des symptômes généraux présentés par les animaux privés de toute nourriture :

« Restés calmes pendant une partie plus ou moins » grande de l'expérience, par exemple pendant la pre- » mière moitié, les deux tiers ou la presque totalité de » celle-ci, ils deviennent ensuite plus ou moins agités, » et cette agitation continue aussi longtemps que la cha- » leur animale reste élevée; quelquefois l'agitation com- » mence dès le début.

» Le dernier jour de la vie, l'agitation cesse et est » remplacée par un état de stupeur; l'animal, mis en » liberté, tantôt regarde avec étonnement autour de » lui, sans chercher à s'envoler, tantôt ferme les yeux,

(1) *Loc. cit.*, p. 569.

comme dans un état de sommeil. Cet état de stupeur
s'accompagne d'un affaiblissement graduellement croissant; la station devient vacillante et la tête branlante;
les orteils, froids et livides, se mettent en boule et em-
pêchent l'animal de se fixer solidement sur le sol,
quoiqu'il puisse encore se tenir debout en s'appuyant
sur le ventre et les ailes; mais bientôt il tombe sur le
côté, et il y reste couché, immobile, comme on l'y
place, et sans pouvoir se relever.

» Enfin, l'animal s'affaiblit de plus en plus, la respiration se ralentit, la sensibilité diminue graduellement;
la pupille se dilate, et la vie s'éteint tantôt d'une manière calme et tranquille, tantôt après quelques
spasmes, de légères convulsions des ailes, et de la rigidité opisthotonique du corps. »

A l'autopsie, on trouve tous les organes pâles, décolo-
rés, diminués de poids et de volume; mais leur texture
est restée normale, et l'on ne rencontre nulle part de lésion matérielle capable de compromettre la vie. Il semble
qu'une partie des éléments constituants des divers organes se soit résorbée molécule à molécule, sans porter
la moindre atteinte ni à la composition intime, ni à la
forme de ce qui a échappé à ce travail lent et progressif
de destruction. Chaque organe a perdu une portion de
chacun de ses éléments; mais ce qui reste est sain
« On n'imaginerait pas combien les parties intérieures se
» trouvent *belles* et *saines* chez les animaux qui sont
» morts de faim, » avait dit depuis longtemps un grand
observateur (1). L'épithélium de l'estomac a seul, et par

_____

(1) Redi, *Collection académique* (partie étrangère), t. IV, p. 499.

places, perdu de sa consistance, et encore ce ramollisse-
ment ne s'est pas étendu aux couches sous-jacentes. Du
reste, toutes les parties de l'économie ne sont pas également attaquées ; M. Chossat a donné un tableau très
important (1) des pertes de poids éprouvées par les
divers organes et les principaux systèmes :

Le corps dans son ensemble ayant perdu les..	0,400	de son poids.
La graisse a perdu les	0,933	—
Le sang	0,750	—
La rate	0,714	—
Le pancréas	0,641	—
Le foie	0,520	—
Le cœur	0,448	—
L'intestin	0,424	—
Les muscles locomoteurs	0,423	—
L'estomac	0,397	—
Le pharynx et l'œsophage	0,342	—
La peau	0,333	—
Les reins	0,319	—
L'appareil respiratoire	0,222	—
Le système osseux	0,167	—
Les yeux	0,100	—
Le système nerveux	0,019	—

Les graisses ont donc presque complétement disparu ;
le sang, le foie et le système musculaire ont subi des
pertes énormes, tandis que l'appareil respiratoire, le
système osseux, et surtout le *système nerveux*, ont été à
peine atteints.

De ses expériences sur les animaux supérieurs (oiseaux
et mammifères) et sur les animaux inférieurs (batra-

(1) *Loc cit*, p. 530.

ciens, reptiles et poissons), M. Chossat (1) a déduit les
résultats suivants :

	Animaux supérieurs.	Animaux inférieurs.
Durée moyenne de la vie............	9 jours,68	226 jours.
Fraction du poids initial perdue par jour....	0,0420	0,0021
Fraction du poids initial perdue au moment de la mort........................	0,397	0,404

Les expériences de M. Boussingault sur la tourterelle
confirment les résultats de M. Chossat; nous avons vu,
en effet (page 402), qu'une tourterelle du poids initial
de 186^{gr},8, ayant été mise à l'inanition, perdit par jour
7^{g},7 de son poids, c'est-à-dire les 0,0412 de son poids
initial.

La comparaison de ces résultats nous permet d'établir
en principe que, chez les animaux à l'inanition, la mort
n'arrive que quand ils ont perdu une portion de leur
poids initial sensiblement la même pour tous, et qui
s'élève moyennement à 0,4; par conséquent, la durée
de leur vie est en raison inverse de la fraction de leur
poids initial qu'ils perdent chaque jour.

Conclusions. — L'interprétation de ces faits se présente d'elle-même. L'animal privé de nourriture continue à absorber de l'oxygène; il brûle successivement ses
graisses, son sang, ses propres tissus; la quantité de
chaleur produite est moindre qu'à l'état normal, assez
grande encore cependant pour maintenir sa température
à un degré élevé et rendre le refroidissement très lent;

(1) *Loc. cit*, p. 484.

mais l'animal se détruit lui-même pièce à pièce, et ses forces s'affaiblissent. Si, à l'exemple de M. Boussingault, on arrête l'expérience alors que cette destruction des organes de l'animal n'est pas encore assez considérable pour que les fonctions les plus importantes soient suspendues, et alors que sa température est encore assez élevée, il suffit de lui rendre les aliments pour le voir revenir très rapidement à l'état normal.

Mais, si l'on pousse plus loin l'inanition, il arrive bientôt un moment où l'animal a éliminé, par le poumon, la peau et les diverses voies d'excrétion, une portion énorme des éléments organiques de son corps ; à cet état, il a perdu de 3 à 5 dixièmes de son poids initial. Alors l'élément combustible manque pour entretenir la fonction respiratoire, la production de chaleur diminue considérablement, le refroidissement prend une marche très rapide, la température tombe au-dessous du degré nécessaire au jeu des organes ; l'animal meurt par arrêt successif de toutes ses fonctions et sans lésion matérielle importante. *Il meurt de froid*, comme l'a dit M. Chossat ; et *le froid* provient de ce qu'il ne trouve plus, dans son corps, de quoi fournir des matériaux combustibles à l'oxygène incessamment introduit par les voies respiratoires intactes.

Lorsque l'animal est ainsi parvenu au dernier degré de marasme par inanition, quand la *mort est imminente*, il est encore possible de le rappeler à la vie, à la santé ; mais il ne suffit pas de lui *présenter* les aliments : ses organes sont trop refroidis, il ne peut pas exécuter les mouvements nécessaires pour les saisir. Il ne suffit pas même de gaver les pigeons ou les tourterelles ; la température du corps s'est trop abaissée pour que la digestion s'opère, l'aliment reste intact, rien ne pénètre dans le torrent circulatoire ; l'inanition continue, bien que leur jabot soit plein de grains de maïs. Mais, si alors on place l'animal dans une étuve, si l'on rend *artificiellement* à ses organes cette température qu'il ne peut plus leur donner lui-même et qui cependant est nécessaire pour qu'ils agissent, peu à peu les fonctions suspendues se rétablissent, l'aliment est attaqué, digéré, des éléments combustibles et des éléments plastiques sont introduits dans le torrent circulatoire ; l'animal assimile, se nourrit, brûle une partie des matériaux que lui fournit la digestion, et commence à se réchauffer lui-même. Bientôt il devient capable de maintenir sa température sans le secours de la chaleur de l'étuve ; alors il reprend le libre exercice de toutes ses fonctions, répare ses pertes et remonte graduellement à son poids initial. M. Chossat, en entretenant, pendant quelques jours, une température élevée autour de ses animaux arrivés à *l'état de mort imminente*, et en leur rendant leur nourriture habituelle en quantité suffisante, est parvenu à les rétablir d'une manière complète.

Les phénomènes de température et de combustion chez les animaux soumis à l'inanition, la manière dont, sans subir d'altération de texture, leurs organes perdent successivement leurs éléments constituants, le refroidissement rapide et l'arrêt successif de toutes les fonctions dans les derniers moments de leur existence, la nécessité d'un réchauffement artificiel pour leur rendre la possibilité de digérer et de maintenir eux-mêmes leur température, la facilité et la rapidité avec lesquelles ils reviennent à leur état normal, lorsqu'ils n'ont pas encore perdu, ou que, sous l'influence d'un réchauffement artificiel, ils ont recouvré la faculté d'introduire, par la digestion, des éléments combustibles dans le torrent circulatoire, constituent un ensemble de faits qui nous paraissent la confirmation la plus belle et la plus décisive des grandes vues physiologiques de Lavoisier.

ARTICLE VIII.

DES SAISONS ET DES CLIMATS.

Dans les conditions physiologiques de leur existence, les animaux se trouvent placés dans des milieux dont la température ne s'élève pas au-dessus de 35 ou 40 degrés ; c'est seulement *par exception* et *d'une manière passagère* que la température, autour d'eux, dépasse cette limite extrême. De cette considération découle une division toute naturelle de l'étude des saisons et des climats. Dans un premier paragraphe, nous nous occuperons de l'influence des températures inférieures à 40 degrés, pour lesquelles nous réserverons la désignation de *températures normales;* dans un deuxième paragraphe, nous chercherons à déterminer les moyens qu'emploie l'économie pour résister à l'action des *températures excessives* ou supérieures à 40 degrés centigrades.

§ I. — Influence des températures normales.

Animaux supérieurs. — Nous avons montré précédemment (page 100) avec quelle énergie les mammifères

et les oiseaux, parvenus à l'état complet de leur développement et jouissant de l'entière liberté de leurs mouvements, résistent aux abaissements de la température
extérieure. Il ne faut pas croire cependant que l'état
thermique de ces animaux, même dans les circonstances
précédentes, ne soit pas réellement influencé par celui
du milieu ambiant. J. Davy (1) a démontré que le passage d'un climat froid et même tempéré à un climat
chaud suffit pour élever, d'une manière sensible, la
température de l'homme. Parmi les preuves qu'il fournit
à l'appui de cette proposition, nous choisissons les résultats suivants :

Le 4 avril 1816, à midi, par une latitude sud de
23° 44', le thermomètre à l'air libre marquant 26°,7,
la température de six matelots bien portants, âgés de
vingt à vingt-huit ans, prise sous la langue, varia entre
37°,5 et 38°,3 ; la moyenne fut 37°,7.

Le 5 mai 1816, à midi, par une latitude sud de
35° 22', le thermomètre à l'air libre marquant 15°,5,
la température des mêmes hommes, prise de la même
manière, varia entre 36°,6 et 37°,1 ; la moyenne ne s'éleva
qu'à 36°,8.

Edwards (2) a constaté des faits du même genre sur
des animaux. La température des moineaux soumis à ses
observations était moyennement :

En février, de...................... 40°,8
En avril, de....................... 42°,0
En juillet, de...................... 43°,77

(1) *Ann. de chim. et de phys.*, 2ᵉ série, t. XXXIII, p. 181.
(2) *Infl. des agents phys. sur la vie*, p. 189.

Nous savons en outre, par les nombreuses expériences d'Edwards (1) et d'autres observateurs, que les mammifères et les oiseaux adultes, placés dans des enceintes limitées dont la température est artificiellement abaissée à *zéro*, peuvent se refroidir de 1 à 3 degrés au-dessous de leur état normal.

Ces faits démontrent que l'influence de l'état thermique du milieu ambiant sur la température des animaux supérieurs, quoique réelle et incontestable, est cependant circonscrite dans des limites très étroites. En raison du peu de variation de leur température, les oiseaux et les mammifères vivent donc, suivant les saisons régnantes et les climats qu'ils habitent, dans une atmosphère dont la température est tantôt presque égale, tantôt inférieure de 30, 40, 50, 60 et même 70 degrés à celle de leur corps. Pour que, au milieu de conditions aussi différentes, les fonctions conservent leur intégrité, la vie ne soit pas atteinte dans ses manifestations, et la température des centres organiques ne soit pas sensiblement altérée, il faut nécessairement que la source de la chaleur animale subisse elle-même, dans son intensité, des modifications capables de compenser les effets de si grandes variations extérieures. L'étude des phénomènes physico-chimiques de la respiration, et de l'évaporation des liquides à la surface des animaux, dans ces diverses circonstances, est certainement l'épreuve la plus dangereuse à laquelle on puisse soumettre la théorie de Lavoisier, qui place, dans le concours de ces deux actions, la

____

(1) *Influence des agents phys. sur la vie*, p. 145.

véritable cause de l'invariabilité de la température des animaux supérieurs.

En 1813, de la Roche publia (1) un travail dans lequel il s'était proposé de mesurer l'influence de la température extérieure sur l'intensité des phénomènes physico-chimiques de la respiration. Ses expériences ont porté sur quatre lapins, quatre cabiais, deux chats et quatre pigeons. Les animaux étaient placés et maintenus, pendant *une heure* environ, dans un ballon manométrique de vingt-huit litres de capacité, hermétiquement fermé. Il analysait l'air du manomètre avant l'introduction de l'animal, et faisait une seconde analyse à la fin de l'expérience. Ce procédé est très vicieux : à chaque instant, la proportion d'oxygène diminuait et la proportion d'acide carbonique augmentait dans le manomètre ; il est donc impossible d'admettre que, pendant *une heure*, la respiration des animaux soit restée normale dans une enceinte d'aussi faible capacité. Cependant, comme de la Roche a eu la précaution de soumettre successivement le même animal à l'action des basses et des hautes températures, ses résultats indiquent le sens dans lequel agit l'influence des conditions thermiques extérieures. Les moyennes de ses expériences peuvent être ainsi résumées :

1° Pour le lapin, la température

    extérieure s'étant élevée de............ 12°,07 à 29°,90

  L'absorption d'oxygène tomba de   1 à 0,888

  L'exhalation d'acide carbonique

    tomba de.................   1 à 0,933

(1) *Journal de physique*, t. LXXVII, p. 5.

2° Pour le cabiai, la température
  extérieure s'étant élevée de.............. 10°,07 à 34°,50
  L'absorption d'oxygène tomba de   1 à 0,814
  L'exhalation d'acide carbonique
  tomba de................ 1 à 0,897
3° Pour le chat, la température ex-
  térieure s'étant élevée de.............. 10°,85 à 31°,35
  L'absorption d'oxygène tomba de   1 à 0,760
  L'exhalation d'acide carbonique
  tomba de................ 1 à 0,900
4° Pour le pigeon, la température
  extérieure s'étant élevée de.............. 8°,17 à 29°,80
  L'absorption d'oxygène tomba de   1 à 0,863
  L'exhalation d'acide carbonique
  tomba de................ 1 à 0,909

Le Mémoire déjà cité de M. Letellier (1) nous fournit des éléments précieux pour établir la comparaison entre l'activité de la fonction respiratoire et l'état de la température extérieure. Il résulte de ses recherches que :

Les petits oiseaux ont exhalé par kilogramme et par heure :

	gr.	
A la température de 0°	18,980	d'acide carbonique.
Entre 14° et 22°................	13,034	—
Entre 30° et 42°...............	8,980	—

Les gros oiseaux ont exhalé par kilogramme et par heure :

	gr.	
A la température de 0°	7,152	d'acide carbonique.
Entre 14° et 22°................	4,541	—
Entre 30° et 42°...............	2,688	—

(1) *Ann. de chim. et de phys.*, 3ᵉ série, t. XIII, p. 478.

M. Letellier a constaté des résultats du même genre chez des mammifères.

Les cochons d'Inde ont exhalé par kilogramme et par heure :

	gr.	
A la température de 0°........	3,540	d'acide carbonique.
Entre 14° et 22°.................	2,526	— —
Entre 30° et 42°.................	2,097	—

Les souris ont exhalé par kilogramme et par heure :

	gr.	
A la température de 0°...........	17,852	d'acide carbonique.
Entre 14° et 22°.................	16,711	—
Entre 30° et 42°...............	8,993	—

M. Letellier, dans ses recherches, ne s'est jamais préoccupé que de la quantité de carbone transformé en acide carbonique, son travail ne porte donc que sur l'une des deux combustions respiratoires. Cependant, comme l'hydrogène *brûlé* est toujours associé au carbone dans les matériaux du sang soumis à l'action de l'oxygène, comme d'ailleurs les *mêmes animaux*, nourris de la même manière, ont successivement été observés aux diverses températures, la quantité d'acide carbonique exhalé peut et doit être considérée comme la traduction exacte de l'intensité des phénomènes physico-chimiques de la respiration.

Les expériences directes montrent que, chez l'homme aussi, la fonction respiratoire éprouve des modifications de même ordre, et qu'elle devient d'autant plus active que la température extérieure est plus basse. Nous avons exposé (page 330) comment ce fait important avait été découvert par Lavoisier. Un homme, *au repos* et *à jeun*, par une température extérieure de 32°,5, ne consommait que 24^{lit},002 d'oxygène par heure ; le même homme, *au repos* et *à jeun*, mais soumis à une température extérieure de 15 degrés, en consommait 26^{lit},660 par heure. L'emploi de la méthode indirecte est venu confirmer cette découverte de Lavoisier. Nous avons déjà dit (page 360) que, dans les expériences de M. Barral, un homme de vingt-neuf ans, en juillet et août, par une température extérieure de 20°,8, ne consommait que 31^{gr},782 d'oxygène par heure, tandis que le même homme, en décembre et janvier, par une température moyenne de — 0°,54, en consommait 44^{gr},229 par heure. Enfin, l'emploi des analyses *qualitatives* a fourni des résultats de même genre (1). Vierordt a trouvé 5,07 d'acide carbonique à 3 degrés, et 4°,29 à 24 degrés, dans 100 parties de gaz expiré. D'après Valentin, la proportion de l'acide carbonique, dans les gaz de l'expiration, est de 4,37 pour 100 à 0°,02, de 4,09 pour 100 à 17°,4, et enfin de 3,56 pour 100 à 21°,7.

Ainsi donc, chez les oiseaux et chez les mammifères, tout se passe comme la théorie de Lavoisier l'indique et permet de le prévoir. La combustion des matériaux organiques du sang est d'autant plus faible que la température ambiante est elle-même plus élevée ; cette source de chaleur subit des variations très considérables, capables de compenser celles des causes extérieures de refroidissement. Les expériences d'Edwards nous permettent

____

(1) Valentin, *Traité de physiologie*, 2e édit., 1847, t. I.

de pousser plus loin l'étude de ces variations d'activité de
la respiration.

Cet habile observateur (1) a enfermé des bruants et des
verdiers dans un vase clos, de capacité déterminée et
toujours la même; il a d'ailleurs *maintenu, dans tous les
cas, la température à* 20 *degrés;* il a mesuré le temps
de la durée de leur vie, en *hiver* et en *été*, dans cette
masse d'air confiné. La quantité absolue d'oxygène fourni
étant constante, et la température *actuelle* étant maintenue à 20 degrés pendant toute la durée de chaque
expérience, il n'y avait entre ces animaux d'autre différence que celle provenant de l'influence de la *saison*
pendant laquelle ils étaient mis en observation. La
moyenne des trois séries d'expériences comparatives
nous montre que, dans cette enceinte limitée :

En *été*, les oiseaux ont vécu.............   1ʰ 25ᵐ 54ˢ
En *hiver*, les oiseaux n'ont vécu que......   1   6   26

Différence.......   19ᵐ 28ˢ

Bien que la température *actuelle* fût la même pour les
uns et les autres, cependant les animaux, pris en *hiver*,
ont vécu moins longtemps dans une même enceinte, et,
par conséquent, ont consommé plus rapidement une
quantité *donnée* d'oxygène que des animaux de même
espèce et de même taille pris en *été*. Ainsi, dans une
circonstance quelconque, l'activité de la respiration dépend moins de la *température actuelle* à laquelle l'animal
est *momentanément* soumis, que de la *température anté-*

____

(1) *Infl. des agents phys. sur la vie*, p. 200-206.

rieure sous l'influence de laquelle il vivait. En *été*, l'économie tout entière fonctionne de manière à produire peu de chaleur, et doit résister faiblement aux causes extérieures de refroidissement ; en *hiver*, au contraire, la combustion des matériaux du sang est à son *maximum*, et les influences réfrigérantes venues du dehors doivent avoir peu de prise sur l'animal. C'est encore à Edwards que nous emprunterons les faits pour démontrer l'exactitude de cette dernière proposition.

Il a mesuré (1) la résistance que des oiseaux adultes opposent, dans les diverses saisons, à un refroidissement extérieur artificiellement produit, en les observant dans une enceinte limitée entourée de glace dont la température était ainsi ramenée et maintenue à zéro. Il a trouvé que, en *une heure* de séjour :

En *février*, par une température extérieure de 12", des moineaux adultes placés dans l'enceinte à *zéro* se refroidissaient moyennement de .... 0",40

En *août*, par une température extérieure de 20", des moineaux adultes placés dans l'enceinte à *zéro* se refroidissaient moyennement de................................. 1",62

En *juillet*, par une température extérieure de 26", des moineaux adultes placés dans l'enceinte à *zéro* se refroidissaient moyennement de.............................. 3",62

Pour maintenir constamment l'économie en harmonie avec les conditions diverses d'existence que lui font les changements de température du milieu ambiant, la fonction respiratoire passe donc par des états très divers d'activité. Mais ces modifications de la respiration ne

(1) *Infl. des agents phys. sur la vie*, p. 163.

peuvent pas s'accomplir subitement ; tout démontre qu'elles sont le résultat d'un travail intérieur lent et progressif. C'est peu à peu, et par voie de transitions successives, que l'organisme tout entier s'élève au degré d'activité fonctionnelle exigé par chaque climat ou chaque saison régnante, et qu'il en descend. Si ce travail intime reste le plus souvent inaperçu, ou s'accomplit du moins sans dangers chez les sujets robustes et parfaitement constitués, il se traduit, dans les organisations plus délicates, par une succession de malaises parfois assez notables et assez prolongés pour aboutir à une véritable maladie. Toute variation de la température ambiante retentit, en effet, sur la respiration, et, par son intermédiaire, sur l'ensemble des fonctions. Lorsque cette variation s'opère graduellement, l'action comburante exercée par l'oxygène sur les matériaux du sang se modifie aussi peu à peu, et l'économie se prête, sans accidents, à ces changements successifs. Une fois la température extérieure établie, élevée ou basse, les fonctions atteignent elles-mêmes le degré d'activité convenable, s'y soutiennent sans effort, et la santé se maintient parce qu'aucune cause perturbatrice ne vient la compromettre. Si, au contraire, les variations de l'état thermique extérieur sont brusques, intenses et multipliées, pour conserver l'harmonie entre l'énergie de la source intérieure de chaleur et l'état de l'atmosphère, la respiration doit éprouver des variations d'activité de même ordre et de même rapidité, et, par le fait de cette fluctuation continuelle des fonctions, l'économie souffre. Ainsi s'explique le danger des climats très variables, et l'influence bienfaisante des climats constants, pour les sujets dont l'organisation pulmonaire est faible ou seulement délicate. Sous ce rapport, le corps de l'animal vivant, avec ses divers organes, peut être comparé à une machine en action. Tant que la somme de travail à accomplir dans un temps donné reste régulièrement la même, la machine marche avec une vitesse soutenue, et chacune de ses pièces remplit sa fonction sans accident. Mais que la somme de travail à produire varie d'un instant à l'autre, la machine est obligée aussi de changer à chaque instant de vitesse; au milieu de ces oscillations perpétuelles, ses divers engrenages sont exposés à des chocs brusques et incessants qui compromettent la solidité de l'ensemble, exposent à de graves accidents, et finissent par briser ses rouages les plus faibles et les plus délicats.

En même temps que l'action de l'oxygène sur le sang produit de la chaleur, sur toutes les surfaces en contact direct avec l'air l'eau s'évapore; et ce dernier phénomène est une cause puissante de refroidissement. La quantité réelle de chaleur dont un animal peut disposer, pour résister à l'action des agents extérieurs, n'est que la différence entre le nombre de calories produites par les actions physico-chimiques de la respiration et le nombre de calories absorbées par la double évaporation pulmonaire et cutanée. Pour arriver à la connaissance complète des modifications que subit la production de chaleur chez un animal, suivant les saisons et les climats, il ne suffit donc pas de déterminer les variations correspondantes de l'activité des combustions, il faudrait aussi apprécier les changements simultanés qui surviennent dans les quantités d'eau éliminée sous forme de vapeur. Malheureusement il n'a été fait que bien peu de recherches positives dans cette direction. Les travaux entrepris par Sanctorius pour mesurer la quantité de vapeur d'eau perdue par l'homme, et ceux de tous les auteurs qui l'ont suivi dans cette voie jusqu'à Lavoisier exclusivement, sont entachés de causes d'erreur considérables; leurs résultats ne peuvent pas être employés comme éléments rigoureux de calcul, et conservés à ce titre dans la science. Ils ont déterminé la masse d'eau évaporée en calculant la diminution de poids que les exhalations pulmonaire et cutanée font éprouver au corps. De cette manière, ils sont nécessairement arrivés à une évaluation trop forte, car ils ont ajouté au poids de l'eau celui de l'azote et du carbone expulsés par ces deux voies; or, chez un homme adulte et en santé, l'erreur ainsi commise ne s'élève pas à moins de 240 à 300 grammes en vingt-quatre heures; en second lieu, une portion de l'eau évaporée provient de la combinaison de l'oxygène absorbé avec l'hydrogène des matériaux du sang; la perte de poids qui résulte de son élimination n'est donc pas égale au poids de cette eau, mais seulement à celui de l'hydrogène qui entre dans sa composition. Lavoisier a, le premier, posé le problème dans ces termes rigoureux et tenu compte de tous les éléments de la question.

La quantité d'eau éliminée sous forme de vapeur par le poumon et par la peau, dans un temps donné, varie non-seulement d'un sujet à l'autre, mais encore chez le même sujet, en vertu de circonstances très nombreuses.

36.

En l'absence de documents suffisamment étendus et suffisamment exacts, nous devons nous contenter de poser ici quelques règles générales.

On admet que l'évaporation est plus facile et plus abondante proportionnellement chez la femme et chez l'enfant que chez l'homme adulte, et chez le jeune homme que chez le vieillard. Puisque l'eau expulsée de l'économie s'échappe, en presque totalité, par les reins, la peau et le poumon, il est évident que le travail d'élimination accompli par ces deux dernières voies doit augmenter en raison de l'abondance des boissons et des aliments liquides ingérés. La marche, un exercice musculaire violent, en général tous les travaux qui tendent à activer la sécrétion cutanée, déterminent une exhalation plus considérable de vapeur aqueuse.

L'état du milieu ambiant exerce aussi une influence puissante sur l'activité de l'évaporation à la surface du corps des animaux. La diminution de la pression extérieure favorise le passage de l'état liquide à l'état gazeux ; dans les ascensions sur les hautes montagnes, l'évaporation de l'eau à la surface du corps doit nécessairement être plus considérable, et cette circonstance explique, du moins en partie, la soif et le froid qu'éprouvent les voyageurs. Lorsque l'atmosphère est calme, la couche de gaz en contact avec l'animal se renouvelle très lentement, et la quantité d'eau évaporée dans un temps donné doit nécessairement, toutes choses égales d'ailleurs, être moins considérable que sous l'influence d'un vent violent ou d'une simple agitation de l'air. Dans ce dernier cas, en effet, la peau est incessamment léchée et balayée par de nouvelles masses gazeuses qui se saturent aux dépens du liquide épanché à sa surface. L'action rafraîchissante des éventails, l'influence si funeste des courants d'air sur les individus en transpiration, et les expériences directes d'Edwards sur les grenouilles, démontrent l'exactitude de l'application de cette loi toute physique de l'évaporation à l'interprétation des phénomènes de l'économie animale. Edwards (1) a soumis des grenouilles à l'action de l'air à divers degrés d'humidité. Dans une atmosphère *très voisine de son point de saturation*, l'évaporation ne leur fit perdre moyennement, en douze heures, que les *trois centièmes* de leur poids; dans une atmosphère maintenue *à moitié saturation*, elles perdirent moyennement, dans le même temps, les *vingt-cinq centièmes* de leur poids total. L'état hygrométrique de l'air exerce donc une très grande influence sur l'évaporation des liquides à la surface du corps des animaux; toutes choses égales d'ailleurs, ils perdent d'autant moins d'eau et de chaleur par cette voie que le climat et la saison sont plus humides, et que l'atmosphère est plus rapprochée de son point de saturation. En été, lorsque tout à coup, sous l'influence d'un orage, l'air devient *très humide*, bien que *la température ne s'élève pas sensiblement*, l'homme éprouve une sensation insupportable d'accablement et de *chaleur* due, en très grande partie, à la diminution des évaporations pulmonaire et cutanée.

Ce n'est pas ici le lieu de faire l'histoire de la solida-

(1) *Infl. des agents phys. de la vie*, p. 592.

rité qui existe entre la fonction urinaire et la fonction cutanée; mais tous les physiologistes admettent que, pour une même quantité de liquides ingérés dans l'économie, le rapport de la proportion d'eau éliminée par la peau à celle qui s'échappe par les reins est d'autant plus considérable que la température de l'air est plus élevée.

Ainsi, la sécheresse plus grande de l'atmosphère, la proportion plus considérable d'eau introduite dans l'économie, l'exaltation de la sécrétion cutanée déterminée par l'élévation de la température ambiante, la fourrure moins abondante des animaux, les vêtements de l'homme plus perméables et moins exactement collés sur le corps, tout conspire pour que l'évaporation soit plus active, dans les climats chauds, que dans les climats froids et même tempérés.

A mesure donc que l'état thermique du milieu ambiant s'élève, d'une part, les combustions respiratoires diminuent d'intensité, une moindre somme de chaleur est produite dans un temps donné; d'autre part, la quantité d'eau évaporée à la surface du poumon et de la peau augmente, et la perte de chaleur qui en résulte devient plus considérable. L'économie trouve, dans ces balancements d'activité fonctionnelle, les moyens de se maintenir en harmonie avec les conditions d'existence que lui crée l'état de l'atmosphère. Nous avons jusqu'ici confondu l'évaporation cutanée et l'évaporation respiratoire dans une seule et même considération; il est nécessaire de déterminer la part qui revient à chacune d'elles dans ce travail de déperdition de chaleur, variable suivant les circonstances ambiantes.

L'évaporation de l'eau à la surface du poumon est
soumise à des conditions spéciales qui n'existent pas pour
la peau, et qui limitent singulièrement l'étendue des
variations qu'elle peut subir. Prenons l'homme pour
exemple. Nous avons vu précédemment (page 304) que,
d'après M. le professeur Bérard, le volume d'une expiration normale est de *un demi-litre;* à raison de 16 inspirations par minute, le volume des gaz qui entrent dans la
cavité thoracique et qui en sortent, dans l'espace d'une
heure, est de 480 litres. Quels que soient la température
et le degré d'humidité de cet air à son entrée, il sort invariablement *saturé* de vapeur d'eau et à la température
de 38 degrés. Or, à 38 degrés, un volume de gaz de 480
litres ne peut pas contenir plus de 21^{gr},985 de vapeur
d'eau. Mais cette quantité *invariable* d'eau qu'emporte
l'air expiré dans l'espace d'une heure se compose de
celle qu'il contenait déjà au moment où il a été inspiré,
et de celle qu'il a empruntée au sang pour se saturer.
Admettons, ce qui est moyennement vrai, du moins à
Paris, que l'air inspiré soit à moitié saturé. Nous savons
que 480 litres d'air, *à l'état de demi-saturation,* contiennent en poids :

	gr.	
A la température de 0°	1,068	de vapeur d'eau.
A la température moyenne de Paris (10°,8)	2,362	—
A la température de 30°	7,220	—

Si nous retranchons successivement ces trois nombres
du poids *invariable,* 21^{gr},985, de vapeur d'eau que l'expiration emporte en *une* heure, nous verrons que l'économie perd par cette voie :

A la température de 0°.............. 20,917 de vapeur d'eau.
A la température moyenne de Paris (10°,8) 19,623   —
A la température de 30°............ 14,765   —

D'une part, l'air étant toujours, à sa sortie de la cavité thoracique, chargé de la même quantité pondérale de vapeur, et, d'autre part, au moment de l'inspiration et à état hygrométrique semblable, l'air contenant d'autant plus de vapeur d'eau que la température est plus élevée, il en résulte que, pour un même nombre d'inspirations de même volume, l'évaporation à la surface pulmonaire est moins abondante en été qu'en hiver, dans les climats équatoriaux que dans les régions polaires. En se rappelant, en outre, que plus l'air est froid au moment où il est inspiré, plus il a besoin d'emprunter de chaleur aux organes respiratoires pour se mettre en équilibre avec eux, on arrive à une conclusion qui semble paradoxale au premier abord, mais dont l'exactitude est incontestable : le passage des gaz à travers la cavité thoracique, déterminé par les mouvements d'inspiration et d'expiration, cause en général à l'économie une déperdition de chaleur d'autant plus considérable que la température extérieure est elle même plus basse. Les phénomènes *purement mécaniques* et *physiques* qui se passent dans les voies respiratoires sont donc, *dans tous les cas, une cause de refroidissement ;* mais ils ne peuvent prêter à l'animal qu'un bien faible secours pour tempérer les effets d'une atmosphère trop chaude, puisque leur action réfrigérante diminue d'intensité à mesure que, du dehors, une plus grande quantité de chaleur arrive à l'économie.

Il n'en est pas ainsi de la peau : en contact direct avec l'atmosphère, la masse d'air qui agit sur elle ne lui est pas mesurée comme au poumon; l'évaporation qui se passe à sa surface n'a d'autre limite que la quantité elle-même de l'eau qui la traverse : cette évaporation est d'autant plus rapide et détermine un refroidissement d'autant plus considérable que l'air est plus sec, plus agité et plus chaud. C'est donc, en réalité, l'évaporation cutanée qui, subissant dans son intensité des modifications de sens inverse à celles des combustions respiratoires, aide efficacement les animaux supérieurs à maintenir l'invariabilité de leur température dans les diverses saisons, et dans les climats les plus extrêmes. Certains animaux, comme le chien, suent très difficilement, ne perdent que très peu d'eau par la surface cutanée; pendant les chaleurs de l'été, ils sont obligés, pour résister à la température extérieure, d'adopter un mode spécial de respiration. Ils ont la langue pendante, la gueule ouverte et toute ruisselante de bave; leurs mouvements d'inspiration et d'expiration sont très précipités De cette manière, ils multiplient les points de contact de l'atmosphère et des muqueuses, ils accélèrent considérablement la vitesse du courant d'air à travers les voies respiratoires, et parviennent à entretenir une évaporation supplémentaire qui remplace, chez eux, celle qui normalement s'exécute à la surface de la peau chez les autres animaux. Il y a aussi des hommes qui suent très peu et très difficilement; l'observation nous apprend qu'ils souffrent pendant les temps chauds, et qu'ils ne peuvent pas supporter l'impression un peu prolongée d'une température extérieure élevée, sans être exposés à des suffocations pénibles et même à des accidents de congestion cérébrale.

Nous avons expliqué plus haut pourquoi les résultats fournis par les divers observateurs qui, dans la détermination de la quantité d'eau évaporée à la surface du poumon et de la peau, n'ont pas tenu compte de l'acide carbonique exhalé et de la combustion de l'hydrogène, ne nous paraissaient pas mériter la confiance des physiologistes. On trouvera une liste très complète de tous ces faits dans Burdach (1) et dans l'ouvrage de MM. C. Robin et F. Verdeil (2). Nous nous contenterons de relater ici quelques faits confirmatifs de ce que nous avons dit de l'influence de la température extérieure et des autres conditions physiologiques. Linning, qui observait dans la Caroline méridionale, a donné de cette double exhalation une évaluation plus considérable que Gorter en Hollande et Martins en Suède. Dalton, en Angleterre, a trouvé que l'homme perdait plus, par cette double voie, en juin qu'en mars. Dodart, qui, pendant trente trois ans, a répété sur lui-même les expériences de Sanctorius, dit (3) que, pour une même quantité d'eau ingérée, le rapport de celle qui s'échappe par le poumon et la peau à celle qui est éliminée par les urines et les excréments diminue à mesure qu'on avance en âge. Le même observateur (4) avait déjà annoncé à l'Académie

(1) *Traité de physiol.*, t. VII, p. 354 et suiv.
(2) *Traité de chim. anat. et phys.*, p. 145.
(3) *Hist. de l'Acad. des sciences*, 1666, t. II, p. 276.
(4) *Loc. cit.*, t. I, p. 251.

des sciences que, d'après ses observations personnelles, la transpiration cutanée est augmentée par le travail de la digestion. « Après un grand repas, dit-il, on trans-
» pire, dans les *premières heures qui le suivent*, environ
» 3 onces (91^{gr},78), et dans les dernières, c'est-à-dire
» *dans celles qui précèdent le repas suivant*, à peine trans-
» pire-t-on une 1/2 once (15^{gr},30). »

A la suite de cette longue discussion, nous devons rapporter les résultats qui nous paraissent les plus exacts, parmi les nombreux essais de détermination de la quantité d'eau évaporée sur les surfaces cutanée et pulmonaire, chez l'homme et chez les animaux. L'eau, ainsi éliminée, provient :

1° De l'eau introduite toute formée par les boissons et les aliments ;

2° De l'eau produite directement, dans l'économie, par la combinaison de l'hydrogène des matériaux combustibles du sang avec l'oxygène fourni par ces matériaux eux-mêmes à la respiration, et avec une partie de l'oxygène emprunté à l'atmosphère.

Lavoisier, qui, le premier, a bien compris toutes les difficultés de la question, dit, dans son Mémoire sur la transpiration cutanée et pulmonaire (1), que l'homme élimine en *une* heure, par cette double voie, 51^{gr},786 d'eau.

M. Barral (2), procédant par la méthode indirecte des analyses, a trouvé qu'un homme de vingt-neuf ans élimine en *une* heure, par le poumon et la peau :

(1) *Mém. de l'Acad. des sciences*, 1790.
(2) *Ann. de chim. et de phys.*, 3e série, t. XXV, p. 129.

gr.

Par une température moyenne de — 0",54..... 53,658 d'eau.
Par une température moyenne de +20",8...... 47,567 —

Ce résultat semble contredire ce qui est généralement admis, et ce que nous croyons vrai de l'influence de la température sur l'évaporation de l'eau. Mais, pour prouver que la contradiction n'est qu'apparente, il nous suffira de faire remarquer que le sujet observé par M. Barral, contrairement à ce qui se passe en général, a ingéré *moins* d'eau dans ses voies digestives pendant la saison chaude que pendant la saison froide. Ainsi, tandis que, pendant la première série d'expériences, la quantité d'eau ingérée et formée dans l'économie s'élevait à 102^{gr},733, elle ne fut que de 90^{gr},604 dans la seconde série. Si maintenant nous envisageons ces expériences d'un autre point de vue, nous verrons que le rapport de la quantité d'eau éliminée par le poumon et la peau à la quantité totale d'eau expulsée de l'économie a été de 0,522 dans la saison froide, et de 0,525 dans la saison chaude. Ainsi, conformément à la loi de solidarité qui existe entre les fonctions, et malgré la petite quantité de liquide introduit, la peau et les poumons ont expulsé une proportion un peu plus forte d'eau en été qu'en hiver. En tenant compte de toutes les circonstances de l'observation, les résultats de M. Barral, loin de constituer une objection à la manière dont nous avons envisagé les variations de l'évaporation pulmonaire et cutanée, en sont au contraire une confirmation.

M. Barral, dans le même Mémoire, a trouvé que, par une température extérieure de +6°,32 et par un *temps constamment pluvieux*, un homme de cinquante-neuf ans élimine en *une* heure, par le poumon et la peau, $21^{gr},775$ d'eau. D'ailleurs, la quantité d'eau ingérée et formée dans l'économie s'élevait moyennement chez cet homme à $99^{gr},512$ par heure. Le rapport entre la quantité d'eau dépensée par les deux exhalations pulmonaire et cutanée à la quantité totale d'eau éliminée ne s'est donc élevé, dans cette expérience, qu'à 0,219. Ce résultat est parfaitement d'accord avec ce que nous avons dit de l'influence des basses températures et de l'état hygrométrique de l'air sur l'évaporation cutanée ; il confirme aussi ce que Dodart avait observé sur lui-même pour l'intensité relative des excrétions de liquides par la peau et les voies urinaires, suivant les divers âges.

Les déterminations exactes de la quantité d'eau évaporée à la surface du corps, chez les animaux supérieurs, ne sont pas nombreuses ; cependant la science s'est enrichie, dans ces dernières années, de quelques résultats précieux que nous nous empressons de consigner ici.

M. Letellier (1) a mesuré les évaporations pulmonaire et cutanée chez des oiseaux soumis à diverses températures. En réduisant ses résultats à ceux qu'ont fournis les mêmes animaux observés comparativement, nous trouvons que :

1° Chez deux tourterelles du poids moyen de $104^{gr},15$, les évaporations pulmonaire et cutanée ont fourni moyennement, par kilogramme et par heure :

---

(1) *Ann. de chim. et de phys.*, 3ᵉ série, t. XIII, p. 478.

A une température comprise entre 15° et 20°...... 2,419 $^{gr.}$ d'eau.
A une température comprise entre 30° et 42°...... 6,164 —

2° Chez trois petits oiseaux du poids moyen de 24^{gr},80, les évaporations pulmonaire et cutanée ont fourni moyennement, par kilogramme et par heure :

A une température comprise entre 15° et 20..... 10,443 $^{gr.}$ d'eau.
A une température comprise entre 30° et 42°.... 27,782 —

M. Boussingault (1) a trouvé que, chez une tourterelle du poids de 186^{gr},185, les évaporations pulmonaire et cutanée ont fourni, par kilogramme et par heure :

A une température comprise entre 10° et 11°.... 2^{gr},228 d'eau.

Ces résultats mettent bien en relief l'influence de la température extérieure sur l'intensité de l'évaporation à la surface du corps. Les expériences comparatives de M. Letellier nous montrent en outre que les petits oiseaux, placés dans les mêmes conditions, exhalent, par le poumon et la peau, une quantité d'eau quatre fois plus considérable que les tourterelles. C'est la confirmation évidente de ce que nous avons dit précédemment (p. 286) de l'intensité de causes de refroidissement plus grande chez les petits animaux que chez les grands, et de la nécessité où se trouve tout être vivant, pour se maintenir à une température donnée, de consommer une proportion d'oxygène d'autant plus forte que le volume de son corps est moindre.

(1) *Ann. de chim. et de phys.*, 3ᵉ série, t. XI, p. 443.

M. Boussingault (1) a trouvé que, chez un cheval du poids de 412^{kil},50, les évaporations pulmonaire et cutanée ont fourni, par kilogramme et par heure :

A une température comprise entre 8° et 10°..... 0^{gr},800 d'eau.

M. Barral (2) a fait trois séries d'expériences sur un mouton. La première, de l'aveu de l'auteur lui-même, n'étant pas comparable aux deux autres, nous la négligerons complétement pour nous occuper seulement de la seconde et de la troisième. En prenant la moyenne des résultats ainsi obtenus, nous trouvons que, chez un mouton du poids de 27 kilogrammes, les évaporations pulmonaire et cutanée ont fourni, par kilogramme et par heure :

A une température comprise entre 14° et 20°,75.. 1^{gr},205 d'eau.

La comparaison de ce dernier résultat, avec celui que M. Boussingault a constaté chez le cheval, met pleinement en évidence la double influence du volume de l'animal, et de l'élévation de la température extérieure.

Les modifications que l'homme introduit dans son alimentation, suivant les climats qu'il habite, l'aident encore à maintenir la production de chaleur en harmonie avec les exigences des conditions extérieures. Toutes choses égales d'ailleurs, les peuples du Nord consomment, dans un temps donné, une plus forte quantité d'aliments que les peuples du Midi. Dans les climats chauds, les fruits et les principes féculents prédominent

(1) *Ann. de chim. et de phys.*, 2ᵉ série, t. LXXI, p. 128.
(2) *Statique chim. des animaux.* Paris, 1850, p. 308.

dans le régime alimentaire de l'homme; à mesure, au contraire, qu'on avance davantage vers le Nord, on voit les populations introduire, dans leur alimentation, des proportions plus considérables de substances empruntées au règne animal. Les Esquimaux, et tous les peuples qui vivent habituellement dans un milieu à température très basse, recherchent avec avidité des matières alimentaires qui inspireraient un dégoût insurmontable aux habitants des régions chaudes ou tempérées; ils absorbent des quantités énormes d'huile de poisson. Ainsi, à mesure que la température s'abaisse autour de lui, l'homme consomme instinctivement de plus grandes quantités d'aliments combustibles, et il les choisit parmi ceux dont le pouvoir calorifique est le plus élevé. Cette faculté, que l'homme doit à sa merveilleuse organisation, de pouvoir se plier, sans danger, aux alimentations les plus différentes, est une des principales raisons pour lesquelles il supporte, bien mieux que tous les autres animaux, l'influence des températures les plus extrêmes. C'est surtout en modifiant à propos son régime alimentaire qu'il parvient à vivre sous toutes les latitudes; le choix d'une alimentation appropriée à l'état de la température extérieure est la condition la plus essentielle de l'acclimatement. C'est bien des populations qui émigrent du Nord au Midi qu'on peut dire : *Plures occidit gula quam gladius.*

Animaux inférieurs. — Ce que nous avons dit de l'influence de la température extérieure sur l'intensité des phénomènes physico-chimiques de la respiration ne s'applique réellement qu'aux mammifères et aux oiseaux, et ne doit pas être étendu aux *animaux inférieurs* qui sont tous à *température variable*. Les phénomènes de la vie chez ces derniers animaux sont, dans l'énergie de leur manifestation, complétement subordonnés à la quantité de chaleur qui leur arrive du dehors. Presque complétement en équilibre avec le milieu ambiant, ils n'ont jamais que quelques degrés ou même seulement une fraction de degré de *température propre;* leur état thermique participe à toutes les variations de celui de l'eau ou de l'air dans lequel ils vivent. Si, autour d'eux, le thermomètre s'abaisse au-dessous de 15°, toutes leurs fonctions commencent à s'alanguir; à mesure que le froid extérieur augmente, ils vivent eux-mêmes d'une vie moins complète, et ils finissent par tomber dans une espèce de torpeur, véritable engourdissement pendant la durée duquel leur température se confond avec celle du milieu environnant; leur vie est alors au *minimum*. Quand, au contraire, l'eau ou l'atmosphère se réchauffent, ces animaux se réveillent, leurs fonctions atteignent un plus haut degré d'activité, leur vie devient plus complète, ils sont vifs, alertes; dans ces dernières circonstances, leur *température propre* monte à son *maximum*. C'est donc réellement du commencement du printemps au milieu de l'automne que les animaux à *température variable* jouissent de leur plus grande activité. C'est aussi dans la saison chaude qu'ils produisent le plus de chaleur. Ces intermittences de leur activité propre sont parfaitement traduites par des variations correspondantes de l'intensité des phénomènes physico-chimiques de leur respiration; et, ici encore, nous trouvons une belle confirmation de la théorie qui place, dans l'action de l'oxygène sur les matériaux de l'économie, la source de la chaleur animale.

Déjà Spallanzani (1), opérant sur des limaçons du Portugal, avait démontré par des expériences directes que, pendant toute la durée de la saison froide, ces animaux restent engourdis dans leurs coquilles et n'*altèrent pas sensiblement* la composition de l'air qui les entoure. Quand, au contraire, arrive le printemps, ils sortent de leur léthargie et brisent l'opercule membraneux qui ferme l'ouverture de leur coquille; alors ils absorbent de l'oxygène, et exhalent de l'acide carbonique en *proportion très notable*. Le même observateur fait remarquer (2) que ces animaux résistent d'autant plus longtemps à l'asphyxie par submersion que la température extérieure est plus basse; qu'au contraire ils absorbent d'autant plus d'oxygène, et meurent d'autant plus vite dans une masse d'air confiné (3), que la saison est plus chaude.

Delaroche (4) a soumis des grenouilles à l'influence de basses et de hautes températures; il résulte de ses expériences que :

La température extérieure s'étant élevée de 6°,9 à 27°,1,
La quantité d'oxygène absorbé s'éleva de........ .. 1 à 2,826
La quantité d'acide carbonique exhalé s'éleva de.... 1 à 3,593

Edwards a mesuré avec grand soin la durée de la vie

(1) *Recherches sur la respiration*, p. 200 et suiv.
(2) *Loc. cit.*, p. 137.
(3) *Loc. cit.*, p. 148.
(4) *Journal de physique*, t. LXXVII, p. 5.

des grenouilles submergées dans de l'*eau aérée*, à diverses températures ; il a trouvé que, toutes choses égales d'ailleurs, la respiration cutanée, à l'aide de l'oxygène dissous dans le liquide, suffit d'autant plus longtemps à l'entretien de la vie de ces animaux que l'eau est moins chaude. Les différences constatées dans ces expériences sont tellement considérables, qu'elles ne peuvent pas être expliquées par la diminution que subit la proportion du gaz dissous, à mesure que la température du liquide s'élève. Déjà ces résultats indiquent qu'aux températures supérieures à 15°, la respiration des grenouilles est trop *active* pour que l'absorption, par la peau, de l'oxygène dissous dans l'eau, puisse leur suffire. Des faits du même genre lui ont été fournis par l'observation de crapauds enfermés dans des blocs de plâtre ou des masses de sable ; les animaux, dans ces circonstances, vivent d'autant plus longtemps que la température extérieure est plus basse. Mais il a fait encore des (1) expériences bien autrement probantes, et cette fois à l'abri de toute objection possible.

1° Au mois de décembre, la température étant à peu près à *zéro* depuis vingt jours, il plongea des grenouilles dans de l'eau aérée à 10°. Elles y vécurent 24 heures.

2° Au mois de novembre, la température étant stationnaire à 10°, il submergea aussi des grenouilles dans de l'eau aérée à 10°. Elles y vécurent de 5 heures 10 minutes à 11 heures 40 minutes.

3° Au mois de juillet, la température étant stationnaire

____

(1) *Infl. des agents phys. sur la vie*, p. 36.

à 15°,6, il submergea des grenouilles dans de l'eau aérée à 10°. Elles y vécurent de 5 heures 50 minutes à 6 heures 15 minutes.

Dans ces trois séries d'expériences, l'eau de submersion, étant à la même température, devait contenir nécessairement la même quantité d'oxygène à l'état de dissolution; et cependant la résistance des grenouilles à l'asphyxie a été d'autant plus courte que la saison pendant laquelle on les a observées était elle-même plus chaude. Il est donc incontestablement démontré que, chez ces animaux comme chez les limaçons de Spallanzani, la consommation d'oxygène augmente à mesure qu'ils passent des froids de l'hiver aux chaleurs de l'été et que leur *température propre* devient plus prononcée.

Edwards a obtenu des résultats de même nature en opérant sur des reptiles et des poissons.

Ces faits nous servent à comprendre pourquoi les poissons, en été, viennent si fréquemment montrer leur tête au-dessus de l'eau. L'oxygène dissous dans l'eau ne leur suffit plus, ils ont besoin de mettre de temps en temps leurs branchies en contact direct avec l'atmosphère. Dans les étangs, les grenouilles se conduisent de la même manière; en été, elles viennent, beaucoup plus souvent qu'en hiver, respirer l'air à la surface de l'eau. Lorsque la température extérieure est très élevée, elles ont besoin de sauter à terre pour absorber directement l'oxygène par le poumon et par la peau; et, si elles sont alors enfermées dans des viviers entourés de murs assez hauts pour qu'elles ne puissent pas sortir complétement de l'eau, elles meurent en très grand nombre.

Après avoir parlé du refroidissement de l'insecte pendant le sommeil et de son prompt réchauffement au moment du réveil, Newport ajoute : « Quand l'insecte tombe » dans un état d'*hibernation* et que sa *respiration est suspen-* » *due, ces oscillations de la chaleur se produisent comme pré-* » *cédemment* (c'est-à-dire par l'accélération de la respira- » tion au moment où on le tire de son engourdissement » par des excitations répétées). Si l'insecte est doué d'une » très grande activité, s'*il respire largement*, sa *tempé-* » *rature* atteint le *maximum*, devient souvent très élevée » et se trouve *toujours proportionnelle à l'activité des phé-* » *nomènes respiratoires ;* et l'on voit, comme cela arrive » pour l'abeille, une immense quantité de chaleur se ré- » pandre dans le milieu qui l'environne. »

Les expériences directes de M. Regnault ont pleinement confirmé les conséquences déduites des observations d'Edwards. Il résulte des faits consignés dans son beau Mémoire sur la respiration des animaux, que :

1° Par une température extérieure de 7°,3, des lézards *engourdis* absorbent, par kilogramme et par heure, 0^{gr},0246 d'oxygène.

2° Par une température extérieure de 14°,8, des lézards *incomplétement éveillés* absorbent, par kilogramme et par heure, 0^{gr},0646 d'oxygène.

3° Par une température extérieure de 23°,4, des lézards *complétement éveillés* absorbent, par kilogramme et par heure, 0^{gr},1960 d'oxygène.

L'étude du genre de vie des animaux inférieurs pendant les diverses saisons, et les analyses directes des produits de leur respiration se réunissent donc pour prouver que, chez eux aussi, la consommation d'oxygène augmente à mesure que leur *température propre* s'élève, c'est-à-dire à mesure que l'excès de l'état thermique de leur corps sur celui du milieu ambiant est plus prononcé.

Tous les animaux, quelle que soit leur place dans l'échelle zoologique, absorbent de l'oxygène, détruisent ou modifient les matières alimentaires par des combustions lentes pour suffire aux besoins de leur nutrition, et produisent de la chaleur. Où est donc la cause d'une si remarquable différence dans la manière dont les mammifères et les oiseaux d'une part, et, d'autre part, l'immense groupe des animaux inférieurs, se conduisent en hiver? Elle réside tout entière dans le degré différent de perfection de leur système respiratoire. Chez les mammifères et chez les oiseaux, l'appareil respiratoire est assez bien organisé pour que sa fonction puisse se prêter à des modifications considérables, et s'élever, dans des circonstances données, à un très haut degré d'activité. Ces animaux jouissent de la faculté d'activer ou de ralentir la consommation d'oxygène, l'intensité des combustions, et la production de chaleur à mesure que la température extérieure s'abaisse ou s'élève autour d'eux. Cette admirable perfection du poumon leur fournit le moyen de mettre, en tout temps et en tout lieu, leur organisme en harmonie avec les conditions thermiques du milieu ambiant, et de se maintenir, au milieu de toutes les causes extérieures de refroidissement, à une température sensiblement constante et assez élevée pour que, sous toutes les latitudes et dans toutes les saisons, ils jouissent du plein et libre exercice de leurs fonctions. Les animaux inférieurs ont un système respiratoire moins parfait; l'absorption d'oxygène ne peut pas, chez eux, dépasser certaines limites très restreintes; ils ne peuvent pas produire assez de chaleur pour se rendre indépendants des causes extérieures de refroidissement. Par une conséquence nécessaire, leur température *variable*, quoique lui restant supérieure, suit toujours de très près celle du milieu ambiant, et l'activité de leurs fonctions est essentiellement subordonnée à la quantité de chaleur qui leur arrive du dehors.

§ II. — Influence des températures excessives.

Jusqu'ici nous avons supposé que la température extérieure ne dépasse pas 35 ou 40 degrés, c'est-à-dire se maintient au-dessous ou tout au plus au niveau de la *température normale* des animaux supérieurs. Longtemps on a cru que la vie n'était possible que dans ces conditions. « Observatio docet, disait Boerhaave (1), nullum » animal quod pulmones habet posse in aere vivere cujus » cadem est temperies cum suo sanguine. » Ajoutons, d'ailleurs, que le résultat d'expériences sur les chiens entreprises à la demande de ce grand homme, et mal exécutées par Provoost et Fahreinheit, n'avait pas peu contribué à lui faire adopter cette erreur. Quoi qu'il en soit, cette opinion, défendue par Sanctorius et Boerhaave, était tellement accréditée du temps de Haller, que ce grand physiologiste a cru devoir consacrer sept pages

(1) *Prælect. anat.*, p. 211.

de son ouvrage à la réfuter (1). Après avoir mis à contribution tous les trésors de son immense érudition pour combattre cette erreur, Haller conclut en ces termes (2) : « Ex his ergo omnibus comparatis confici- » tur, sanguinem quidem ex recepta opinione plerumque » atmosphæra calidiorem esse, in qua vivitur : sed etiam » in eo aere vivi posse, qui supra summum sanguinis » calorem sedecim gradibus calescat et ultra. » Ainsi que le dit Haller, la condition d'existence normale pour les animaux est d'avoir une température supérieure à celle du milieu ambiant. Mais, pour demeurer convaincu que, dans quelques circonstances exceptionnelles de leur vie, dans certains climats et dans certaines saisons, le corps de l'animal est et se maintient à un degré de l'échelle thermométrique inférieur à celui qu'atteignent le sol sur lequel il repose et l'atmosphère qui l'entoure, il suffit de se rappeler que, dans nos campagnes, pendant les plus fortes chaleurs du mois de juillet et du mois d'août, entre dix heures du matin et quatre heures de l'après-midi, des ouvriers, librement exposés à l'action des rayons solaires, coupent le blé et battent l'épi sur l'aire.

Ma'gré l'éloquente protestation de Haller; malgré les observations faites par Linning à Charlestown, en 1748, par Adanson, de 1749 à 1753, pendant son voyage au Sénégal, par Henri Ellis en Géorgie, en 1758, et qui toutes prouvaient que la température extérieure peut s'élever

(1) *Elementa physiologiæ*, t. II, p. 30 à 37.
(2) *Loc. cit.*, p. 37.

de plusieurs degrés au-dessus de celle de l'homme sans
qu'il en résulte d'accidents fâcheux ; malgré les expériences dans lesquelles Duntze avait soumis des chiens à
l'action d'étuves chauffées à 42°,24, l'opinion de Boerhaave continuait à prévaloir, lorsque Tillet communi-
qua à l'Académie des sciences de Paris (1) les résultats
de ses recherches sur *les degrés extraordinaires de chaleur auxquels les hommes et les animaux peuvent résister*.
En 1760, dans un voyage fait en Angoumois avec Duhamel, il avait observé que trois jeunes filles, attachées
au service du four banal de Larochefoucault, pouvaient rester, *cinq* et même *dix* minutes, dans l'intérieur de ce four, quoiqu'il fût encore assez chaud
pour cuire de la viande et des pommes. Il résulte des
mesures thermométriques contenues dans ce Mémoire,
que, *la bouche du four étant ouverte*, ces filles supportaient sans accidents, pendant dix minutes, une température de 132 degrés (2), et, pendant cinq minutes, une
température supérieure de quelques degrés à la précédente. Tillet rapporte dans son Mémoire des observations
de même genre qu'il avait faites en 1763 sur des oiseaux,
des chiens, des chats et des lapins placés dans un four
chauffé. Dans ces expériences, un lapin avait séjourné
dix sept minutes et même une demi heure dans une en

(1) *Mém. de l'Acad. des sciences*, 1763, p. 186.

(2) **Dans le Mémoire de Tillet**, cette température est estimée
à 112° de son thermomètre à mercure. Mais, cet instrument marquant 85° de son échelle à la température de l'eau bouillante, nous
avons dû faire la transformation en degrés centésimaux, opération
qui nous a fourni exactement 131°,76 du thermomètre centigrade.

ceinte chauffée à 72 degrés, sans que sa vie fût compromise; un bruant et un poulet avaient supporté, quatre minutes au moins et dix minutes au plus, l'action d'une température de 79 degrés.

A ces faits intéressants, observés par Tillet, vinrent bientôt s'ajouter les expériences tentées sur le même sujet, en 1775, par Fordyce, Blagden, Banks, Sorlander et Dobson (1). L'idée de ces expériences paraît avoir été suggérée à Blagden par l'opinion qu'il avait entendu professer à Cullen sur une *prétendue faculté de produire du froid* dont seraient doués certains animaux.

Dans des chambres chauffées à la fois par des tuyaux de poêle et par de l'eau bouillante, Fordyce supporta successivement, pendant dix minutes, une température de 43°,33, pendant vingt minutes, une température de 48°,88, et enfin, pendant quinze minutes, une température qui s'éleva graduellement de 48°,33 à 54°,44. Dans tous ces cas divers, un thermomètre placé sous sa langue ne marqua que 37°,78.

Dans une seconde série d'expériences, mais cette fois faites dans de l'*air sec*, Banks, Blagden, Fordyce et Sorlander supportèrent dix minutes une température de 92°,22, et Banks, seul, soutint sept minutes l'action d'une température de 99°,44; le thermomètre ne s'éleva qu'à 36°,67 dans la bouche de Banks.

Dans une étuve sèche, Blagden put supporter huit

____

(1) *Transact. philos.*, t. LXV. Un excellent extrait de ces expériences a été donné en 1803 dans *Biblioth. britann.*, t. XXIII, p. 364.

minutes une température de 127°,77, et puis, pendant douze minutes, une température de 110 degrés.

Enfin, Dobson, expérimentant dans l'étuve de l'hôpital de Liverpool, entra avec d'autres personnes dans une enceinte chauffée à 106°,66. Park, chirurgien, supporta dix minutes une température de 94°,44 ; un porteur de l'hôpital resta vingt minutes dans l'étuve à 98°,88 ; un jeune homme séjourna dix minutes dans cette même étuve, à 106°,44. La température, mesurée sous la langue chez ces trois personnes, se maintint, chez la première à 37°,50, chez la seconde à 38°,61, chez la troisième à 38°,89.

La faculté dont jouissent les animaux de supporter l'influence d'une température très notablement supérieure à celle de leur sang est donc incontestable ; la seule question qui doive nous préoccuper est celle de la cause réelle de la résistance énergique et prolongée qu'ils opposent aux causes extérieures d'échauffement. Le fait et la cause de cette résistance étaient connus de Franklin et ont été nettement indiqués par lui, dès 1758 (1), dans sa seconde lettre au docteur Linning sur le *rafraichissement par l'évaporation*. Il explique, par les effets de l'évaporation : 1° Pourquoi, étant dans sa chambre en juin 1750, le corps couvert de sueur, vêtu seulement d'une chemise et d'un caleçon de toile, sa *température* resta constamment au-dessous de celle de l'air, qui, à l'ombre, était de 37°,78 ; 2° pourquoi les mois-

(1) *OEuvres de Franklin*, traduction de Barbeu Dubourg, 1773, t. II, p. 191 et suiv.

38.

sonneurs de Pensylvanie, travaillant exposés à l'ardeur
d'un soleil vif et ardent, ne sont pas incommodés par
cette chaleur tant qu'ils continuent à *suer*, tandis qu'ils
succombent rapidement si la *sueur s'arrête*, et pourquoi
ils boivent abondamment une liqueur formée d'un mélange d'eau et de rhum dans le but *d'entretenir leur
sueur*; 3° l'usage, très anciennement répandu parmi les
marins, d'élever au-dessus de leur tête un doigt mouillé
de salive pour savoir de quel côté il se refroidit le plus,
et en conclure la direction du vent; 4° la résistance qu'opposent les jeunes pousses d'arbres à l'action échauffante
du soleil; 5° l'emploi de l'éventail comme moyen de se
rafraîchir; 6° enfin l'emploi de compresses imbibées d'*es-
prit-de-vin*, de préférence aux linges trempés d'*eau*, *qui
s'évapore moins facilement*, pour rafraîchir les parties frap-
pées d'une inflammation douloureuse. On voit que, du
premier coup, Franklin avait parfaitement analysé toutes
les circonstances du phénomène, et avait accumulé les
preuves pour mettre en évidence les liens étroits qui
rattachent le fait tout physique de l'évaporation à la résistance opposée, par les êtres vivants, aux causes extérieures d'échauffement.

Bien que les œuvres de Franklin fussent déjà parvenues
à leur quatrième édition, à l'époque où ils commencèrent
leurs expériences, les physiologistes anglais n'adoptèrent
pas son explication. Cependant Blagden avait remarqué
sur lui-même que, dans l'étuve d'air sec à 110°, il avait
éprouvé un *malaise* très marqué qui s'était promptement
dissipé à la suite d'une *sueur abondante*. Il avait vu aussi,
dans une étuve à 113°,33, un morceau de viande fraîche

se dessécher rapidement. Enfin , dans cette même étuve à 113°,33, il avait placé deux vases pleins d'eau : dans l'un, l'eau était directement en contact avec l'air par sa surface, et, dans l'autre, l'eau était recouverte d'une couche d'huile ; or, tandis que l'eau du premier vase ne dépassa pas 60°, celle du second, *préservée contre les effets de l'évaporation*, entra en ébullition. Il reconnaît bien que ces faits démontrent l'*action réfrigérante* de l'évaporation, mais il se hâte d'ajouter : « Cette » influence doit contribuer, sans doute, à conserver de » la fraîcheur au corps vivant, dans de hautes tempéra » tures, mais ce doit être, pour ainsi dire, *en gros*, et cette » compensation n'est point à la mesure des besoins de » l'animal pour maintenir, dans des circonstances très » variées, une température fixe et uniforme. Il y a donc » une autre *provision* préparée par la nature, en rapport » plus immédiat *avec la force vitale*, et qui est *probable* » *ment son moyen principal* pour la conservation de l'é » quilibre admirable de température qu'on observe dans » l'individu vivant : ce moyen déploie sans doute plus » d'énergie, à mesure que l'évaporation est moindre, et » *vice versâ*. » Cette explication de Blagden n'est que la reproduction de la pensée développée par Cullen, dans ses leçons à l'université d'Édimbourg. Nous avons déjà signalé précédemment (p. 149), une opinion de ce genre soutenue par Hunter qui, lui aussi, considérait l'évaporation comme insuffisante.

Malgré toute l'autorité des savants anglais, leur manière d'interpréter les phénomènes par eux observés ne fut pas bien accueillie.

En 1776 (1), Changeux analysa, avec beaucoup de lucidité, leurs observations, protesta contre les déductions qu'ils en avaient tirées, fit voir que la *puissance résistible ou destructive de la chaleur*, dont ils avaient doué les animaux, n'avait rien de réel, et conclut en ces termes : « L'intérieur du corps est rafraîchi par la respiration, et » l'extérieur par l'*évaporation* de l'humeur fournie par » la *transpiration*, jusqu'à ce que, les *liqueurs desséchées* » et les forces abattues, le corps succombe. »

Dans une série d'expériences très curieuses sur le *pouvoir qu'ont les animaux, dans certains cas, de produire du froid* (2), Crawford dit avoir remarqué que, chez les chiens exposés à une *haute température, le sang veineux conserve la couleur du sang artériel*, tandis que, chez les mêmes animaux placés dans *un milieu froid, le sang veineux prend une couleur plus brune qu'à l'état normal*. Admettant, d'ailleurs, l'opinion de Priestley, qui rapportait le changement de couleur du sang dans les capillaires *à la combinaison de ce liquide avec le phlogistique*, il en conclut que l'*attraction du sang pour le phlogistique est en raison inverse de la température extérieure*. Il reconnaît, d'ailleurs, l'importance du refroidissement causé par l'évaporation, et admet, en définitive, que les variations survenues dans la quantité d'eau évaporée, et *dans l'attraction du sang par le phlogistique*, sont les deux moyens à l'aide desquels les animaux supérieurs maintiennent leur température invariable dans toutes les saisons et

----

(1) *Journal de phys.*, t. VII, p. 57.
(2) *Journ. de phys.*, 1782, t. XX, p. 450.

dans tous les climats. A la place de ces mots, *attraction du sang par le phlogistique*, mettons ceux-ci, *action de l'oxygène absorbé sur les matériaux du sang*, et la doctrine de Crawford est parfaitement exacte. La substitution paraît bien simple ; elle avait déjà été faite par Lavoisier, à l'époque où Crawford écrivit son Mémoire ; mais il ne faut pas s'y tromper, cette substitution est une œuvre de génie, c'est la vérité mise en place de l'hypothèse et de l'erreur ; sous ce remplacement de mots se cache un progrès immense dans les idées scientifiques. Le jour où Lavoisier opéra cette révolution est la date glorieuse du commencement de la chimie moderne. Dans la seconde édition de son *Traité de la chaleur animale*, Crawford se contenta de remplacer le *phlogistique* par l'*hydrogène carboné*. Pour lui, deux causes concourent à protéger l'animal contre l'action d'un milieu à température élevée : 1° L'évaporation est augmentée, ce qui refroidit le corps à la surface. 2° Le sang, en traversant les capillaires généraux, *absorbe moins d'hydrogène carboné*, passe moins complétement à l'état de sang veineux, cède, par conséquent, moins de chaleur aux organes qu'il traverse ; et l'animal se trouve ainsi refroidi dans ses parties centrales (1). Cette seconde partie de l'explication de Crawford est une reproduction malheureuse de son hypothèse inadmissible sur l'origine de la chaleur animale.

Dans sa thèse inaugurale de 1797, G. de la Rive parle aussi de la résistance qu'opposent les animaux à l'action

____

(1) *Experiments and observations on animal heat*, 1788, p. 386 à 389.

des milieux à haute température. En homme profondément versé dans la connaissance des sciences physiques,
il combat les explications des expérimentateurs anglais,
et n'hésite pas à rapporter ce phénomène au refroidissement causé par l'évaporation.

En 1806, Delaroche et Berger publièrent leurs expériences *sur les effets qu'une forte chaleur produit sur
l'économie*, etc. Les faits publiés par ces deux habiles observateurs, rapprochés de ceux de Blagden et de Fordyce,
et des recherches postérieures d'Edwards, nous serviront à montrer que l'évaporation est la vraie cause de la
résistance que les animaux opposent aux températures
élevées.

Dans l'air sec, Berger a pu supporter, pendant sept
minutes, une température de 109°,48 ; nous avons déjà vu
que Blagden était resté huit minutes dans une étuve sèche
à 127°,77, et que la fille observée par Tillet restait dix
minutes dans un four à 132 degrés.

Dans l'air saturé, Delaroche ne put supporter que dix
minutes et demie un bain de vapeur dont la température
s'éleva graduellement de 37°,50 à 51°,25 ; Berger ne put
rester que douze minutes dans une étuve saturée dont la
température varia de 41°,25 à 53°,75. Nous avons vu que,
dans les expériences de Fordyce, la température de l'air
fortement chargé de vapeur d'eau n'avait pas été portée
au-dessus de 54°,44. Acerbi, il est vrai, rapporte, dans
son voyage au cap Nord, que les paysans finlandais peuvent supporter, pendant une demi-heure, un bain de
vapeur à 70 ou 75 degrés ; mais, dans cette dernière
observation, il faut évidemment tenir compte de l'habi-

tude, dès longtemps contractée, de s'exposer à l'action de conditions aussi excessives.

Dans l'eau liquide, la résistance est encore moindre. Lemonier (1) a observé sur lui-même l'effet produit par les bains chauds de Baréges. Il supportait sans inconvénients les bains à 37°,78, et les continuait pendant une demi-heure sans éprouver de malaise. Ayant voulu essayer l'eau d'une source à 44°,44, au bout de six minutes la sueur ruisselait de tous les points de son visage, tout son corps était rouge et gonflé ; au bout de sept minutes, il éprouva une grande agitation, son pouls était très fréquent et toutes les artères vibraient avec force ; au bout de huit minutes, de violents étourdissements le forcèrent à sortir du bain.

Ainsi, très considérable dans l'air sec, très faible dans l'air chargé de beaucoup de vapeur d'eau, la résistance de l'homme aux causes extérieures d'échauffement est nulle dans l'eau liquide. Pour interpréter ces résultats, il faut tenir compte de deux circonstances. En premier lieu, à égalité de température, la quantité de chaleur cédée, et, par suite, l'impression produite par un corps *chaud* au contact direct, varie suivant la nature du corps lui-même, et dépend de la mobilité de ses molécules, de sa conductibilité et de sa chaleur spécifique. D'une part, les gaz secs sont plus mauvais conducteurs que les liquides, et, d'autre part, à poids égaux, la chaleur spécifique de l'eau liquide étant *un*, celle de la vapeur d'eau est 0,847, et celle de l'air n'est que 0,267 ; il

____

(1) *Mém. de l'Acad. des sciences*, 1747, p. 259.

n'est donc pas étonnant que le pouvoir échauffant d'un bain liquide soit beaucoup plus considérable que celui d'un bain de vapeur, et ce dernier beaucoup plus grand que celui d'un bain d'air sec. Les mêmes circonstances expliquent pourquoi le froid humide fait perdre au corps humain une plus grande quantité de chaleur, produit une impression plus vive, est plus difficilement supporté que le froid sec. En second lieu, par des mesures exactes, Delaroche et Berger ont constaté que la perte occasionnée par la transpiration dans une étuve sèche augmente proportionnellement à la température de l'air. Cette perte est, certainement, plus considérable encore dans un bain de vapeur et dans un bain liquide à haute température que dans l'air sec : Lemonier, en effet, perdit $76^{gr},20$ en *une* minute par la transpiration dans un bain à $44°,44$, tandis que Berger ne perdit que $31^{gr},11$ par minute dans l'étuve sèche à $109°,48$. Mais, dans le bain liquide et le bain de vapeur, l'eau s'échappe en nature et conserve forcément son état liquide; dans l'étuve sèche, au contraire, la majeure partie de l'eau fournie par la transpiration passe à l'état de vapeur et produit un refroidissement considérable à la surface de la peau. Concluons donc que, toutes choses égales d'ailleurs, la résistance de l'homme à l'échauffement, dans les divers milieux à haute température qui l'environnent accidentellement et passagèrement, est en raison inverse de la quantité de chaleur que le milieu peut lui céder dans un temps donné, et en raison directe de la quantité de vapeur qui, dans le même temps, peut se former à la surface de la peau et des voies respiratoires.

Dans toutes ces expériences faites sur l'homme, la circulation a été très accélérée. Fordyce, dans le bain d'air humide à 54°,44, constata que son pouls battait 139 pulsations par minute. Dans les trois expériences de Dobson, le pouls monta : dans la première, de 65 pulsations à 120 ; dans la seconde, de 75 à 164 ; dans la troisième, de 80 à 224 par minute. Blagden constata que, dans son étuve sèche à 127°,77, son pouls battait 144 pulsations par minute. Delaroche et Berger ont fait sur eux-mêmes des observations du même genre. L'accélération des mouvements respiratoires et le sentiment d'oppression ont été observés d'une manière moins constante ; en général, c'est seulement vers la fin de l'expérience que les sujets ont éprouvé de la gêne et de l'angoisse, dans les étuves sèches les plus fortement chauffées.

Dans les recherches des physiologistes anglais, le thermomètre placé sous la langue ne s'est pas élevé au-dessus de 38°,89 ; la température normale de l'homme n'a donc subi que de bien légères modifications. Les variations ont été plus considérables dans les expériences de Delaroche et Berger. Un thermomètre, placé dans la bouche, monta de 5 degrés pendant un séjour de huit minutes que fit Delaroche dans une étuve sèche à 80 degrés. En seize minutes, Berger vit un thermomètre placé aussi dans sa bouche monter de 4°,25 dans une étuve sèche à 87°,50. L'exactitude de ces mesures est contestable à cause des courants d'air chaud qui ont pu s'établir à travers la bouche ; il n'en est pas de même des suivantes. En dix-sept minutes, dans un bain de vapeur dont la température varia de 37°,50 à 48°,75, un thermomètre placé dans la bouche de Delaroche monta de 8°,12. Berger tenta une expérience semblable sur lui-même ; en quinze minutes, la colonne mercurielle s'éleva de 1°,87 dans un bain de vapeur dont la température était de 40 degrés au début et de 41°,25 à la fin. Dans ces deux dernières observations, la tête ayant été tenue constamment hors de l'enceinte échauffée, la marche du thermomètre accusait évidemment une élévation réelle de la température générale.

Quelle que soit donc l'énergie de la résistance opposée par l'homme à l'échauffement dans les milieux à très haute température, son économie est profondément troublée par cette lutte, ses fonctions sont altérées, et il y aurait danger pour sa vie à le maintenir trop longtemps dans des circonstances semblables à celles qui ont été réalisées dans ces expériences. Tout démontre que son organisation lui fournit bien plus de ressources pour se défendre, longtemps et avec succès, contre des températures extérieures très basses, que pour supporter l'influence d'une atmosphère dont la température dépasse d'un grand nombre de degrés celle de son propre corps.

Ce que nous avons dit de l'homme s'applique exactement à tous les animaux supérieurs. Nous avons vu plus haut que Tillet avait fait des expériences sur des mammifères et des oiseaux. Blagden fit entrer une chienne dans une étuve sèche dont la température varia entre 110° et 113°,33 ; au bout de dix minutes, elle commença à haleter et à tirer sa langue ; elle rendit beaucoup de salive qui ne présentait nullement l'odeur fétide sur la-

quelle Boerhaave a tant insisté; l'expérience fut continuée pendant trente minutes. La chienne sortit de l'étuve
très gaie, ne donna aucun symptôme de malaise ou d'incommodité; sa température *était inférieure à 43 degrés.*
Delaroche et Berger ont aussi expérimenté sur des mammifères et sur des oiseaux. Ils ont constaté que, dans
une étuve sèche, l'énergie et la durée de leur résistance
sont en raison directe du volume de leur corps. A cause
de la faible conductibilité des tissus vivants pour la chaleur, l'influence de l'air chaud se communique moins
vite aux centres organiques chez les grands animaux que
chez les petits : les premiers, d'ailleurs, en raison même
de leur volume plus considérable, doivent plus longtemps suffire aux besoins d'une transpiration exagérée;
il est donc tout simple que leur résistance se prolonge
plus longtemps. Dans les expériences qui ont été conti-
nuées jusqu'à la mort des animaux, la température de
l'étuve a varié de 50 degrés à 93°,75. Tous ces animaux,
malgré les différences d'espèces et de familles, ont présenté ce trait commun que, au moment de la mort,
leur corps était seulement de 6°,25 à 7°,18 au-dessus de
sa température initiale; il est donc démontré que, dans
l'état physiologique, la température d'un mammifère et
d'un oiseau ne peut pas dépasser son état normal de 6 à
7 degrés centigrades, sans que sa vie soit sérieusement
mise en danger. Du reste, Delaroche et Berger ont
prouvé que, pour faire périr un animal, il n'est pas nécessaire de porter très haut la température ambiante; il
résulte de leurs expériences que l'influence *prolongée*
d'un air sec à 50 degrés suffit pour atteindre ce but. Ce

dernier fait est parfaitement d'accord avec les phénomènes physiologiques observés dans les étuves sèches.
L'*animal étant privé d'eau*, la transpiration exagérée
qu'il subit l'épuise peu à peu, et, bien que la température ne soit pas très élevée autour de lui, il succombe
parce que, faute de liquide, la sueur et l'évaporation
ne sont plus assez abondantes pour lutter contre les
influences extérieures. Franklin avait déjà observé que,
dans des circonstances analogues, les moissonneurs de
Pensylvanie ne résistent à l'action directe des rayons
solaires qu'en buvant des quantités énormes d'eau addi-
tionnée d'un peu de rhum.

L'influence des températures élevées a été aussi observée chez les animaux inférieurs. Les faits abondent
pour démontrer que des grenouilles exposées en été à
l'action de la chaleur solaire se maintiennent au-dessous
de la température ambiante. Delaroche et Berger ont fait
mourir des grenouilles dans leur étuve sèche; ils ont
remarqué qu'elles résistent mieux et plus longtemps que
des mammifères et des oiseaux de même volume, circonstance qui s'explique très bien par l'abondance relative de l'eau dont sont imbibés les tissus de ces animaux.
Mais nous devons faire remarquer avec soin que, au moment de leur mort, la température des grenouilles placées dans les étuves sèches n'a pas dépassé 41 degrés.
Les limites extrêmes que la température du corps de
l'animal ne peut pas dépasser sans danger sont donc sensiblement les mêmes pour les grenouilles que pour les
mammifères et les oiseaux.

Delaroche et Berger, pour ne laisser aucun doute sur

le rôle joué par l'évaporation dans ces circonstances diverses, ont fait deux expériences de la plus haute importance :

1° Dans une étuve sèche dont la température varia entre 52°,50 et 61°,25, ils placèrent des *éponges mouillées*, un *alcarazas* plein d'eau et une *grenouille vivante*. Au début de l'expérience, la température de la grenouille était de 21°,25, celle de l'*alcarazas* et des éponges avait été artificiellement élevée à 38 et 41 degrés; au bout d'un quart d'heure, le vase, les éponges et la grenouille se trouvèrent en équilibre et restèrent à 37°,18 pendant les *deux heures* que dura l'expérience. Le vase et les éponges perdirent à peu près 3 degrés, la grenouille, au contraire, en gagna 16, pour atteindre, les uns et les autres, la température compatible avec celle de l'étuve et la vitesse de l'évaporation, et se maintenir invariablement à environ 15 ou 20 degrés plus bas que l'air environnant.

2° Dans une seconde expérience, ils placèrent dans une étuve sèche un *lapin vivant* et un *alcarazas* plein d'eau, *tous les deux à la même température*. L'enceinte varia de 60°,5 à 87°,5 ; l'observation fut continuée jusqu'à la mort du lapin. La diminution de poids prouva que l'évaporation avait été sensiblement la même pour le lapin et pour l'alcarazas. A la fin de l'expérience, le lapin n'avait que 2°,5 de plus que le vase poreux. Cette légère différence pouvait être prévue; en effet, les combustions respiratoires, quoique très affaiblies, avaient dû continuer et maintenir la température de l'animal au-dessus de celle de l'alcarazas.

39.

C'est donc à une cause toute physique, à l'évaporation des liquides de la transpiration, que tous les animaux doivent la faculté de se maintenir au-dessous de la température du milieu ambiant quand elle dépasse accidentellement 40 ou 45 degrés. Aux environs du 45e degré centigrade, il existe, pour les animaux de toutes les classes, un *point critique*, une limite supérieure que la *température de leur corps* ne peut atteindre, même momentanément, sans que leur vie soit sérieusement menacée.

Il est, du reste, très curieux de rechercher dans les auteurs les limites extrêmes de la température ambiante compatible avec la vie des animaux inférieurs, et le degré d'échauffement que leurs œufs peuvent subir sans que le germe soit détruit. Ælien parle, dans son livre *De la nature des animaux*, d'un lac de Libye dont les eaux étaient *très chaudes*, et dans lequel on trouvait des poissons qui mouraient quand on les plongeait dans de l'eau froide. Shaw, dans son voyage en Barbarie, mentionne un fait semblable, et dit que ces poissons sont des *perches*. Sonnerat (1) dit avoir visité, aux environs de Manille, des établissements de bains d'eau thermale dont la température était très élevée. Des poissons vivaient dans les bassins des bains et dans un ruisseau voisin. D'après ses *souvenirs* et ceux de Prévost, commissaire de marine, il fixe à 60 degrés ou 62°,50 la température de l'eau des bassins, et à 82°,50 ou même 86°,25 celle de l'eau du ruisseau. Il y a sans doute de l'exagération dans cette relation de Sonnerat : on ne saurait admettre, sur

(1) *Voyage à la Nouvelle-Guinée,* in-4°, p. 38.

la foi de *simples souvenirs*, que des poissons puissent
vivre dans un liquide dont la température serait *supérieure à celle de la coagulation de l'albumine ;* cependant
il est probable que ces poissons étaient habituellement
plongés dans un liquide très chaud. Duhamel (1) assure
que le charançon résiste, *dans une étuve*, à une chaleur
de 100 degrés. Spallanzani (2) a publié des observations
fort intéressantes sur la résistance des œufs et des animaux aux hautes températures ; ses expériences ont
toutes été faites dans l'eau chaude. Il a trouvé ainsi que
les grosses mouches périssent à 37°,50, leurs nymphes
à 43°,75, leurs vers à 42°,50, et leurs œufs seulement à
60 degrés ; il a constaté aussi que les vers à soie et les
chenilles du papillon de l'orme meurent à 42°,50, tandis
que les œufs de ces animaux ne deviennent stériles qu'à
une température supérieure à 56°,25. De ses expériences
sur les grenouilles, il résulte que les têtards et les grenouilles adultes meurent dans de l'eau à 43°,75, même
quand on leur laisse la liberté de respirer à la surface,
tandis que leurs œufs peuvent encore éclore après avoir
subi une température de 56°,25 : au-dessus, ils deviennent stériles. Spallanzani cite des observations de Cocchi,
d'après lesquelles des grenouilles vivent, sans souffrir,
dans les bains de Pise dont il fixe la température à
43°,89. Il a toujours vu mourir les sangsues et les salamandres dans de l'eau à 43°,75. Il a fait aussi des expériences sur des poissons : des carpes de rivière ne don-

(1) *Mém. de l'Acad. des sciences*, 1753, hist. 215.
(2) *Opusc. de phys. anim.*, t. I, p. 54 à 69, et 104.

nèrent aucun signe de malaise dans de l'eau à 41°,25, elles s'agitèrent à 43°,12, et moururent quand l'eau eut atteint 59°,25 ; les tanches, les anguilles et les lamproies résistèrent moins que les carpes. La résistance plus grande opposée par l'œuf à l'influence d'une haute température est rapportée par Spallanzani à cette circonstance, que la vie du germe est moins active que celle de l'animal après la naissance. C'est pour la même raison, ajoute-t-il, que, si l'on coupe la tête ou le cœur, ou quelque membre à une grenouille, à une vipère, à un crapaud, à une salamandre ou à une couleuvre dans l'*engourdissement hibernal*, ces animaux survivent plus longtemps à ces opérations que si on les leur faisait subir quand ils sont *pleins de vie*. C'est encore pour la même raison que les insectes vivent plus longtemps sous l'eau en hiver qu'en été. Ces observations sont confirmées par le fait suivant. Desfontaines (1) dit avoir pêché des poissons dans la fontaine de Cafsa ; l'eau était à la température de 37°,5.

Dans ses recherches sur les grenouilles (2), Edwards a trouvé que ces animaux, *complétement submergés dans l'eau aérée*, vivent d'autant plus longtemps que la température du liquide est plus basse. A 42 degrés, dit-il, la mort est presque instantanée. Il a obtenu des résultats de même genre avec des lézards, des tortues et des poissons.

---

(1) *Voyage dans les régences de Tunis et d'Alger*, publié par Dureau de Lamalle, t. II, p. 66.

(2) *Infl. des agents phys. sur la vie*, p 25 à 32.

M. Tripier (1) raconte qu'il a visité la fontaine d'Hamman-mes-Koutin, située entre Bone et Constantine. Dans un bassin de 81 centimètres de profondeur, pratiqué au pied du Château-d'Eau, le liquide est partagé en deux couches superposées : la couche supérieure est à 56 degrés, et la couche inférieure à 40 degrés. M. Tripier a vu et pêché, dans ce bassin, des poissons qu'il dit être des *barbeaux*. Ces animaux restent constamment dans les *couches inférieures* et ne viennent jamais à la surface du liquide. « Leur chair, ajoute-t-il, est molle et fade. » M. Cumberland (2) a trouvé à Pooree, au Bengale, dans une source thermale, des poissons qui y vivent constamment ; la température de l'eau est de 44°,4. M. J. Prinsep, secrétaire de la Société asiatique (3), a observé lui-même un fait de ce genre à l'hôtel des monnaies de Calcutta. Le réservoir qui fournit l'eau à la machine à vapeur de l'établissement est bien garni de poissons. Pendant la saison chaude, quand la machine est en pleine activité, la température de l'eau de ce réservoir s'élève à 40°,6. Les poissons ne périssent pas, cependant ils sont assez incommodés pour se jeter sur les bords du réservoir et s'y laisser prendre avec la main.

Ainsi, même en mettant de côté les indications vagues d'Ælien et de Shaw, et les récits de Sonnerat empreints d'une évidente exagération, il n'en reste pas moins démontré, par des observations positives et incontestables,

(1) *Comptes rendus de l'Acad. des sciences*, t. IX, p. 602.

(2) *Biblioth. univ. de Genève*, 1839, t. XX, p. 204.

(3) *Biblioth. univ. de Genève*, 1839, t. XX, p. 204.

que des animaux inférieurs peuvent vivre d'une manière permanente et se reproduire dans un milieu dont la température se maintient aux environs de 40 degrés. Cette température, du reste, ne dépasse pas celle de beaucoup d'animaux supérieurs, et elle est inférieure à celle que Delaroche et Berger avaient été conduits, par leurs expériences, à considérer comme incompatible avec le maintien de la vie. Il est très remarquable aussi de voir que les œufs, pour devenir stériles, demandent l'influence momentanée d'une température très supérieure à celle qui suffit pour faire périr les animaux qui en proviennent.

ARTICLE IX.

DE L'HIBERNATION.

Tout démontre qu'il y a un degré au-dessous duquel la température d'un animal ne peut pas s'abaisser sans que ses fonctions s'alanguissent; à partir de ce point, variable suivant les espèces et les familles zoologiques, la vie perd peu à peu de son activité, devient de plus en plus obscure, et si le refroidissement est poussé trop loin et soutenu trop longtemps, la mort arrive inévitablement. Les animaux supérieurs trouvent dans leur organisation assez de ressources pour maintenir leur température sensiblement *constante*, et conserver toute l'activité de leurs fonctions au milieu des saisons les plus rigoureuses; il n'en est pas de même des animaux inférieurs. Pendant la saison chaude, ceux-ci sont vifs, alertes, et, tant qu'il leur arrive du dehors assez de chaleur pour maintenir la température de leur corps au degré convenable, ils continuent à jouir de la plénitude de la vie. Mais, quand vient l'hiver, l'organisation imparfaite de leur système respiratoire ne leur permet pas de consommer assez d'oxygène, d'activer suffisamment les combustions intérieures pour remplacer la chaleur que ne leur fournit plus le milieu ambiant et entretenir leurs fonctions au même degré d'énergie ; alors ils *s'endorment*, ils passent d'une vie active à une vie obscure et latente, ils tombent dans un *engourdissement conservateur*. L'*engourdissement hibernal* est, pendant la saison froide, l'état normal et physiologique de tout animal à *température variable*.

Dans le courant de septembre et d'octobre, les animaux inférieurs commencent à perdre leur vivacité, leurs mouvements deviennent plus lents ; aux approches de l'hiver, ils se retirent derrière des abris naturels ou artificiels pour se soustraire à l'impression directe du froid. Suivant leur organisation et leur genre de vie habituel, les uns se cachent dans les fentes des murs, des arbres ou des rochers, dans les caves ou dans les parties les plus reculées des cavernes ; d'autres se réfugient dans des masses de fumier, dans le sein de la terre ou au fond des eaux. Ils ne prennent plus de nourriture, ils vivent aux dépens de leur propre substance, comme l'attestent l'amaigrissement progressif et la diminution de poids de leur corps ; leurs fonctions sont languissantes, à peine sensibles, *mais aucune d'elles n'est entièrement suspendue*. Condamnés à l'immobilité absolue, ils prennent à très peu près la température des corps qui les environnent ;

ils sont dans un *engourdissement* profond qui les fait ressembler à des cadavres ; ils attendent ainsi que l'adoucissement de la température extérieure leur permette une vie plus active. Les phénomènes de l'*hibernation* ont été étudiés avec beaucoup de soin, chez les animaux inférieurs, par Réaumur, Spallanzani, Newport, etc., et sont très évidents chez presque tous les mollusques, les annélides, les articulés et les reptiles. Quelques naturalistes ont contesté l'existence du *sommeil hibernal* chez les poissons. Passant leur vie complétement immergés dans l'eau, ces derniers échappent, il est vrai, aux froids excessifs et aux chaleurs brûlantes que subissent les animaux terrestres ; cependant, en hiver, la température s'abaisse, autour d'eux, au-dessous du degré nécessaire pour déterminer le *sommeil hibernal* des insectes et des reptiles ; il est difficile d'admettre qu'ils ne participent pas à l'*engourdissement* des autres animaux inférieurs. Péclin, cité par Haller, dit avoir vu des tanches s'enterrer dans la vase au commencement de l'hiver, et y rester pendant toute la durée de la saison froide. Fabricius rapporte que le *Salmo rivalis*, dans le Groënland, *hiberne* dans le limon, où il reste comme engourdi. Beaucoup de naturalistes modernes ont vu et rapporté des faits analogues à ceux de Péclin et de Fabricius, en sorte que l'*hibernation* des poissons ne peut plus être révoquée en doute.

Dans un excellent travail sur l'*hélice des vignes*, M. Delacroix (1) a démontré que l'opercule calcaire qui ferme,

---

(1) *Observations sur l'hélice des vignes*, thèse de zoologie pour le doctorat ès sciences. Paris, 1846.

en hiver, l'ouverture de la coquille de cet animal et les
cloisons membraneuses placées entre son corps et cet
opercule sont perméables aux gaz. Il a démontré aussi
que ces animaux *engourdis* respirent, absorbent de l'oxygène et exhalent de l'acide carbonique. Ses observations
ont été faites à des températures comprises entre 2 et
15 degrés au-dessus de zéro ; elles prouvent que la consommation d'oxygène, toujours très faible pendant le
sommeil hibernal, augmente à mesure que l'atmosphère
devient elle-même plus chaude. Spallanzani (1) avait
observé déjà des faits de même genre ; tant que la température restait supérieure à zéro autour de ses *limaçons
engourdis*, leur cœur continuait à battre, et ils absorbaient de l'oxygène.

L'immense majorité des animaux qui composent les
deux premières classes des vertébrés ne nous présente
rien de semblable. En général, les modifications qui
s'opèrent naturellement dans l'épaisseur de leur plumage
et de leur fourrure aux époques des changements de saison, l'usage plus ou moins fréquent des abris que la nature leur offre tout préparés ou qu'ils se construisent
eux-mêmes, et par dessus tout la faculté dont ils jouissent d'activer singulièrement la consommation d'oxygène quand la température de l'atmosphère s'abaisse,
leur permettent de mener le même genre de vie en hiver
et en été. Cependant certains oiseaux, comme les hirondelles, les corbeaux, les cailles, etc., se soustraient à l'influence des variations trop considérables de température ;

____

(1) *Mém. sur la respiration*, p. 150 et *passim.*

ils émigrent et changent de climat à des époques déterminées de l'année. Des observations déjà très anciennes et d'autres plus récentes tendent même à prouver qu'une espèce particulière d'hirondelles passe toute
la saison froide dans un état véritable d'*hibernation*.
L'ours et le blaireau dorment certainement d'un sommeil profond pendant des mois entiers d'hiver. Nous
devons nous contenter ici de mentionner ces faits que
les naturalistes n'ont pas encore assez approfondis, et
fixer exclusivement notre attention sur quelques autres
animaux supérieurs chez lesquels, à certaines époques
de l'année et dans des circonstances déterminées, on
peut observer tout le cortége des phénomènes caractéristiques du *sommeil hibernal*.

Dans la classe des mammifères et dans les ordres dont
l'organisation est la plus parfaite, nous trouvons des
espèces qui, aux approches de l'hiver, se conduisent
comme les reptiles, les insectes et les mollusques, tombent dans un véritable état d'*engourdissement* assez profond et assez prolongé pour que, de la fin de l'automne
au commencement du printemps, ils vivent complètement étrangers à ce qui se passe autour d'eux. Il suffit
de nommer ces mammifères *hibernants* pour faire sentir
combien ils diffèrent les uns des autres par leur organisation et leur alimentation habituelle; les mieux connus
sont la chauve-souris, le hérisson, la marmotte, le loir,
le lérot, le muscardin et le hamster. Gesner dans son
Histoire des quadrupèdes, Buffon dans son *Histoire naturelle*, Spallanzani dans ses *Opuscules de physique animale*
et ses *Mémoires sur la respiration*, J. Hunter dans ses

Recherches sur la chaleur animale, Mangili dans un intéressant travail traduit en 1807 par M. Deleuze (1), Saissy
dans son mémoire couronné en 1807 par l'Institut de
France, Prunelle dans un mémoire présenté en 1807 à
l'Académie des sciences (2), Edwards dans son bel ouvrage de l'*Influence des agents physiques sur la vie*, M. Regnault dans son grand travail sur la respiration des animaux, ont étudié, à des points de vue divers, les phénomènes de l'*hibernation*. Leurs travaux nous serviront de
guide pour déterminer les modifications qu'éprouvent la
température et la respiration de ces animaux, pendant
leur *engourdissement hibernal*.

§ I. — Conditions générales de l'hibernation des mammifères.

Tant que dure la belle saison, les *hibernants* ne se dis-
tinguent pas des autres mammifères par leur genre de
vie; leur *température* est cependant déjà un peu *inférieure*
à celle des animaux appartenant aux mêmes ordres, elle
en diffère surtout en ce qu'elle éprouve des *variations
plus considérables* quand l'atmosphère se refroidit autour
d'eux. Buffon considérait les mammifères *hibernants*
comme des animaux à *sang froid;* dans son histoire
du loir, il dit n'avoir jamais trouvé la température de ces
animaux supérieure à celle de l'air: il prétend même
avoir vu baisser le thermomètre de un demi degré quand
il l'introduisait dans leurs cavités splanchniques. Spallanzani (3) ne tarda pas à détruire cette erreur du grand

(1) *Ann. du Muséum d'hist. nat.*, t. IX, p. 106, et t. X, p. 434
(2) *Ann. du Muséum d'hist. nat.*, t. XVIII, p. 20 et 302.
(3) *Opusc. de phys. anim*, t. I, p. 109.

naturaliste : il fit des expériences sur des hérissons et des chauves-souris dans l'état de veille, et trouva la température de leur bouche à 37 ou 38 degrés. Par une température extérieure de 19 degrés, il trouva celle de la marmotte à 37°,5. Hunter s'est aussi occupé de la température de ces animaux dans l'*état de veille;* chez un loir *éveillé* (1), l'air étant à 17°,78, le thermomètre monta à 23°,33 dans le milieu de l'abdomen, à 26",67 près du diaphragme, à 27°,50 près du foie; chez un hérisson *éveillé* (2), l'air étant à 25°,55, le thermomètre marqua 35 degrés dans le bassin, 36",11 près du diaphragme. Mangili et Prunelle ont aussi constaté que, chez les animaux *hibernants éveillés,* la *température* dépasse 30 degrés. Ce dernier a trouvé 35 degrés dans la bouche d'un hérisson, 38",75 sous l'aisselle d'une chauve-souris, et 37°,75 dans l'anus d'une marmotte. Il résulte de trois observations de J. Davy (3) que, par une température extérieure comprise entre 21 et 28 degrés, le thermomètre introduit dans le rectum d'une chauve-souris se maintint entre 37",8 et 38°,3. M. Regnault, dont l'autorité est si grande en pareille circonstance, a mesuré la température de marmottes bien éveillées; l'air étant compris entre 10 et 15 degrés, il a vu le thermomètre introduit dans l'anus s'élever à 32, 34 et 35 degrés. Pour compléter ce qui est relatif à l'état thermique de ces animaux dans l'état de veille, nous croyons devoir transcrire le

(1) *OEuvres complètes,* t. I, p. 334.
(2) *Loc. cit.,* t. I, p. 332.
(3) *Ann. de chim. et de phys.,* 2ᵉ série, t. XXXIII, p. 190.

tableau donné par Saissy dans le mémoire couronné en
1807 par l'Institut de France :

DISTRIBUTION DE LA TEMPÉRATURE DES ANIMAUX HIBERNANTS ÉVEILLÉS.

	Marmotte.	Hérisson.	Lérot.	Chauve-souris.
Atmosphère, 22° (août 1806).				
A l'oreille	36″,50	»	»	»
Dans la bouche............	37″,50	»	36″,50	30″
Sous l'aisselle............. Entre l'aine et la cuisse......	36″	35″	36″,50	30″
Dans le rectum	37″,50	»	»	»
Dans la poitrine, près du cœur. Dans le ventre, près du foie...	38″	36″	37″,50	31″
Atmosphère, 18° (sept. 1806).				
A l'oreille	33″,75	»	»	»
Dans la bouche............	33″,75	»	33″	28″
Sous l'aisselle .... Entre l'aine et la cuisse......	31″,25	33″	31″	28″
Dans le rectum............	37°	»	»	»
Dans la poitrine, près du cœur. Dans le ventre, près du foie..	37″,50	34″	36″	29″,75
Atmosphère, 7° (nov. 1806).				
A l'oreille	28″,75	»	»	»
Dans la bouche............	33″	»	22″	13″
Sous l'aisselle............. Entre l'aine et la cuisse......	27″,25	13″,75	21″	12″
Dans le rectum............	33″,75	»	»	»
Dans la poitrine, près du cœur. Dans le ventre, près du foie...	34″,25	15″	23″	14″

Rapprochés des précédentes observations, les résultats
de Saissy prouvent que, dans le courant de la saison
chaude, les animaux *hibernants* ont une température
bien plus considérable que les reptiles, les poissons, les
insectes et les mollusques, mais un peu inférieure à celle
des autres mammifères. Le fait important mis en évidence par les recherches de Saissy, c'est que les variations de la température extérieure, même pendant l'état

de veille, modifient profondément celle de ces animaux, surtout aux approches du moment où ils vont succomber à l'*engourdissement*. Pallas avait donc raison d'affirmer, dans les *Nouveaux commentaires de l'Académie de Saint-Pétersbourg*, que ces animaux ont le sang moins chaud que ceux de leur classe. Il serait encore plus vrai de dire que, même dans l'état de veille, les mammifères *hibernants* ont tous les caractères des animaux à *température variable*. C'est ici le lieu de placer une observation sur laquelle nous reviendrons plus tard. Saissy, dans son travail, n'a opéré que sur des marmottes conservées longtemps en captivité et sensiblement apprivoisées ; cette circonstance nous servira à comprendre pourquoi, sur certains points, ses résultats s'écartent de ceux des autres observateurs, et pourquoi la température de la marmotte lui a paru moins *variable* que celle du hérisson, du loir et de la chauve-souris.

Aux approches de l'hiver, les chauves-souris se retirent dans les fentes des murailles et des rochers, ou dans des grottes profondes ; les autres *hibernants* se cachent dans des terriers qu'ils laissent ouverts, ou qu'ils ferment avec soin comme les marmottes. D'après les meilleurs observateurs, ces derniers animaux ne font aucune provision et restent *engourdis* pendant tout l'hiver, roulés dans le foin dont ils emplissent le fond de leurs terriers. Le hérisson et le loir, au contraire, se réveillent dans les beaux jours d'hiver pour manger les provisions dont ils ont eu soin de s'entourer à l'avance, ou bien sortent dans la campagne pour aller chercher leur nourriture. Dès que la température extérieure tombe à $+ 6°$ ou

$+ 7°$, le hérisson et la chauve-souris *s'engourdissent*. D'après Saissy, le lérot ne commence à *s'assoupir* qu'à $+ 4°$ ou $+ 5°$. L'*engourdissement hibernal* de la marmotte ne se produirait, d'après Spallanzani, qu'à $- 6°,25$, et, d'après Saissy, qu'à $- 10°$. Ce dernier observateur croit que, même sous l'influence d'une température aussi rigoureuse, la marmotte n'*hiberne* qu'à la condition d'être enfermée dans un espace étroit, sans communication avec l'atmosphère. Daubenton avait déjà développé une opinion de ce genre pour le hamster. Contrairement aux faits avancés par Spallanzani et Saissy, Mangili a démontré que l'*engourdissement* des marmottes se produit entre $+ 6°,25$ et $+ 10°$; il a d'ailleurs constaté, par des expériences directes, que la température de leurs terriers et celle des cavernes dans lesquelles *hibernent* les chauves-souris est habituellement comprise entre les mêmes limites. Les recherches de M. Regnault ont pleinement confirmé l'exactitude des observations de Mangili. Nous voyons dans son mémoire qu'à la température de $+ 8°$, des marmottes ont présenté, dans son appareil, les phénomènes caractéristiques du *sommeil hibernal*. Les observations de M. Sacc, consignées dans le travail de M. Regnault, prouvent jusqu'à l'évidence que les marmottes *s'engourdissent* aux températures indiquées par le physiologiste italien. Mangili, du reste, a parfaitement indiqué la cause des erreurs commises à ce sujet par Spallanzani et Saissy. Les marmottes prises depuis longtemps et conservées en captivité s'apprivoisent, changent d'habitudes, mangent en toute saison, et restent parfaitement *éveillées*, en hiver, dans des chambres où dorment, profondément *engourdis*, des animaux de même espèce *non apprivoisés*. Ces rongeurs, dont les mœurs ont été modifiées par la domestication, ne sont plus aussi sensibles au froid extérieur, et ne *s'engourdissent* qu'à la condition d'être soumis aux températures excessives dont ont parlé Spallanzani et Saissy; mais ce n'est pas là leur état naturel. Du reste, sauf quelques légères différences dans la persistance du *sommeil hibernal* et dans le degré de refroidissement nécessaire pour le produire, les phénomènes qui le caractérisent sont les mêmes au fond pour tous ces animaux.

Exposés à une température comprise entre $+4°$ et $+10°$, tous ces animaux s'endorment, les battements du cœur et les mouvements du thorax se ralentissent et s'affaiblissent; immobiles, froids au toucher, les yeux fermés, les mâchoires fortement appliquées l'une contre l'autre, pelotonnés sur eux-mêmes, ils ne prennent aucune nourriture et sont complétement étrangers à tout ce qui se passe autour d'eux. Tant que les circonstances extérieures ne changent pas, ils persistent dans leur *engourdissement* sans que leur vie soit en danger; ils sont dans les vraies conditions de l'*hibernation normale, physiologique*.

Dans cet état, leur température est très basse, mais supérieure pourtant à celle du milieu ambiant. Tout animal qui s'engourdit, dit Spallanzani, se refroidit non-seulement à la surface, mais encore à l'intérieur. La température extérieure étant de $+6°,66$, Hunter observa deux hérissons *engourdis* (1) : chez le premier, il trouva

(1) *OEuvres complètes*, t. I, p. 332.

7°,77 dans le bassin, et 10 degrés près du diaphragme ; chez le second, le thermomètre marqua 7°,22 dans le bassin, et 8°,88 près du diaphragme. Mangili a constaté des faits du même genre ; Saissy a donné le tableau suivant de la répartition de la température chez ces animaux *engourdis* :

DISTRIBUTION DE LA TEMPÉRATURE DES ANIMAUX HIBERNANTS ENGOURDIS.

	Marmotte.	Hérisson.	Lérot.	Chauve-souris.
Atmosphère, 1°,25 (janv. 1807).				
A l'oreille..................	5°	»	»	»
Dans la bouche..............	5°	»	3°	4°
Sous l'aisselle...............				
Entre l'aine et la cuisse.......	5°	3°,25	3°	4°
Dans le rectum..............	5°	»	»	»
Dans le ventre, près du foie..				
Dans la poitrine.............	5°	5°	4°	5°
Dans les cavités du cœur.....				

L'air étant à + 2°,5, Prunelle a trouvé la température de la marmotte engourdie à 5 degrés ; l'air étant à + 4°, la marmotte était à + 6°,25. D'après cet observateur, la température de l'animal engourdi est toujours supérieure de au moins 1°,25 à celle de l'atmosphère. Chez une première marmotte *engourdie*, M. Regnault a trouvé 12 degrés dans l'anus, l'atmosphère étant à + 8° ; chez une seconde également *engourdie*, l'air étant à + 10°, le même observateur a trouvé 11°,2 dans l'anus. Tout démontre donc que si, pendant leur *engourdissement hibernal*, la température de ces animaux s'abaisse considérablement, cependant elle ne suit les variations de celle de l'atmosphère qu'en lui restant constamment supérieure de quelques degrés. Ces faits, rapprochés de ceux que nous avons rapportés plus haut et relatifs à l'état de veille, sont de nature à faire considérer les mammifères *hibernants* comme de vrais animaux *à température variable*.

Lorsque l'atmosphère s'échauffe autour de ces animaux *engourdis*, tous les observateurs sont d'accord pour dire que peu à peu leur respiration s'accélère, leur circulation devient plus active, leur température s'élève ; ils sortent graduellement de leur torpeur et reprennent leur genre de vie habituel. D'après Mangili, l'*engourdissement* cesserait d'exister entre 11 et 12 degrés au-dessus de zéro. Prunelle a étudié avec soin les phénomènes du réveil naturel. A mesure que la température extérieure s'adoucit, les mouvements du thorax, d'abord obscurs et lents, deviennent plus marqués et plus rapides, le thermomètre, en contact avec le corps de l'animal, s'élève peu à peu, l'engourdissement est de moins en moins profond, l'excitabilité augmente ; quand la température de l'animal a atteint 18 ou 20 degrés, sa respiration est bruyante, il ronfle, il est bien près de son réveil. Entre 22 et 23 degrés, il s'agite, mais le train antérieur a seul recouvré la faculté de locomotion ; quand sa température est à 25 degrés, l'animal est complétement éveillé, et peu à peu il reprend toutes ses habitudes et sa chaleur de l'état de veille. M. Regnault a vu aussi la température d'une marmotte *engourdie* s'élever successivement de 11°,2 à 22°,1 ; quelque temps après, il la trouva à 29 degrés, mais, dit-il, l'animal était alors complétement éveillé, très vif et très méchant. De tous ces faits, il résulte que, en ayant soin d'écarter toute cause d'excitation, on pourrait, suivant l'observation de Prunelle, conserver en-

gourdie une marmotte dont la température serait de 22 à 23 degrés ; l'exactitude de cette prévision a été vérifiée par Prunelle lui-même, et a, depuis, été confirmée par l'observation de faits du même genre.

Mangili a étudié avec beaucoup de soin l'influence des températures très basses sur les animaux engourdis, et en a déduit des conséquences d'une haute importance pour l'histoire des phénomènes de l'hibernation. Il résulte, de ses nombreuses expériences sur des marmottes, des hérissons, des loirs, des muscardins et des chauves-souris, que le *froid trop vif* produit sur eux une excitation capable d'interrompre, au moins momentanément, leur *engourdissement*. Lorsque le thermomètre s'abaisse au-dessous de $+ 3°$ ou $+ 2°$, ces animaux, quoique endormis, donnent des signes de malaise, leur respiration s'accélère, leur température s'élève, ils se réveillent, font effort pour résister au froid extérieur ; ils courent à droite et à gauche, cherchent un lieu plus chaud et mieux abrité ; s'ils le trouvent, ils retombent dans leur état d'*hibernation*. Si, au contraire, ils sont maintenus sous l'impression persistante d'une atmosphère trop froide, après avoir essayé de lutter quelque temps en accélérant leurs mouvements respiratoires, ils tombent épuisés ; et alors commence pour eux un nouvel état, dont il est possible de les retirer en les réchauffant artificiellement, mais qui aboutit nécessairement à la mort s'il est trop longtemps prolongé (1) ; c'est la *léthargie par le froid*. Pour amener ces accidents mortels, il suffit

(1) Mangili a constaté que le refroidissement trop grand de l'atmosphère suffit aussi pour réveiller les araignées *engourdies* dans

que l'atmosphère soit à zéro, et même à 2 ou 3 degrés au-dessus. Cette circonstance nous explique pourquoi ces animaux ont soin, aux approches de l'hiver, de se retirer dans des lieux abrités contre les refroidissements trop intenses. Les mêmes phénomènes ont lieu quand on entoure les animaux de glace ou qu'on les soumet à l'action d'un mélange réfrigérant; ainsi, Mangili ayant artificiellement refroidi à — 12° un hérisson engourdi, l'animal se réveilla au bout de quelques minutes; il lutta pendant une heure, puis sa respiration se ralentit; il tomba en *léthargie*, et *vingt minutes* après il était mort. A l'autopsie, on le trouva gelé jusqu'au cou. Prunelle a toujours vu les animaux *engourdis* se réveiller sous l'impression d'une atmosphère à — 4°. Cette excitation causée par le froid est, dit-il, très bien connue des paysans de la Maurienne. Saissy ayant exposé, à l'action de l'air à — 4°, un lérot et un hérisson *engourdis* dont la température était à + 4°, ces animaux ne tardèrent pas à se réveiller; ils étaient très vifs dans leur cage; leur respiration était très active, leur température s'était graduellement élevée à + 36° pour le lérot et à + 28° pour le hérisson. Ils restèrent ainsi une heure, puis leur température baissa de nouveau, et Saissy jugea prudent d'arrêter là l'expérience. Prunelle a vu aussi des marmottes se réveiller, se réchauffer, puis se refroidir de nouveau,

les fentes des murailles pendant l'hiver. Ce réveil momentané des araignées, bientôt suivi de leur *mort* sous l'influence persistante d'une température trop basse, établit une identité complète entre l'*engourdissement physiologique* des mammifères *hibernants* et celui qu'éprouvent les animaux inférieurs pendant la saison froide.

tomber en *léthargie*, et mourir sous l'influence d'un mélange réfrigérant à — 12°. L'atmosphère étant à — 14°,
ce dernier observateur plaça une marmotte en plein air,
dans une caisse remplie de foin et fermée avec des plan-
ches mal jointes; douze heures après, il la trouva morte.
Mais l'animal avait fait effort pour s'échapper : il avait
rongé un des coins de la caisse. Les mammifères *hibernants* peuvent donc se présenter dans deux états très
différents.

Sous l'influence d'une température extérieure comprise entre + 3° et + 10°, ils *s'engourdissent* naturellement et spontanément; leurs fonctions ont perdu leur
activité, elles sont obscures, latentes, mais aucune d'elles
n'est *suspendue*. C'est le vrai *engourdissement hibernal*,
pendant lequel la température de l'animal est toujours
supérieure à celle de l'atmosphère, et qui peut durer des
mois entiers sans que leur vie soit compromise.

A *zéro* et au-dessous, ces animaux sont aussi *engourdis*, mais ils ne sont plus dans un état physiologique.
Cet *engourdissement* est une vraie *léthargie par le froid*,
pendant laquelle toutes leurs fonctions peuvent être *suspendues* et leur température peut s'abaisser au-dessous
de zéro. Ce dernier état doit être distingué de l'*engourdissement hibernal normal*, sous peine de tout confondre.

§ II. — Engourdissement hibernal.

Dans cet état, l'animal est replié sur lui-même en forme
de boule pour présenter le moins de surface possible à
l'action de l'air. Son corps est roide, et son excitabilité

très faible. En ayant soin de ne l'exposer ni à un froid trop vif ni à une température trop douce, on peut l'emporter au loin sans qu'il exécute aucun mouvement, et même le faire rouler à terre. Prunelle raconte qu'en novembre 1806, on lui envoya par la diligence une caisse qui resta dix jours en route, et qui contenait 10 marmottes *engourdies* emballées dans le foin comme des minéraux peu précieux ; ces animaux ne s'étaient pas réveillés, ils ne paraissaient pas avoir souffert. On peut, dit Spallanzani, les rouler dans les mains et les jeter en l'air sans les éveiller. Prunelle a pu faire tomber une marmotte *engourdie* de 1ᵐ,50 de hauteur sans la réveiller. Mangili raconte qu'un coup de fusil, tiré dans une grotte, ne suffit pas pour interrompre le *sommeil hibernal* des chauves-souris suspendues à ses parois. Cependant l'excitabilité n'est pas éteinte même chez ceux de ces animaux qui sont le plus profondément engourdis. Prunelle a réveillé une marmotte en lui faisant respirer de l'ammoniaque ; Saissy et Mangili ont obtenu des signes évidents de sensibilité en employant des excitants mécaniques et chimiques. Sans modifier la température très basse de l'atmosphère, Saissy irrita avec un instrument piquant un lérot, un hérisson et une chauve-souris, tous les trois profondément engourdis : les deux premiers étaient à + 3°, la chauve-souris à + 4° ; leur respiration s'accéléra, leur température s'éleva, et ils se réveillèrent. Une heure et quart après le réveil, le lérot était à 36° ; il fallut une heure trois quarts à la chauve-souris pour atteindre 27°, et deux heures au hérisson pour monter à 32°. Quand les excitations extérieures cessent, la respiration des animaux se ralentit, ils se refroidissent de nouveau graduellement, et ils retombent spontanément en hibernation.

L'irritabilité musculaire peut aussi être directement mise en jeu ; il suffit de dénuder un muscle et de l'irriter directement avec la pointe d'un scalpel pour le voir se contracter. De tous les moyens de réveiller l'irritabilité musculaire, l'électricité est le plus puissant ; ce fait a été constaté directement par Saissy, Mangili et Prunelle. Saissy a fait contracter divers muscles et le cœur lui-même en soumettant, à l'action du courant électrique, les nerfs qui s'y distribuent ; il pense que ce phénomène n'a lieu que quand le courant est *direct*, c'est-à-dire marche des racines des nerfs à leurs terminaisons ; il a vainement essayé de faire contracter, par ce moyen, les fibres musculaires de l'estomac et des intestins. Mangili a fait une observation très importante sur la durée de l'irritabilité musculaire après la mort. Chez une marmotte décapitée pendant l'état de veille, deux heures suffisent pour que l'irritabilité musculaire disparaisse complétement, tandis que, chez une marmotte décapitée pendant l'*engourdissement hibernal*, les muscles se contractent encore fortement quatre heures après, sous l'influence du courant électrique.

La circulation se ralentit chez les animaux en *hibernation*, mais elle continue. Mangili a vu, au microscope, le sang circuler dans les capillaires de l'aile d'une chauve-souris engourdie. L'abaissement de la température extérieure suffit pour ralentir les mouvements du cœur, qui deviennent encore plus rares pendant l'engourdissement. D'après Saissy, les pulsations du cœur suivent la loi suivante de décroissement :

	Marmotte.	Hérisson.	Lérot.	Chauve-souris.
Atmosph. à 19°, animaux éveillés	90 pul.	75 pul.	105 pul.	90 pul.
Atmosph. à 6°, animaux éveillés	70	25	60	30
Animaux *engourdis*....	9 à 10	9 à 10	9 à 10	9 à 10

Mangili a observé que, chez une marmotte tuée pendant *l'état d'hibernation*, le cœur continue à battre pendant *trois heures* après la mort, tandis que, chez les marmottes tuées pendant l'état de veille, *quarante minutes* suffisent pour faire disparaître tous les mouvements spontanés de cet organe. Ainsi, tant par le degré et les variations de leur température propre que par la persistance de l'irritabilité musculaire et des battements spontanés du cœur après la mort, les mammifères en *hibernation* se rapprochent beaucoup des animaux *inférieurs*, avec lesquels ils partagent la faculté singulière de pouvoir rester *engourdis*, privés de nourriture, pendant toute la durée de la saison froide, sans que leur vie soit menacée.

Tous les observateurs sont d'accord pour reconnaître que, sous l'influence du *refroidissement* de l'atmosphère et du *sommeil hibernal*, les phénomènes mécaniques de la respiration éprouvent les mêmes modifications que les battements du cœur. D'après Mangili, chez les animaux engourdis, les mouvements du thorax ne seraient pas seulement ralentis, mais régulièrement interrompus par des périodes de repos complet. Saissy a déduit, de ses observations, les résultats suivants pour le nombre des inspirations exécutées en un minute :

	Marmotte.	Hérisson.	Lérot.	Chauve-souris.
Atmosph. à 20°, animaux *éveillés*	30 insp.	16 insp.	45 insp.	70 insp.
Atmosph. à 7°, animaux *éveillés*	20	10	30	8
Animaux *engourdis*	7 à 8	4 à 5	9 à 10	5 à 6

Les phénomènes chimiques de la respiration ont aussi été étudiés avec beaucoup de soin, chez les animaux *hibernants*, pendant l'état de veille et pendant l'état d'engourdissement. Spallanzani (1) dit que ces animaux meurent d'autant plus vite, dans une masse donnée d'air, que la température extérieure est plus élevée. Mangili a directement constaté que, pendant leur engourdissement, ces animaux continuent à absorber de l'oxygène et à exhaler de l'acide carbonique. Prunelle a obtenu des résultats du même genre. Ce dernier observateur a de plus prouvé, par des expériences directes, que la quantité d'oxygène consommé dans un temps donné augmente avec la température de l'animal, même quand l'engourdissement persiste. Saissy a fait de nombreuses recherches pour déterminer la quantité d'oxygène consommé par ces animaux, dans un temps donné, pendant l'état de veille à diverses températures, et pendant l'*engourdissement*. Quoique la méthode par lui adoptée ne soit pas susceptible d'un grand degré de précision, nous croyons cependant devoir rapporter ici les résultats qu'il a obtenus. Ces animaux, dans ses recherches, ont absorbé moyennement par heure :

(1) *Mém. sur la respiration*, p. 148.

	Marmotte.	Hérisson.	Lérot.	Chauve-souris.
	lit.	lit.	lit.	lit.
Atmosph. à 18°, animaux éveillés......	2,546	1,885	0,818	0,422 d'oxyg.
Atmosph. à 7°,5, animaux éveillés.....	1,697	0,628	0,485	0,091 —
Animaux *engourdis*.....	»	0,048	0,027	» —

Quelque vicieuse que soit la méthode employée par Saissy, il ne résulte pas moins de ce tableau que la quantité d'oxygène consommé par ces animaux diminue à mesure que la température extérieure s'abaisse, et devient très faible pendant l'engourdissement hibernal. Chez les *hibernants*, l'intensité des phénomènes chimiques de la respiration se modifie donc dans le même sens que leur température propre et que la quantité de chaleur qu'ils dégagent dans un temps donné. Saissy, dans le cours de ses expériences, a vu des marmottes *éveillées* vivre longtemps dans des masses d'air confiné qui ne contenait plus assez d'oxygène pour entretenir la respiration de lapins, de souris, de cochons d'Inde et de moineaux ; il a même cru que les animaux hibernants, dans l'*état de veille* et dans l'*état d'engourdissement*, enfermés dans des vases clos, ne succombent que quelques minutes après avoir consommé la *totalité* de l'oxygène de l'air qui les entoure. Il a fait des expériences comparatives à ce sujet sur des hérissons, des oiseaux et des mammifères non hibernants placés dans des cloches renversées sur l'eau ; ses analyses eudiométriques lui ont indiqué que, avant de mourir, ces animaux absorbent l'oxygène de l'air confiné dans les proportions suivantes :

Hérisson *éveillé*.	Lapin.	Rat.	Cochon d'Inde.	Moineau.
La totalité.	0,750	0,625	0,500	0,425

Saissy a placé les mêmes animaux dans des cloches remplies d'azote pur et qui ne contenaient pas la moindre trace d'oxygène; il a mesuré le temps qui s'écoulait entre l'introduction de chacun d'eux et sa mort.

Hérisson *éveillé*	Cochon d'Inde.	Rat.	Souris.	Moineau.
15 minutes.	6 minutes.	$2^m,50$	$2^m,50$	$0^m,50$

Ces faits démontrent évidemment que les animaux hibernants, *même éveillés*, résistent beaucoup plus longtemps que les autres à l'action des gaz *asphyxiants*, et peuvent vivre beaucoup plus longtemps dans une atmosphère peu riche en oxygène; mais il y a certainement de l'exagération à dire qu'ils ont la faculté d'absorber *tout l'oxygène* avant de succomber, même quand ils sont *engourdis.* Cette assertion de Saissy est en contradiction avec tous les faits connus, et tient sans doute aux imperfections de ses procédés eudiométriques. L'expérience suivante de Prunelle ne laisse aucun doute à cet égard. L'air étant à $+ 3°,5$, il plaça, dans un manomètre de 50 *litres*, une capsule contenant du carbonate de chaux et une marmotte *engourdie* dont la température était de $8°,5$. A l'aide d'un tube, il versa quelques gouttes d'acide sulfurique sur le carbonate de chaux. Le vase fut bientôt rempli d'un mélange d'acide carbonique et d'air atmosphérique. Au bout de treize minutes, la marmotte éprouva un léger mouvement convulsif, on la retira : elle était morte. Les conditions étaient les mêmes que dans les recherches de Saissy, puisque ce dernier observateur n'absorbait pas l'acide carbonique qui se formait dans les cloches où ses animaux étaient enfermés; et cependant la marmotte de Prunelle, quoique *bien engour-die*, mourut longtemps avant d'avoir consommé non-seulement la *totalité*, mais même la *majeure partie* de l'oxygène contenu dans le manomètre.

Prunelle a immergé dans de l'eau à $+ 7°,05$ deux chauves-souris *engourdies*. L'une, retirée au bout de six minutes, vivait encore; l'autre y fut laissée vingt minu-tes, elle y mourut. Saissy a fait des expériences du même genre avec des hérissons, des loirs et des chauves-souris; il a vu que, pendant leur *engourdissement*, ces animaux peuvent séjourner de dix à quinze minutes sous l'eau, sans s'éveiller et sans souffrir.

De ces observations et de la discussion à laquelle nous les avons soumises, nous pouvons déduire les conclusions suivantes :

1° Chez les animaux hibernants, pendant l'*état de veille*, la quantité d'oxygène absorbé diminue à mesure que la température extérieure et que leur température propre s'abaissent.

2° Pendant l'*engourdissement hibernal*, la consomma-tion d'oxygène est beaucoup plus faible que pendant la *veille*, mais elle n'est jamais *nulle*. La respiration n'est *suspendue* ni dans ses phénomènes mécaniques, ni dans ses phénomènes chimiques.

3° Les animaux hibernants, même *éveillés*, résistent, beaucoup plus longtemps que les autres animaux supé-rieurs, à l'asphyxie par les gaz irrespirables; cependant une trop forte proportion d'acide carbonique les fait mourir, même pendant l'*engourdissement*.

4° Les animaux hibernants *engourdis* résistent, beaucoup plus longtemps que les autres mammifères, à l'asphyxie par submersion.

En résumé, qu'on les considère dans l'état de veille ou qu'on les observe dans l'état d'hibernation, l'influence des variations thermiques de l'atmosphère sur leur température et sur les phénomènes chimiques de leur respiration, ainsi que la résistance qu'ils opposent à l'asphyxie par gaz irrespirables et par submersion, concourent à démontrer que les mammifères *hibernants* sont réellement des animaux à *température variable*.

A ces faits déjà si probants nous pouvons ajouter les résultats précieux des expériences peu nombreuses, mais d'une exactitude irréprochable, contenues dans le grand travail de M. Regnault sur la respiration des animaux. Commençons par dire qu'un accident, occasionné par le réveil d'une des deux marmottes introduites *engourdies* dans son appareil, démontre que ces animaux, quand ils sont *éveillés*, meurent *asphyxiés* dans un air qui, cependant, contient encore assez d'oxygène pour suffire aux besoins de leur respiration dans l'*état d'hibernation*.

Deux expériences portent sur des marmottes complétement *éveillées*.

Elles ont moyennement consommé, par kilogramme et par heure, 0^{gr},986 d'oxygène.

Le rapport moyen de l'oxygène contenu dans l'acide carbonique exhalé à l'oxygène absorbé a été de 0,741.

Elles ont *exhalé* de l'azote.

Le poids moyen des trois marmottes en expérience était de 2^{kil},121.

Les lapins nourris, comme les marmottes, avec des plantes fraîches ont donné les résultats suivants :

Oxygène consommé par kilogramme et par heure, $0^{gr},918$;

Rapport de l'oxygène contenu dans l'acide carbonique exhalé à l'oxygène absorbé, 0,919.

Exhalation constante d'azote.

Poids moyen des lapins en expérience, $3^{kil},273$.

Les phénomènes chimiques de la respiration chez les marmottes *éveillées* se rapprochent donc beaucoup de ce qu'ils sont chez les mammifères appartenant au même ordre des rongeurs. La différence la plus saillante est celle qui existe dans le rapport de l'oxygène contenu dans l'acide carbonique exhalé à l'oxygène absorbé. Ce fait annonce que les marmottes, *même éveillées*, brûlent, proportionnellement, plus d'hydrogène et moins de carbone que les lapins.

La quantité d'oxygène consommé par les marmottes dépasse aussi un peu celle qu'absorbent les lapins; mais ici il faut tenir compte d'un élément qui joue un grand rôle dans tous les phénomènes de calorification, et sur lequel nous avons souvent insisté. Le poids moyen des lapins en expérience était de $3^{kil},273$, tandis que celui des marmottes ne s'élevait qu'à $2^{kil},121$. Ces derniers animaux, étant d'un volume beaucoup plus petit, donnaient plus de prise que les premiers aux causes extérieures de refroidissement, et avaient besoin de produire plus de chaleur pour se maintenir à la même température.

Le mémoire de **M.** Regnault contient deux expériences

qui portent sur des marmottes complétement *engourdies* ; les résultats de l'analyse sont très remarquables.

Oxygène consommé par kilogramme et par heure, 0,044 ;

Rapport de l'oxygène contenu dans l'acide carbonique exhalé à l'oxygène absorbé, 0,493.

L'animal *absorbait* de l'azote.

Ce qui frappe d'abord quand on compare ces résultats à ceux qu'ont fournis les marmottes *éveillées*, c'est l'*énorme diminution* de la consommation d'oxygène ; mais, en outre, comme on pouvait le prévoir, l'*hibernation* modifie les phénomènes chimiques de la respiration, dans le même sens que l'*inanition*. Nous voyons, en effet, qu'au lieu d'exhaler de l'azote, les marmottes *engourdies* en ont absorbé ; en second lieu, le rapport de l'oxygène contenu dans l'acide carbonique exhalé à l'oxygène absorbé s'est considérablement abaissé. Tant que dure la période d'engourdissement, les *hibernants* sont dans un véritable état d'inanition, la digestion ne répare plus les matériaux combustibles de leur sang ; ils vivent aux dépens de leur propre substance, ils brûlent leurs graisses ; les combustions respiratoires éprouvent, chez eux, les mêmes modifications que chez les animaux privés de toute nourriture. Mais, pendant qu'ils sont plongés dans la torpeur, l'activité de leurs fonctions est très faible et les pertes qu'ils éprouvent sont très *minimes*. M. Sace, en effet, ayant pesé, le 8 janvier et le 21 février suivant, quatre marmottes *endormies*, trouva que, dans ces *quarante-quatre jours*, elles n'avaient perdu, moyennement, que les *huit centièmes* de leur poids initial. Cette faible perte de 0,0018 par jour, rapprochée de ce que nous avons dit, plus haut (p. 411), des pertes de poids quotidiennes éprouvées par les divers animaux à l'inanition, prouve que, pendant leur état de torpeur, les *hibernonts* se conduisent absolument comme des animaux *inférieurs* privés de nourriture. Il est, dès lors, tout simple que leur état d'hibernation puisse se prolonger quatre et cinq mois, sans compromettre leur vie.

Enfin, dans deux des expériences de M. Regnault, les marmottes n'ont été engourdies que pendant une partie du temps qu'elles ont passé dans son appareil; elles étaient éveillées pendant le reste de l'observation. Il est intéressant de connaître la moyenne des analyses faites dans ces deux cas.

Oxygène absorbé par kilogramme et par heure, $0^{gr},337$.

Rapport de l'oxygène contenu dans l'acide carbonique exhalé à l'oxygène absorbé, 0,601.

Dans l'une des deux expériences, il y eut une faible absorption d'azote; dans l'autre, il n'y eut ni absorption, ni exhalation de ce gaz.

Sous tous les rapports, les résultats de ces deux observations mixtes sont intermédiaires à ceux qu'ont fournis les marmottes *éveillées* et les marmottes *engourdies*.

Les observations directes nous ont montré que, dans *l'état de veille* comme dans la période d'*engourdissement*, la température des mammifères *hibernants* s'abaisse et s'élève avec celle de l'atmosphère. Malgré la place qu'ils occupent dans l'échelle zoologique, ce sont donc des animaux à *température variable*. Contrairement à ce qui se passe chez tous les animaux supérieurs, la production de chaleur est, chez eux, d'autant moins intense, qu'ils sont exposés à l'action d'un milieu plus froid. D'autre part, les expériences de Spallanzani, de Mangili, de Saissy, de Prunelle, et les analyses si exactes de M. Regnault nous ont prouvé que les phénomènes chimiques de la respiration diminuent, chez eux, d'intensité à mesure qu'ils reçoivent moins de chaleur du dehors. Dans toutes les périodes de leur vie, il y a donc accord parfait entre l'élévation de leur *température propre* et l'activité des combustions respiratoires. Pour eux, donc, comme pour tous les autres animaux, la faculté de produire de la chaleur dérive de l'action de l'oxygène absorbé sur les matériaux du sang, et, dans une circonstance quelconque, la résistance qu'ils opposent aux causes extérieures de refroidissement est en proportion directe de la quantité d'oxygène qu'ils peuvent consommer dans un temps donné.

Il nous suffit d'avoir montré que la théorie de Lavoisier rend parfaitement compte de toutes les variations de température des animaux *hibernants*, dans l'état de veille et dans l'état d'engourdissement; il n'est pas de notre sujet de chercher à démêler les causes organiques de la *torpeur* dans laquelle ils passent toute la saison froide. Les théories proposées par les auteurs qui se sont occupés de leur histoire nous paraissent complétement insuffisantes; nous nous contenterons de faire ici quelques rapprochements qui ressortent naturellement des faits successivement exposés dans le cours de notre travail.

D'abord, constatons un fait très important. En été comme en hiver, il suffit d'abaisser la température au-dessous de 9 à 10 degrés autour des mammifères *hibernants* pour qu'ils *s'engourdissent*. En hiver comme en été, on peut les conserver parfaitement *éveillés*, en ayant soin de les faire vivre dans une enceinte à 15 degrés et au-dessus. Le *sommeil hibernal* ne dépend donc ni d'un défaut de nourriture, ni d'une modification qui s'opérerait dans leur constitution à des époques déterminées, ni d'un besoin de repos absolu qui se reproduirait périodiquement. L'*engourdissement* de ces animaux est la conséquence directe et nécessaire de la diminution d'activité de leurs fonctions, produite elle-même par le refroidissement qu'ils éprouvent quand la température de l'atmosphère s'abaisse.

Les mammifères et les oiseaux adultes peuvent sans doute, en activant leurs combustions intérieures, rendre leur température sensiblement indépendante de celle du milieu ambiant; cependant cette résistance qu'ils opposent aux causes extérieures de refroidissement a ses limites. Lorsque la température se maintient, autour d'eux, trop et trop longtemps abaissée, ils s'épuisent, ils succombent, ils *s'endorment*, ils se refroidissent; et, comme leur organisation est trop parfaite pour supporter sans danger cet affaiblissement extrême des fonctions, ils passent très rapidement du *sommeil* à la *léthargie par le froid*, ils meurent.

Au moment de leur naissance, certains oiseaux ont le corps dépouillé de plumes, certains mammifères ont encore la membrane pupillaire intacte. Par cela seul que leur organisation est moins avancée, nous avons vu que, chez ces jeunes animaux, la faculté d'absorber de l'oxygène n'a pas encore le haut degré de développement qu'elle atteindra plus tard. Aussi, ils produisent moins de chaleur que les adultes de même espèce ; ils ne peuvent pas encore, sans le secours de leur mère, maintenir leur température constante, ils se conduisent, dans les premiers temps de leur existence, comme des animaux inférieurs *à température variable*. En même temps que leur organisation moins parfaite les rend plus accessibles aux causes extérieures de refroidissement, nous devons ajouter que, sans danger pour leur vie, leur température peut s'abaisser à des degrés auxquels ne saurait descendre impunément celle des adultes de même espèce. Les expériences de Buffon, de Legallois et d'Edwards nous ont montré qu'à leur naissance, ils ressemblent aussi aux animaux inférieurs *à température variable*, par la résistance qu'ils opposent à l'asphyxie par submersion.

Rapprochés des faits précédents, les phénomènes présentés par les *mammifères hibernants* nous semblent beaucoup moins exceptionnels qu'ils le paraissent au premier abord. Un degré de plus dans l'imperfection du développement organique des jeunes oiseaux qui naissent sans plumes et des jeunes mammifères qui viennent au monde avec la membrane pupillaire, avec la persistance de cet état d'imperfection pendant l'âge adulte, suffit pour faire un oiseau et un mammifère *à température variable*, un oiseau et un mammifère *hibernants*. Le *sommeil hibernal* est la traduction de l'impuissance, où se trouve l'animal, de porter l'absorption de l'oxygène et la production de chaleur à un degré assez élevé pour rendre sa température indépendante de celle de l'atmosphère ; cette impuissance elle-même est la conséquence d'une imperfection de son organisation. Mais de quel côté est le défaut de développement organique? Faut-il le chercher dans l'organe pulmonaire, dans le système circulatoire, dans la composition du sang, dans les organes digestifs qui ne répareraient pas assez vite les matériaux combustibles de l'économie, ou dans le système nerveux qui communique l'activité à toutes les parties? Il nous suffit d'avoir posé la question dans des termes que nous croyons vrais; espérons que les anatomistes et les physiologistes trouveront la solution du problème dans une étude plus approfondie, et jusqu'ici trop négligée, de l'organisation de ces animaux.

§ III. — Léthargie par le froid.

Quand la température extérieure s'abaisse à zéro ou au-dessous, les mammifères *hibernants* plongés dans l'*engourdissement* donnent des signes de malaise, ils s'agitent, leur respiration s'accélère, ils se réchauffent, se réveillent; ils peuvent lutter quelque temps, soutenir leur respiration au type nécessaire pour maintenir leur température à 20, 23 et même 26 degrés; mais, si l'action du froid continue, ils s'épuisent, leur respiration se ralentit, ils se refroidissent peu à peu, et bientôt ils retombent de nouveau dans l'engourdissement. Ce nouvel état de *torpeur* n'est pas le véritable *sommeil hibernal :* c'est la *léthargie par le froid*, qui commence chez eux aux environs de zéro, et qui ne se produit qu'à des températures plus basses chez les animaux doués de la faculté de soutenir longtemps une grande consommation d'oxygène.

Lorsque la *léthargie* est bien établie, les fonctions ne sont plus seulement ralenties, ramenées au minimum d'activité : elles sont *totalement suspendues*. Les excitants chimiques et mécaniques sont impuissants, non-seulement pour réveiller l'animal, mais pour obtenir les moindres signes de sensibilité. On peut mettre les nerfs à découvert, les piquer, les déchirer avec la pointe d'un scalpel sans déterminer aucune douleur; le courant électrique lui-même est employé sans résultats : la sensibilité est suspendue. L'irritabilité musculaire est difficile à mettre en jeu : en sectionnant ou en irritant avec la pointe d'un scalpel des muscles mis à nu, on observe à peine quelques oscillations dans leurs fibres. Spallanzani n'a rien obtenu avec la décharge de la bouteille de Leyde; Saissy, avec le courant électrique, a réveillé des contractions évidentes, mais bien moins fortes que dans le simple engourdissement hibernal. La circulation est complétement suspendue. Saissy a trouvé les vaisseaux de la périphérie presque vides, le sang accumulé et *stagnant* dans le cœur et les vaisseaux abdominaux. Une ligature placée sur un vaisseau ne détermine aucun gonflement. A l'incision, le sang, encore liquide, s'écoule au dehors, mais *passivement*. A l'inspection directe, le cœur ne présente aucun mouvement : le courant électrique peut cependant réveiller son irritabilité et déterminer des contractions de ses parois. Il est nécessaire,

42.

pour bien comprendre l'action du courant électrique sur les muscles, de se rappeler que l'irritabilité est une propriété qui continue à exister chez tous les animaux pendant un certain temps, même après la *mort réelle*. Les phénomènes mécaniques de la respiration sont complétement suspendus, à l'œil il est impossible de distinguer le moindre mouvement des parois thoraciques. Saissy ayant mis sous l'eau une marmotte en *léthargie*, il s'échappa quelques bulles de gaz emprisonné dans ses oreilles et dans sa bouche ; mais l'animal resta submergé quinze minutes sans que rien sortît de son poumon. Les hérissons, les lérots, les chauves-souris donnèrent les mêmes résultats. Spallanzani a laissé une marmotte en *léthargie,* pendant quatre heures, dans l'acide carbonique, et elle ne mourut pas. La température extérieure était à — 15 degrés. Dans une seconde expérience, l'air étant à — 11°,25, l'animal séjourna deux heures dans l'azote sans exhaler aucune trace d'acide carbonique. Saissy a constaté que, pendant la *léthargie*, ces animaux n'absorbent pas d'oxygène, et n'exhalent pas de traces sensibles d'acide carbonique. M. Chatin (1) a laissé très longtemps un loir en *léthargie* exposé à l'action de vapeurs arsenicales ; l'animal ne mourut pas : l'absorption pulmonaire et cutanée était donc suspendue.

Les mammifères hibernants en *léthargie* se conduisent

(1) *Thèse inaugurale de médecine*, 1844, p. 15. M. Chatin, dans sa thèse, se contente de dire *un loir engourdi ;* des détails qu'il nous a fournis lui-même sur cette expérience remarquable, il résulte évidemment qu'il ne s'agissait pas d'un loir plongé dans le *sommeil hibernal*, mais bien d'un loir en *léthargie*.

donc comme des *cadavres;* cependant la mort n'est pas encore réelle, elle n'est qu'apparente. Sous l'influence d'une température de 5, 6, 8 et 10 degrés au-dessus de zéro, peu à peu la sensibilité, la circulation, les phénomènes mécaniques et chimiques de la respiration se rétablissent; les animaux sont alors en véritable *hibernation.* Si l'air s'échauffe encore autour d'eux, ils se réveillent, et recouvrent le libre et plein exercice de toutes leurs fonctions.

Si, au contraire, on les maintient trop longtemps sous l'influence d'une température trop basse, comme ils n'absorbent plus d'oxygène, ils ne produisent plus de chaleur; alors ils se refroidissent comme des corps inertes, mais lentement parce que leurs tissus sont mauvais conducteurs. La congélation frappe d'abord les extrémités, elle s'étend peu à peu, envahit les centres organiques; à la *léthargie,* succède la *mort par le froid* accompagnée des désordres anatomiques constatés chez tous les animaux en cas pareil.

Lorsque la température du milieu ambiant devient trop basse, les animaux inférieurs, eux aussi, passent du simple *engourdissement hibernal* à l'état de *léthargie par le froid.* Spallanzani (1) en rapporte un bel exemple dans le récit de ses expériences. Des limaçons *engourdis* à la température de 8 ou 10 degrés au-dessus de zéro absorbaient de l'oxygène et exhalaient de l'acide carbonique; le cœur battait d'une manière évidente. Il abaissa la température autour d'eux à zéro; alors les phénomènes

(1) *Mém. sur la respiration,* p. 150-151.

mécaniques et chimiques de la respiration s'arrêtèrent complétement. La température étant tombée à — 1 degré, le cœur s'arrêta : la *léthargie* était complète. Dans cet état, il était encore possible de les réveiller en les réchauffant; mais si la température continuait à baisser, la congélation commençait, et les animaux mouraient. Ce sont sans doute des limaçons en *léthargie*, et non en *simple hibernation*, que M. Gaspard (1) avait observés, quand il disait : « Les escargots vivent sans mouvement, » sans chaleur, sans aliments, *sans respiration, sans cir-* » *culation*... C'est comme la vie d'un germe avant la » fécondation, d'une graine avant la germination... Ce » n'est pas une vie, c'est une simple aptitude à vivre. » Pendant la *léthargie par le froid*, toutes les fonctions sont donc momentanément *suspendues* chez les animaux inférieurs comme chez les *mammifères hibernants;* par la distinction que Mangili a si heureusement établie entre le *sommeil hibernal* et la *léthargie*, tout s'explique, les faits de Spallanzani et de M. Gaspard cessent d'être en contradiction avec ceux de M. Delacroix rapportés plus haut. Cette distinction est nécessaire, parce que, pour les animaux inférieurs comme pour certains mammifères, le *sommeil hibernal* est un *état physiologique sans danger*, tandis que la *léthargie par le froid* est un *véritable état pathologique qui aboutit fatalement à la mort s'il est trop longtemps prolongé.*

Du reste, en raison même de l'imperfection de leur organisation, les animaux *inférieurs* résistent, beaucoup

____

(1) *Mém. physiol. sur le colimaçon (Journ. de Magendie*, 1822).

mieux et beaucoup plus longtemps que les mammifères *hibernants*, à l'influence des températures très basses. Il y a dans la science des faits bien observés, qui démontrent que non-seulement des insectes, mais même des vertébrés, peuvent, *sans mourir*, éprouver une véritable congélation. Boerhaave fait observer que, pendant l'hiver de 1709, les œufs d'insectes déposés sur les branches d'arbres et dans des lieux découverts restèrent féconds, bien que la température descendit à —17°,5. Nous avons tous été témoins d'un fait semblable pendant l'hiver de 1829 et 1830. Réaumur (1) a vu certaines espèces d'insectes périr sous l'influence d'une température encore supérieure à celle de la congélation de l'eau, tandis que d'autres ne mouraient qu'à — 13°,7, et que d'autres supportaient impunément l'impression de l'air à —23°,75. Spallanzani (2) a vu des œufs d'insectes rester féconds après avoir été exposés à une température — 30 degrés, tandis que les animaux qu'ils produisent périssaient à — 10 degrés et même — 9 degrés; il a constaté ce fait sur des vers à soie et sur le papillon de l'orme. Ainsi, pour les basses comme pour les hautes températures, la résistance des œufs est plus énergique que celle des animaux qui en proviennent. M. Bonafous (3) soumit, en 1837, des œufs de vers à soie à l'influence longtemps prolongée d'une température de — 25 degrés, et le germe ne mourut pas; leur éclosion se fit comme celle des œufs constamment conservés au-dessus de zéro. Le capitaine

(1) *Mém. sur les insectes*, t. II et V.
(2) *Opusc. de phys. anim*, t. I, p. 82 et 85.
(3) *Bibl. univ. de Genève*, 1838, t. XVII, p. 200.

Ross (1) plaça trente chenilles dans une boîte qu'il exposa quatre fois successivement, pendant une semaine, à une température de — 42 degrés environ. A chaque exposition elles devinrent roides et furent congelées. La première fois, il suffit de les ramener dans une chambre chaude pour qu'elles revinssent *toutes* à la vie. La seconde fois, vingt-trois survécurent; la troisième fois, onze résistèrent à l'épreuve; enfin, après le quatrième essai, deux seulement purent être rappelées à la vie. Conservées dans une chambre chaude, ces deux chenilles formèrent leurs cocons : l'une ne produisit qu'une chrysalide imparfaite, l'autre fournit six mouches.

On sait, depuis longtemps, qu'en Russie et dans la partie septentrionale des États-Unis d'Amérique, on transporte au loin des poissons roides comme des bâtons et dans un véritable état de congélation; cependant, il suffit de les plonger dans l'eau au-dessus de zéro, pour leur rendre leurs mouvements. Voici un fait fort intéressant, qui prouve qu'un animal vertébré peut résister à une congélation complète. En Islande, pendant l'hiver 1828 et 1829, M. Gaymard (2) plaça des crapauds dans une boîte remplie de terre et les exposa, en plein air, à l'influence de la température extérieure. Au bout de quelque temps on ouvrit la boîte. Ils étaient durs et roides comme des cadavres gelés; toutes les parties de leur corps étaient *inflexibles* et *cassantes*, quand on les brisait, il ne s'en échappait pas une seule goutte de sang. Ces

(1) *Biblioth. univ. de Genève*, 1836, t. III, p. 423.
(2) *Biblioth. univ. de Genève*, 1840, t. XXVI, p. 207.

animaux avaient creusé des trous dans la terre de la
boite; ils s'étaient ainsi refroidis lentement, et étaient
parvenus graduellement à l'état de congélation. Placés
dans de l'eau légèrement chauffée, ils recouvrèrent la
flexibilité de leurs membres à mesure que les glaçons
fondirent, et, en dix minutes, ils revinrent complètement
à la vie. M. Gaymard fait observer qu'une *congélation
rapide* tue toujours ces animaux ; pour qu'ils résistent,
il faut que l'influence du froid soit graduée. Les mêmes
expériences furent tentées sur des grenouilles et ne réus-
sirent pas.

ARTICLE X.

COMPARAISON DES CAUSES DE REFROIDISSEMENT ET DES SOURCES DE LA CHALEUR ANIMALE.

Nous pouvons maintenant étudier, dans tous leurs détails, les relations qui s'établissent entre l'animal et le
milieu ambiant, faire la part des moyens dont il dispose
pour produire de la chaleur, et des causes de refroidi-
sement qui normalement pèsent sur lui. Les résultats
précieux dont la science s'est successivement enrichie
nous permettent de faire cette comparaison pour l'homme
et un petit nombre d'animaux supérieurs. Les grandes
vues introduites par Lavoisier en physiologie nous serviront de guide dans cette étude; c'est une dernière
épreuve à laquelle nous devons les soumettre : elles en
sortiront victorieuses.

L'homme et les animaux n'ont qu'un moyen de produire de la chaleur : *l'action de l'oxygène absorbé sur le*

sang, la combustion des matériaux ternaires et quaternaires de l'économie.

Dans l'état normal, en dehors de ces circonstances exceptionnelles et passagères où la température ambiante s'élève à des degrés inusités, les causes de refroidissement sont au nombre de trois.

A. Évaporation. — Nous avons déterminé précédemment les causes et les limites des variations de la quantité d'eau évaporée à la surface du poumon et de la peau. L'effet réfrigérant de l'évaporation peut être exactement calculé dans chaque circonstance particulière; en retranchant la quantité de chaleur ainsi perdue de celle que produit la combustion, nous pourrons connaître ce qu'il en reste à l'animal pour résister aux deux autres causes de refroidissement et maintenir sa température.

B. Rayonnement. — Entre l'animal et les corps qui l'entourent, il y a échange continuel de chaleur par voie de rayonnement, et, comme sa température est supérieure, il perd ainsi plus de chaleur qu'il n'en reçoit. L'intensité de cette cause de refroidissement augmente à mesure que l'excès de la température de l'être vivant sur celle du milieu ambiant devient plus considérable. Pour atténuer les effets du rayonnement, les animaux ont le corps recouvert de fourrures d'autant plus épaisses qu'ils habitent des pays plus septentrionaux; l'homme, dépourvu de cette ressource, la remplace par des vêtements dont il varie la nature et la forme suivant les exigences des climats et des saisons. Lorsque les circonstances extérieures deviennent trop excessives, tous les animaux obéissent à leur instinct qui les porte à se réfugier derrière des abris naturels ou artificiels; l'homme trouve, dans son industrie, des moyens suffisants pour maintenir habituellement, autour de lui une température en harmonie avec son organisation et les nécessités de son existence.

C. Contact du milieu ambiant. — La surface des organes respiratoires et de la peau est en contact continuel avec des gaz dont la température est inférieure à celle de l'animal. L'intensité du refroidissement qui en résulte dépend de la température, de la conductibilité, de la chaleur spécifique de ces gaz, et aussi de l'état calme ou agité de l'atmosphère. L'influence de la température extérieure est trop évidente pour que nous ayons besoin de nous y arrêter. La conductibilité et la chaleur spécifique de l'air varient d'un instant à l'autre avec son état hygrométrique, et cette circonstance nous explique pourquoi, toutes choses égales d'ailleurs, le contact de l'air froid est plus pénible et plus difficile à supporter par les temps humides que par les temps secs. Quand l'atmosphère est agitée, les gaz se renouvellent incessamment et très rapidement autour de l'animal; dans un temps donné, une plus grande masse d'air est mise en contact avec son corps et lui enlève une plus forte somme de chaleur. Pour donner une idée de la réfrigération produite par les courants d'air, nous ne saurions mieux faire que de rappeler ici les observations recueillies par Alexandre Fisher, chirurgien en second de l'expédition qui, sous la conduite du capitaine Parry, entreprit le célèbre voyage de découvertes aux régions

arctiques. Les matelots trouvaient le froid moins suppor-
table par une température extérieure de — 6°,66 coïnci-
dant avec *une brise*, que dans un *air calme* à — 17°,77.
Dans ce cas, le simple fait de l'agitation de l'air produisait
plus d'influence qu'un abaissement de température de
11 degrés. Fisher a observé sur lui-même que, dans une
atmosphère *calme* à — 46°,11, il n'éprouvait pas *une
sensation de froid plus pénible* que lorsqu'il était exposé
à l'action d'une brise à — 17°,77. Dans l'intérieur des
villes, l'homme est appelé, à chaque instant, à constater
sur lui-même des effets de même genre lorsque, soit en
été, soit en hiver, il passe d'un lieu où l'atmosphère est
calme et tranquille dans une rue balayée par un coup
de vent. L'action réfrigérante du contact des gaz est
amoindrie chez l'homme par les vêtements, chez les
animaux par leur fourrure, chez les uns et les autres
par l'usage d'abris naturels ou artificiels. Nous n'avons
parlé jusqu'ici que des animaux aériens et du refroidissement occasionné par le contact des gaz. Les considérations précédentes s'appliquent trop directement
aux animaux aquatiques, et à la manière dont leur température est influencée par le contact de l'eau dans
laquelle ils vivent, pour que nous ayons besoin d'insister sur ce sujet.

Ajoutons enfin qu'au moment de leur ingestion, les
aliments et les boissons sont, en général, plus froids que
les organes; et, comme un animal adulte à la ration d'entretien élimine, dans un temps donné, à la température
de son corps, une quantité de matière équivalente, en
poids et en nature, à la somme des substances ingérées,

l'économie perd ainsi, en réalité, toute la chaleur nécessaire pour mettre le bol alimentaire en équilibre de température avec les organes digestifs. Mais nous ferons observer qu'une grande partie de la chaleur dépensée par
cette voie se trouve représentée, dans les effets de l'évaporation, par la chaleur sensible de la vapeur d'eau; le
reste est, dans tous les cas, très minime et, d'ailleurs,
compensé par les actions chimiques qui se passent dans
le tube digestif.

Dans les calculs dont nous allons présenter les résultats, nous adopterons, pour les chaleurs de combustion
du carbone et de l'hydrogène, et pour la chaleur latente
de la vapeur d'eau, les nombres que nous avons donnés
dans le cours de ce travail, d'après les belles recherches
de MM. Favre et Silbermann (page 63 à 84). Nous sup-
poserons nécessairement que la production de l'eau et de
l'acide carbonique a fourni autant de chaleur que si
l'hydrogène et le carbone eussent été brûlés directement
et à l'état libre. La vapeur d'eau exhalée étant à la même
température que le corps de l'animal, nous admettrons
que les surfaces respiratoires (peau et poumon) la fournissent moyennement à 40 degrés chez les oiseaux, et
à 37 degrés chez les mammifères. Nous ramènerons tous
les phénomènes à ce qu'ils seraient pour *un kilogramme*
de matière vivante et pour *une heure de durée*. Afin d'in
troduire plus de netteté dans le langage, nous prendrons
pour *unité de chaleur* la quantité de chaleur nécessaire pour élever de *un degré* la température de *un kilo
gramme d'eau*. Par conséquent, dans le calcul de la cha
leur produite et perdue, les évaluations des quantités de

carbone et d'hydrogène brûlés et d'eau évaporée, bien qu'indiquées en *grammes*, devront être toutes rapportées au *kilogramme* pris pour unité de poids. Cela posé, voyons ce que l'expérience nous enseigne pour les oiseaux et les mammifères.

Oiseaux. — Les recherches de M. Boussingault nous montrent qu'une tourterelle du poids de 186^{gr},585, sous l'influence d'une température extérieure comprise entre 10 et 11 degrés, brûle en vingt-quatre heures :

$$gr.$$

Carbone.........................	5,071
Hydrogène	0,124

Dans le même temps, elle perd par le poumon et par la peau, sous forme de vapeur et à la température de 40 degrés :

Eau...........................	9^{gr},978

Par conséquent, la tourterelle, par kilogramme et par heure :

Produit { par la combustion du carbone.......	9,150	calories.
{ par la combustion de l'hydrogène.....	0,954	—
Chaleur totale produite............	10,104	—
Perd, par l'évaporation pulmonaire et cutanée..	1,284	—
Reste..............	8,820	—

Ainsi, dans un milieu dont la température est comprise entre 10 et 11 degrés, la tourterelle produit, par la combustion des matériaux de son sang, assez de chaleur pour suffire à l'évaporation de l'eau de la transpiration pulmonaire et cutanée, et il lui reste à dépenser 8,820 calories par kilogramme et par heure pour résister à l'action refroidissante du rayonnement et du contact des gaz. En d'autres termes, la chaleur spécifique moyenne du corps des animaux étant sensiblement la même que celle de l'eau, il résulte de là que les phénomènes chimiques de la respiration fournissent assez de chaleur à la tourterelle pour suffire à l'évaporation de sa transpiration, et résister à une action refroidissante extérieure capable de lui enlever $8°,820$ de température dans l'espace d'une heure. Ces résultats nous paraissent de nature à expliquer comment, protégée d'ailleurs par son plumage, la tourterelle, dans les circonstances de l'observation de M. Boussingault, pouvait maintenir sa température invariable à 29 ou 30 degrés au-dessus de celle de l'atmosphère.

Mammifères. — Les recherches de Lavoisier, de M. Boussingault et de M. Barral nous permettent de faire un calcul de même nature pour la chaleur produite et perdue par le cheval, le mouton et l'homme.

Cheval. — D'après les recherches de M. Boussingault, un cheval du poids de $412^k,5$, par une température extérieure comprise entre 8 et 10 degrés, brûle en vingt-quatre heures :

$$\text{Carbone} \ldots\ldots\ldots\ldots\ldots\ldots\ldots\ldots \quad 2465,1 \text{ cal.}$$
$$\text{Hydrogène} \ldots\ldots\ldots\ldots\ldots\ldots\ldots\ldots \quad 24,4$$

En même temps, il perd par le poumon et par la peau, sous forme de vapeur et à la température de 37 degrés :

$$\text{Eau} \ldots\ldots\ldots\ldots\ldots\ldots\ldots\ldots\ldots \quad 7921^{gr},8$$

Par conséquent, le cheval, par kilogramme et par heure :

Produit
{ par la combustion du carbone . . . . 2,017 calories.
{ par la combustion de l'hydrogène . . . . . 0,085 —

Chaleur totale produite . . . . 2,102 —

Perd, par l'évaporation pulmonaire et cutanée . . 0,459 —

Reste . . . . 1,643 —

Mouton. — En prenant la moyenne des résultats fournis par la seconde et la troisième série des recherches faites par M. Barral, nous trouvons qu'un mouton du poids de 27 kilogrammes, par une température extérieure comprise entre 14 degrés et 20°,75, brûle en vingt-quatre heures :

Carbone (1) . . . . 208^{gr},639

En même temps, il perd par le poumon et par la peau, sous forme de vapeur et à la température de 37 degrés :

Eau . . . . 781^{gr},140

Par conséquent, le mouton, par kilogramme et par heure :

Produit, par la combustion du carbone . . . . 2,601 calories.
Perd, par l'évaporation pulmonaire et cutanée . . . 0,691 —
Reste . . . . 1,910 —

Le mouton et le cheval produisent donc, par les com-

____

(1) Nous avons expliqué (page 269) pourquoi, chez le mouton observé par M. Barral, l'oxygène absorbé était employé, *en totalité*, à brûler le carbone des matériaux du sang.

bustions respiratoires, plus de chaleur qu'il n'en faut
pour suffire à l'évaporation de l'eau éliminée par le poumon et par la peau. Les résultats, pour les mammifères,
sont de même nature que pour les oiseaux; la différence
ne consiste que dans la quantité de chaleur dont l'animal
peut disposer pour résister à l'action des agents extérieurs. Cette différence, d'ailleurs, pouvait être prévue et
dépose hautement en faveur de la doctrine de Lavoisier.
En effet, tous les observateurs sont d'accord sur ce fait
que les oiseaux ont et conservent, dans toutes les circonstances, une température supérieure à celle des mammifères. Nous savons, en outre, que le rayonnement et
le contact des gaz déterminent un refroidissement beau
coup plus considérable chez les animaux d'un petit volume que chez les grands animaux : aussi nous venons
de voir que, à poids égal, dans un même espace de
temps, dans des conditions atmosphériques semblables,
compensation faite des effets de l'évaporation, la tourterelle produit quatre ou cinq fois plus de chaleur qu'un
cheval et qu'un mouton.

La comparaison de l'intensité des phénomènes physico-chimiques de la respiration chez ces deux derniers
animaux, met bien en évidence l'influence du volume
du corps. La température du cheval est sensiblement
la même que celle du mouton : le premier a le poil ras,
et, autour de lui, l'air était à 8 ou 10 degrés; le second
est protégé par une épaisse toison, et il a été observé
entre 14 et 20 degrés; cependant, malgré ces circon
stances favorables, à poids égal et dans le même espace
de temps, déduction faite des effets de l'évaporation, le

mouton, qui, à cause du moindre volume de son corps, donne plus de prise aux actions réfrigérantes extérieures, a produit 1,910 calories, tandis que le cheval n'en a fourni que 1,643.

Homme. — Nous avons déjà rapporté, pour l'homme, deux séries de résultats parfaitement concordants, obtenus les uns par Lavoisier et par la méthode directe, les autres par M. Barral et par la méthode indirecte. Nous pouvons, à l'aide de ces observations, déterminer la quantité de chaleur dont l'homme adulte peut disposer dans le climat de Paris.

1° Des résultats obtenus par Lavoisier, cités page 332, nous déduisons qu'un homme de trente à quarante ans, et du poids de 60 kilogrammes, brûle en vingt-quatre heures, à la température moyenne de Paris :

$$\begin{array}{ll} & \text{gr.} \\ \text{Carbone} \dots\dots\dots\dots\dots & 312,912 \\ \text{Hydrogène} \dots\dots\dots\dots\dots & 22,392 \end{array}$$

En même temps, il perd par le poumon et par la peau, sous forme de vapeur et à la température de 37 degrés :

$$\text{Eau} \dots\dots\dots\dots\dots\dots 1242^{\text{gr}},864$$

Par conséquent, cet homme, par kilogramme et par heure :

Produit { par la combustion du carbone	1,756 calories.	
{ par la combustion de l'hydrogène	0,534	—
Chaleur totale produite	2,290	—
Perd, par l'évaporation pulmonaire et cutanée	0,483	—
Reste	1,807	—

2° En prenant la moyenne des deux premières expériences de M. Barral, citées page 360, nous trouvons qu'un homme de vingt-neuf ans, du poids de 47ᵏ,5, à la température moyenne de 10°,13, brûle en vingt-quatre heures :

$$\begin{array}{ll} & \text{gr.} \\ \text{Carbone} \dots\dots\dots\dots\dots\dots\dots & 289,005 \\ \text{Hydrogène} \dots\dots\dots\dots\dots\dots & 18,559 \end{array}$$

En même temps, il perd par le poumon et par la peau, sous forme de vapeur et à la température de 37 degrés :

$$\text{Eau} \dots\dots\dots\dots\dots\dots\dots \quad 1222^{\text{gr}},646$$

Par conséquent, cet homme, par kilogramme et par heure :

$$\begin{array}{lll} \text{Produit} \left\{ \begin{array}{l} \text{par la combustion du carbone} \dots\dots\dots & 2,048 \text{ calories.} \\ \text{par la combustion de l'hydrogène} \dots\dots & 0,561 \end{array} \right. \\ \\ \qquad \text{Chaleur totale produite} \dots\dots\dots\dots\dots & 2,609 \qquad --- \\ \text{Perd, par l'évaporation pulmonaire et cutanée} \dots & 0,615 \qquad -- \\ \\ \qquad\qquad \text{Reste} \dots\dots\dots\dots\dots\dots\dots & 1,994 \qquad -- \end{array}$$

3° D'après la troisième expérience de M. Barral, citée page 360, un homme de cinquante-neuf ans, du poids de 58ᵏ,7, par une température extérieure de 6°,32, brûle en vingt-quatre heures :

$$\begin{array}{ll} & \text{gr.} \\ \text{Carbone} \dots\dots\dots\dots\dots\dots\dots & 296,789 \\ \text{Hydrogène} \dots\dots\dots\dots\dots\dots & 12,209 \end{array}$$

En même temps, il perd par le poumon et par la peau, sous forme de vapeur et à la température de 37 degrés :

$$\text{Eau} \dots\dots\dots\dots\dots\dots\dots \quad 522^{\text{gr}},703$$

Par conséquent, cet homme, par kilogramme et par heure :

Produit { par la combustion du carbone........ 1,702 calories.
       { par la combustion de l'hydrogène..... 0,299   —

Chaleur totale produite............. 2,001   —
Perd, par l'évaporation pulmonaire et cutanée.. 0,213   —

Reste.................. 1,788   —

La moyenne de ces trois séries d'expériences indique donc que, sous le climat de Paris, l'homme entre trente et quarante ans, par kilogramme et par heure :

Produit moyennement...................... 2,300 calories.
Perd, par l'évaporation pulmonaire et cutanée... 0,437   —

Et ne peut, en réalité, disposer que de........ 1,863   —

Si nous comparons ces résultats à ceux que nous avons obtenus chez les autres mammifères, nous voyons que, compensation faite des effets de l'évaporation, l'homme produit un peu plus de chaleur que le cheval et un peu moins que le mouton. Ces différences traduisent l'influence, déjà si souvent invoquée, de l'étendue de la surface du corps sur la consommation d'oxygène ; elles sont pourtant assez faibles pour prouver que l'homme, par l'intensité des phénomènes physico-chimiques de la respiration, se place à côté des animaux dont il se rapproche le plus par sa température.

Dans les régions tempérées de l'Europe, où la température moyenne de l'année est de 20 à 30 degrés au-dessous de celle de son corps, l'homme dans la force de l'âge et dans l'état de repos, après avoir suffi aux besoins de l'évaporation pulmonaire et cutanée, ne peut donc disposer, par kilogramme et par heure, que de 1,863 calories. Avec cette faible quantité de chaleur, suffisante à peine pour élever de 2 degrés la température de son corps, il faut qu'il résiste aux effets réfrigérants du rayonnement et du contact incessant des gaz de l'atmosphère. Ces ressources ne lui suffiraient certainement pas pour maintenir l'invariabilité de sa température : il succomberait dans la lutte contre les agents extérieurs, si son industrie ne l'aidait pas à modérer leur action en remplaçant, par des moyens artificiels, cette fourrure que la nature lui a refusée et qu'elle a accordée aux animaux supérieurs d'autant plus épaisse qu'ils habitent des climats plus froids. Les vêtements, dont l'homme s'enveloppe, ne sont donc pas, pour lui, de simples objets de luxe ou de convenance : ils lui forment des abris utiles, indispensables, à l'aide desquels il peut vivre et se développer librement à la surface du globe. Dépourvu de cette ressource, il userait vainement ses forces dans une lutte disproportionnée, et ne parviendrait pas à mettre son organisme en harmonie avec les conditions de température du milieu ambiant

Conclusions. — L'observation directe nous a démontré que, dans toute la série animale, la respiration est une source puissante de chaleur ; en poursuivant l'étude de cette fonction dans les conditions physiologiques les plus variées, dans toutes les périodes du développement de l'animal et dans les diverses classes zoologiques, nous avons vu son activité se modifier de manière à maintenir l'harmonie la plus complète entre la production de chaleur et l'action des causes extérieures de refroidissement. Ces faits et ces discussions prouvent, d'une manière indubitable, que :

1° L'action de combustion lente exercée, sur les matériaux du sang, par l'oxygène, que les surfaces respiratoires puisent incessamment dans le milieu ambiant et déversent dans l'économie, est la véritable et unique source de la chaleur produite par les animaux.

2° Entre les animaux *à température constante* et les animaux *à température variable*, la différence provient uniquement de la quantité d'oxygène absorbé et de l'intensité des combustions respiratoires.

CHAPITRE VI.

DE LA CHALEUR PRODUITE PAR LES VÉGÉTAUX.

L'histoire de la chaleur produite par les végétaux se compose de deux parties que nous devons exposer à part. 1° L'étude de leur température propre. 2° La recherche des sources de la chaleur qu'ils développent.

ARTICLE PREMIER.

TEMPÉRATURE DES VÉGÉTAUX.

La détermination de la température des végétaux présente de très grandes difficultés. Tant que les ob-

servateurs se sont bornés à l'emploi du thermomètre à
mercure, cette question intéressante est restée plongée
dans la plus profonde obscurité ; en dehors de quelques
faits relatifs à la germination et de quelques bonnes observations sur la température des fleurs d'un petit nombre de plantes, on ne trouvait, dans les annales de la
science, que des opinions contradictoires appuyées elles-
mêmes sur des raisonnements *à priori* ou sur des résultats sans valeur. Dans ces dernières années, grâce à
l'emploi des aiguilles thermo-électriques, les phénomènes
thermiques des végétaux ont été étudiés avec toute
la précision désirable ; les travaux de M. Dutrochet, de
MM. Van Beek et Bergsma ont jeté de vives lumières sur
ce point important de physiologie générale.

Agissant d'abord à l'air libre, une des soudures de son
appareil thermo-électrique implantée dans le tissu du végétal vivant, tandis que l'autre, simplement recouverte de
papier *sec* pour le mettre à l'abri du rayonnement, était
maintenue en équilibre avec la température extérieure,
M. Dutrochet constata que *souvent* l'état thermique de la
plante était inférieur à celui de l'atmosphère. Il pensa, avec
raison, que ce résultat était dû au refroidissement causé par
l'évaporation qui ne cesse jamais de s'opérer à la surface
des végétaux comme à la surface des animaux. Il rem-
plaça alors le papier *sec* qui enveloppait une de ses soudures, par une tige végétale de même espèce et de même
diamètre que la tige vivante explorée, et récemment tuée
par l'immersion dans l'eau à 50 degrés. Dans ce cas,
son instrument accusa *constamment* un excès de température du côté de la plante vivante. Mais, comme on

pouvait objecter que, dans un végétal récemment mort, l'évaporation ne suit pas les mêmes lois que dans un végétal vivant, il se décida à supprimer complétement toute déperdition de liquide par voie d'exhalation, et il adopta (1) définitivement (fig. 41) un appareil calqué sur celui qui lui avait servi dans ses recherches sur la température des animaux inférieurs.

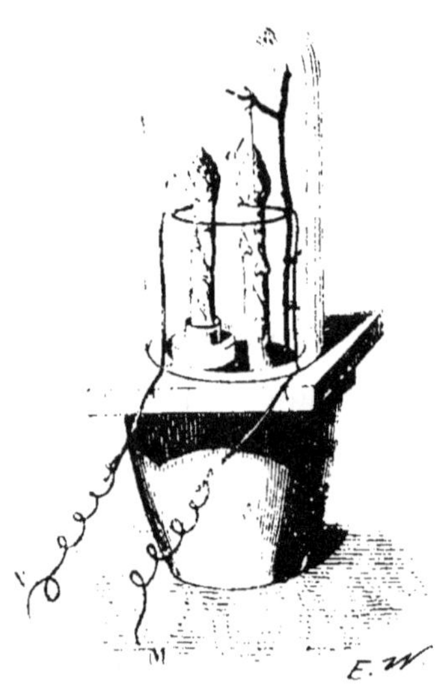

Fig. 41.

c, est une tige d'asperge fraîchement coupée ; on la plonge, par sa partie inférieure, dans un bocal plein d'eau pour qu'elle continue à vivre. *d*, est une seconde tige d'asperge entièrement semblable à la précédente, mais récemment tuée par l'immersion dans l'eau à 50 degrés et librement suspendue à une baguette de bois sec.

(1) *Ann. d'hist. nat.*, 2ᵉ série, Botanique, t. XIII, p. 5.

Cette baguette sert aussi à maintenir en place l'appareil thermo-électrique. Toute évaporation étant supprimée sous la cloche remplie d'air saturé d'humidité qui recouvre les deux végétaux, il est évident que l'asperge morte *d* ne sert qu'à protéger la soudure correspondante contre le rayonnement extérieur ; elle peut donc, au besoin, être remplacée par un petit rouleau de papier *sec* dans lequel l'extrémité de l'aiguille serait implantée. La discussion à laquelle nous avons soumis cet appareil, employé par M. Dutrochet pour la détermination de la température des animaux inférieurs (p. 120), nous dispense d'entrer ici dans plus de détails ; nous nous contenterons de dire qu'il nous paraît réunir toutes les garanties d'exactitude et de précision.

La température des végétaux peut être étudiée dans la graine qui germe, dans la fleur qui s'épanouit et dans la tige en train de se développer. Nous examinerons succesivement ces trois phases distinctes de la vie de la plante.

A. Germination. — Une observation facile et de tous les jours prouve que, dans l'acte de la germination, la graine acquiert une température supérieure à celle du milieu ambiant. Quand on entre dans les salles, *même bien ventilées*, où les brasseurs font germer des masses considérables de grains d'orge, on est d'abord frappé de la température qui règne dans ces germoirs, on se demande s'ils ne sont pas artificiellement chauffés. Avec un peu d'attention, on ne tarde pas à s'apercevoir que l'élévation de température de ces salles a, pour unique cause, l'échauffement spontané des grains d'orge eux-mêmes pendant que s'accomplit le phénomène de la germination. M. Gœppert (1) a entrepris une série de recherches sur ce sujet; il a fait germer plusieurs espèces de graines réunies en tas. Il a constaté que, dans un amas de blé et dans un amas d'avoine en germination, la température s'élevait, en treize jours, de 1°,25 à 18°,75 au-dessus de celle de l'atmosphère. La germination des grains de maïs, de pois, de lin, de *Trifolium repens*, de *Spergula arvensis*, de *Carum carvi* et de *Brassica napus*, lui a fourni des résultats analogues. Il a aussi fait germer des amas de petites pommes de terre, de bulbes axillaires de *Lilium tigrinum* et de bulbes d'ail; dans toutes ces expériences, la température s'est élevée au-dessus de celle de l'atmosphère.

B. Floraison. — Th. de Saussure a publié (2) une très belle étude de l'action exercée par les fleurs sur l'atmosphère et de leur température propre. A l'aide d'une espèce de thermomètre à air très sensible, il a vu la température des *fleurs mâles* de *Cucurbita melo-pepo* s'élever à 0°,50 au-dessus de celle de l'air; pour les *fleurs femelles* de la même plante, l'excès de température ne fut que de 0°,33. La fleur de *Cucurbita pepo* se maintint aussi à une température supérieure à celle de l'atmosphère; seulement la différence fut moins prononcée. La température de la fleur de *Bignonia radicans* l'emporta de 0°,50, et la température de la tubéreuse de 0°,30 sur celle de l'air environnant. De Saussure a soumis beaucoup

(1) *Sur le développement de la chaleur dans les plantes vivantes.* Vienne, 1832.

(2) *Ann. de chim. et de phys.*, 2ᵉ série, t. XXI, p. 279.

d'autres fleurs à ses recherches thermométriques, et *toujours* il les a trouvées plus *froides* que l'air; cet habile observateur fait remarquer, avec raison, que ce résultat négatif doit être attribué à l'influence de l'évaporation dont il n'avait pas cherché à se garantir.

Lamarck, le premier, fit connaître en 1777, *sans le mesurer*, l'excès considérable de température que présente le spadice de l'*Arum italicum* au moment de l'épanouissement de la spathe. Depuis cette publication, l'attention des observateurs s'est surtout tournée vers l'étude des phénomènes thermiques des fleurs des diverses plantes de la famille des aroïdes. Senebier, de Saussure, MM. Schultz, Vrolik et Viese se sont successivement occupés de recherches de ce genre, et tous s'accordent pour confirmer l'exactitude du fait annoncé par Lamarck. Le travail le plus considérable sur ce sujet, dont la science se soit enrichie, est le Mémoire publié par M. Dutrochet (1). Ses observations ont porté sur l'*Arum maculatum*. Nous en donnons ici les principales conclusions :

1° L'échauffement du spadice a tous les caractères d'un accès de *fièvre quotidienne*; il se manifeste par paroxysmes offrant leur maximum dans la journée et leur minimum dans la nuit.

2° Les paroxysmes commencent à se prononcer d'une manière sensible au moins deux jours avant l'épanouissement de la spathe; mais, dans ce cas, à l'heure du maximum, l'excès de la température du spadice sur celle de l'air ne dépasse pas 0",28.

3° Le jour de l'épanouissement de la spathe, le paroxysme acquiert une intensité très remarquable, il a
son siége principal dans l'extrémité du spadice terminée
en massue et constituée par des fleurs mâles *avortées*. Le
maximum a lieu une heure et demie après l'épanouissement ; l'excès de la température de la massue sur celle
de l'air s'élève à 10°,40. D'ailleurs, la température diminue de l'extrémité du spadice à sa base, c'est-à-dire que
le phénomène est moins marqué dans les fleurs mâles *fertiles* que dans la massue, et encore moins dans les fleurs
femelles que dans les fleurs mâles. Cet excès de température diminue peu à peu, disparaît complétement dans la
massue pendant la nuit, et se soutient à un très faible
degré dans les fleurs mâles *fertiles*.

4° Le lendemain de l'épanouissement de la spathe, un
nouvel accès de fièvre se prononce, mais son siége principal est dans les fleurs mâles *fertiles*. Les fleurs femelles
y participent, quoique à un moindre degré ; la massue le
ressent à peine. Dans les fleurs mâles, l'excès de température, au moment du maximum, ne dépasse pas 7°,78 ;
dans les fleurs femelles, l'excès de température ne dépasse pas 3 ou 4 degrés, et, dans la massue, cet excès
ne s'élève qu'à 0°,06. Ce second paroxysme, qui détermine l'émission du pollen, est moins prononcé que le
premier ; d'ailleurs, il diminue peu à peu, s'éteint dans
la nuit pour ne plus reparaître. Pendant la durée de ce
deuxième paroxysme, la *température propre* du spadice
est nécessairement plus élevée vers le milieu de sa hauteur qu'à sa base et qu'à son extrémité libre terminée en
massue.

5° Le deuxième accès de fièvre, celui qui détermine l'émission du pollen et qui siége surtout dans les fleurs mâles *fertiles*, se prononce même lorsque la plante tout entière est soustraite à l'influence de la lumière et maintenue dans l'obscurité la plus complète.

Ce caractère paroxystique des phénomènes thermiques des fleurs des aroïdes avait déjà été nettement signalé par Hubert (1). Cet observateur a constaté, à l'île Bourbon, que le spadice de l'*Arum cordifolium*, au moment de l'épanouissement de la spathe, acquiert une température supérieure de 25 degrés à celle du milieu ambiant ; il a aussi prouvé que la température des fleurs mâles *fertiles* surpasse de 11 degrés celle des fleurs femelles. En 1834, M. Ad. Brongniart (2) a fait une très belle étude de la température du spadice de la fleur de *Colocasia odora*. Dans ses expériences, les accès de fièvre quotidienne se prolongèrent pendant six jours, et l'excès de température ne dépassa pas 11 degrés. MM. Van Beek et Bergsma (3) ont, à l'aide d'aiguilles thermo-électriques, confirmé l'exactitude des résultats publiés par M. Brongniart ; seulement ils ont vu la *température propre* du spadice de la fleur de *Colocasia odora* atteindre un maximum de 22 degrés.

L'existence de plusieurs paroxysmes successifs et de siége différent explique la divergence des opinions émises

(1) *Journ. de phys.* 1804, t. LIX, p. 280.

(2) *Nouv. ann. du Muséum d'hist. nat*, t. III, p. 145.

(3) *Comptes rendus des séances de l'Acad. des sciences*, t. VIII, p. 454.

à propos de la distribution de la *température propre*
du spadice. Les résultats de M. Dutrochet prouvent,
en effet, que, si les observateurs, qui ont fixé leur attention sur la période d'épanouissement de la fleur, ont
trouvé la température du spadice décroissante de la
massue à la base, ceux qui ont étudié la période de
l'émission du pollen ont dû constater le *maximum* de
température dans les fleurs mâles *fertiles*. Du reste, tous
s'accordent pour donner, aux fleurs mâles, une température supérieure à celle des fleurs femelles ; ce résultat est
important et nous servira plus tard à établir la cause de
cette production de chaleur.

C. **Végétation.** — La germination et la floraison ne sont
que des phases très limitées de la vie des plantes. Pour
se faire une juste idée de leur physiologie, il faut nécessairement l'étudier dans le corps même du végétal,
dans les organes de sa nutrition et de son accroissement ; c'est le seul moyen de saisir la vie végétative en
action. J. Hunter, Schœpf, en Amérique, et plus tard
Nau, ont essayé de déterminer la *température propre* des
végétaux en pratiquant un trou dans le tronc des gros
arbres, et en enfonçant profondément un thermomètre
dans l'épaisseur des couches ligneuses. Cette manière de
procéder n'a conduit et ne pouvait conduire ces observateurs qu'à des résultats de nulle valeur. D'abord, ils
s'adressaient ainsi à des parties ligneuses endurcies, dans
lesquelles, comme le fait très bien observer M. Dutrochet, la vie végétale est éteinte ou du moins très faible
et très obscure. En second lieu, le réservoir de leur thermomètre baignait dans le courant de sève ascendante ; et

cette séve, qui n'a pas encore été élaborée, monte rapidement des racines aux feuilles, apportant avec elle la température du sol dans lequel elle a été puisée. Enfin, le tissu végétal étant très mauvais conducteur de la chaleur, surtout dans le sens perpendiculaire aux fibres, les variations thermiques de l'atmosphère ne peuvent se communiquer que très lentement et très difficilement à travers les couches ligneuses. Cela fait que la température du centre du végétal n'est jamais la traduction de l'influence de l'état *actuel* du milieu ambiant. Aussi, dans toutes ces recherches, a-t-on trouvé, entre la température de l'arbre et celle de l'atmosphère, une différence d'autant plus considérable que les variations extérieures étaient elles-mêmes plus rapides et plus intenses, et d'autant plus faible que la température extérieure était restée plus longtemps stationnaire. Schubler (1) a répété toutes ces expériences, mais toujours par le même procédé vicieux; agissant par grandes moyennes, il a vu que l'arbre a généralement une température *inférieure* à celle de l'air. Ce dernier résultat est la conséquence directe et nécessaire de l'évaporation continuelle des liquides dont le tissu végétal est imbibé.

M. Dutrochet (2), agissant plus conformément aux indications de la saine physiologie, a fait porter exclusivement ses observations sur le tissu herbacé, sur les parties vertes actuellement en voie de développement; c'était le moyen de saisir les phénomènes de la vie végétative au

(1) *Ann. de Poggendorf*, vol. X, 1827.
(2) *Ann. des sciences nat.* Botanique, 2ᵉ série, t. XIII, p. 5.

moment de leur *maximum* d'activité. Il a, d'ailleurs, pris les plus grandes précautions pour se mettre à l'abri du refroidissement causé par l'évaporation des sucs.

Tiges. — M. Dutrochet a d'abord prouvé que la *température propre*, traduite par un excès de la température de la plante sur celle de l'air, atteint son *maximum* dans la portion de la jeune tige placée immédiatement au-dessous du bourgeon terminal. Cet excès s'affaiblit graduellement à mesure qu'on descend vers des parties plus anciennes de la tige, et toute *température propre* appréciable disparaît partout où les cellules de la moelle se remplissent de gaz et où le tissu ligneux de nouvelle formation succède au tissu herbacé. Le développement de la *température propre* de la plante se fait par paroxysmes quotidiens qui correspondent exactement aux mouvements diurnes du soleil au-dessus de l'horizon. C'est le matin, vers le point du jour, que l'excès de la température de la tige sur celle de l'air commence à devenir sensible; il augmente graduellement, atteint son *maximum* aux environs de midi, puis décroît dans le reste de la journée, et, en général, disparaît complétement dans la nuit pour recommencer le lendemain. A son *maximum*, cet excès de température a varié entre 0°,09 (*Lactuca sativa*) et 0°,34 (*Euphorbia lathyris*). L'heure du *maximum*, variable d'une plante à l'autre, a oscillé entre dix heures du matin (*Rosa canina*) et trois heures de l'après-midi (*Lactuca sativa*). Quelques plantes, telles que le *Cactus flagelliformis*, conservent, même pendant la nuit, une *température propre* appréciable. Quand une jeune tige est plongée dans l'obscurité complète, le paroxysme quotidien continue, mais diminue d'intensité pour disparaître complétement vers le troisième ou quatrième jour; puis, quand on lui rend la lumière, le paroxysme recommence; très faible d'abord, il suit une marche graduellement ascendante, et finit par reprendre, au bout de quelques jours, son intensité première. D'ailleurs, comme toutes les fonctions des plantes sont puissamment influencées par la température extérieure, M. Dutrochet fait observer que, pour obtenir des résultats satisfaisants, il ne faut pas agir à une température trop basse; c'est surtout quand l'air est à 15 degrés et au-dessus que les phénomènes thermiques se prononcent nettement, et que le moment est bien choisi pour des études de ce genre.

MM. Van Beek et Bergsma (1) ont fait des observations du même genre avec des aiguilles thermo-électriques; ils ont trouvé la température de la hampe d'une jacinthe à un degré environ au-dessus de celle de l'air environnant.

Feuilles. — Sur une feuille de *Sempervivum tectorum*, M. Dutrochet a constaté une *température propre* de 0°,03. Ce résultat, malgré le peu d'intensité du phénomène, a une grande valeur parce que son exactitude a été vérifiée par des expériences souvent répétées. M. Van Beek (2) a étendu ces expériences à des feuilles de *Sempervivum spatulatum* et de *Sedum cotyledon*; il a prouvé que la *température propre* de ces feuilles se prononce par paroxysmes quotidiens. Au moment de son *maximum*, l'excès de tem-

<hr>

(1) *Comptes rendus des séances de l'Acad. des sciences*, t. IX, p. 330.

(2) *Loc. cit.*, t. X, p. 36.

pérature de la feuille de *Sedum cotyledon* s'éleva à 0°,25.

Fruits. — Tant que les fruits sont *verts* et, par conséquent, en voie de développement, ils se conduisent comme les tiges et les feuilles. Le *minimum* de *température propre* constaté est de 0°,06 (*poire verte*); le maximum s'est élevé à 0°,10 (*cône vert de sapinette, fruit vert de Liriodendron tulipifera*). Dès que les fruits sont cueillis, ils perdent rapidement toute trace de *température propre*.

Racines. — Déjà M. Dutrochet avait constaté que toute trace appréciable de *température propre* disparaît dans cette partie blanche de la tige d'asperge qui est cachée sous terre, tandis que l'excès de la température de la tige sur celle de l'air est très marqué dans le voisinage du gros bourgeon terminal. Dès lors, on devait s'attendre à ce que les phénomènes de *température propre* fussent nuls ou peu prononcés dans les racines et les tiges souterraines. M. Dutrochet, en effet, dans un très grand nombre d'expériences, a obtenu quelquefois des indications *faibles* d'une *température propre;* mais il déclare, lui-même, que ces résultats ont trop peu de netteté pour conduire à aucune conclusion satisfaisante.

Champignons. — M. Dutrochet a aussi expérimenté sur un petit nombre de champignons, et toujours il a constaté l'existence d'un excès notable de la température de la plante sur celle de l'air ambiant. Ces expériences ne sont ni assez multipliées, ni assez variées pour pouvoir affirmer que la *température propre* des champignons est, comme celle des tiges végétales, soumise à un paroxysme diurne. Les champignons pouvant se développer sans le secours de la lumière, il eût été curieux de rechercher l'influence exercée sur leur *température propre* par l'obscurité prolongée ; c'est un point de physiologie végétale que M. Dutrochet a laissé dans le doute. Nous rapportons ici, sous forme de tableau, le résultat de ses expériences :

L'agaricus colubrinus a présenté un excès de température de. 0,10
L'agaricus annularis. 0,10
L'agaricus eburneus 0,20
Le lycoperdon hirtum. 0,26
Le boletus æreus. 0,45

Considérées dans la graine qui germe, comme dans les organes de la reproduction et les parties en plein travail de végétation, les plantes, par la variabilité de leur état thermique et le peu d'élévation de leur *température propre*, se placent à côté et à la suite des animaux *inférieurs*. Nous avons vu quelles difficultés on rencontre à chaque pas dans l'exploration des phénomènes de la calorification des végétaux ; cependant, toutes les fois que l'expérience a été instituée avec les précautions convenables pour écarter ou compenser les causes d'erreur, l'observation directe nous a démontré que la température des plantes, prises dans les conditions normales de leur développement et de leur existence, est supérieure à celle du milieu ambiant.

ARTICLE II.

CAUSES DE LA PRODUCTION DE LA CHALEUR CHEZ LES VÉGÉTAUX.

Vers le milieu du xviiie siècle, Bonnet observa que des feuilles fraîches, immergées dans l'eau et exposées à l'action directe des rayons solaires, laissent échapper des bulles de gaz par leur face inférieure; bientôt Priestley démontra que la végétation a la propriété de *purifier* et de *rendre respirable* l'air confiné, vicié par la présence prolongée d'animaux vivants. A partir de cette époque, les rapports des végétaux avec l'atmosphère furent successivement étudiés par Ingenhousz, Senebier, de Saussure, Bérard, Dutrochet, M. Boussingault, etc., etc. Les nombreux et remarquables travaux dont la science s'est ainsi enrichie, en faisant connaître les phénomènes fondamentaux de la nutrition des plantes, ont révélé les véritables sources de la chaleur qu'elles produisent aux diverses époques de leur développement.

A. Germination. — Ingenhousz, Senebier, de Saussure sont d'accord pour reconnaître que la présence de l'oxygène est indispensable à la germination. Dans l'azote, l'hydrogène ou l'acide carbonique, la graine ne se développe pas. Lorsque, sous l'influence combinée de la chaleur, de l'humidité et de l'oxygène, la germination commence, la graine absorbe de l'oxygène et exhale de l'acide carbonique. Les travaux de M. Boussingault (1) ont jeté un grand jour sur cette importante question. Il a fait *germer*, dans une assiette de porcelaine, sous l'influence de l'eau distillée et de l'air, des graines de trèfle et des graines de froment. L'analyse élémentaire lui avait appris les quantités de carbone, d'hydrogène, d'oxygène et d'azote contenus dans ces graines *sèches* avant la *ger-*

____

(1) *Ann. de chim. et de phys.*, 2ᵉ série, t. LXVII, p. 5.

mination; l'analyse élémentaire lui a servi de même à déterminer les quantités de carbone, d'hydrogène, d'oxygène et d'azote contenues dans ces graines *sèches* au moment où la *germination* était arrivée à sa dernière période, et où la *végétation* allait commencer pour la jeune plante. Il a trouvé ainsi que :

	Carbone.	Hydro-gène.	Oxygène.	Azote.
1 de graine *sèche* de trèfle contenant, avant la *germination*..	0,508	0,060	0,360	0,072
Après la *germination*, ne pèse que 0,833, et ne contient plus que......................	0,394	0,050	0,317	0,072
Pertes...........	0,114	0,010	0,043	0,000

	Carbone.	Hydro-gène.	Oxygène.	Azote.
1 de graine *sèche* de froment contenant, avant la *germination*..	0,466	0,058	0,441	0,035
Après la *germination*, ne pèse que 0,841, et ne contient plus que......................	0,397	0,051	0,357	0,036
Pertes...........	0,069	0,007	0,084	0,001

Il résulte de ces analyses que les graines, pendant la *germination*, détruisent une partie de la matière organique qui les compose. Les graines de trèfle ont perdu moyennement les 0,167 et les graines de froment ont perdu les 0,159 de leur poids. Cette perte porte inégalement sur le carbone, l'hydrogène et l'oxygène. La quantité d'azote reste la même; la légère différence trouvée dans les graines de froment rentre dans les limites des erreurs possibles et doit être négligée.

La perte de carbone, dans les deux cas et surtout pour le trèfle, est telle que, conformément aux expériences de de Saussure, la graine a dû emprunter de l'oxygène à l'air pour faire de l'acide carbonique. Mais il est remarquable de voir que l'oxygène et l'hydrogène perdus ne sont pas dans les proportions convenables pour faire de l'eau. Pour la graine de trèfle, l'oxygène éliminé n'est pas en suffisante quantité pour brûler l'hydrogène : c'est le contraire pour la graine de froment.

Dans l'acte de la *germination*, tout ne se borne donc pas, comme le pensait de Saussure, à une élimination d'acide carbonique et d'eau. Les phénomènes chimiques de cette première période de la vie du végétal sont plus complexes. Les analyses de M. Boussingault démontrent qu'une portion du carbone, de l'hydrogène et de l'oxygène perdus est éliminée sous forme d'une combinaison *ternaire* non gazeuse. M. Boussingault, ayant constaté une réaction acide en faisant germer des graines sur du papier de tournesol, pense que le corps ternaire ainsi formé est un *acide* qui s'échappe sous forme de vapeurs, lorsqu'on dessèche la graine germée avant d'en faire l'analyse.

Dans un travail sur la germination (1), de Saussure a démontré que les graines *oléagineuses* brûlent une partie des matières grasses qu'elles renferment. Dans ce cas, le volume de l'oxygène absorbé l'emporte notablement sur celui de l'acide carbonique exhalé. La graine oléagineuse, pendant la *germination*, brûle évidemment du carbone et de l'hydrogène.

(1) *Biblioth. univ. de Genève.* 1842, t. XI., p. 368.

Tout démontre donc que, pendant la *germination*, la graine absorbe une certaine quantité de l'oxygène de l'air, et brûle ainsi une partie de son carbone et de son hydrogène. Cette réaction est certainement la véritable source de la chaleur que dégagent les graines réunies en tas plus ou moins considérables dans les germoirs, et rend compte de l'excès de température qu'elles acquièrent.

B. Floraison. — De Saussure a très bien étudié l'influence exercée par les fleurs sur l'atmosphère (1). Il a placé des fleurs sous un récipient de verre plein d'air, et renversé sur un bain de mercure ; il les y a laissées vingt-quatre heures, et au bout de ce temps il a analysé le gaz contenu dans la cloche. Les fleurs ont constamment absorbé de l'oxygène et exhalé de l'acide carbonique. Le volume du gaz exhalé s'est trouvé, dans l'immense majorité des cas, égal à celui de l'oxygène absorbé. Dans les cas rares, d'ailleurs, où la compensation n'a pas été exacte, c'est toujours l'acide carbonique qui a fait défaut, et la différence était assez minime pour qu'on doive l'attribuer à l'effet que la fleur produit sur ce gaz comme corps poreux et gorgé de liquides. La respiration des fleurs ne paraît donc pas s'accompagner de formation d'eau. D'ailleurs, de Saussure n'a jamais trouvé aucune trace d'hydrogène dans l'air qui a servi à la respiration des fleurs. Ses premiers essais lui avaient fait penser qu'elles exhalaient de l'azote, mais ses recherches ultérieures n'ont pas confirmé ce résultat.

(1) *Ann. de chim. et de phys.*, 3e série, t. XXI, p. 279.

En prenant, pour *unité*, le volume de la fleur elle-même, il a trouvé qu'en vingt-quatre heures, les diverses fleurs essayées ont absorbé l'oxygène dans les rapports suivants :

	Volume de l'oxygène absorbé par la fleur.
Giroflée *simple* (variété rouge)...........	11
Giroflée *double* (variété rouge)..........	7,7
Tubéreuse *simple*	9
Tubéreuse *double*	7,4
Capucine *simple*	8,5
Capucine *double*.......................	7,25
Datura arborea........................	9
Passiflora serratifolia..................	18,5
Carotte (ombelles de)	8,8
Hibiscus speciosus.....................	8,7
Millepertuis	7,5
Courge (fleurs mâles)	12
Courge (fleurs femelles)................	3,5
Lilium candidum	5
Massette (chatons mâle et femelle)........	9,8
Châtaignier (Chaton mâle).............	9,1

Ces résultats indiquent qu'à volume égal, les fleurs absorbent des quantités d'oxygène variables avec l'espèce végétale à laquelle elles appartiennent. Il résulte aussi de ce tableau que les fleurs *mâles* consomment plus d'oxygène que les fleurs *femelles*, et que les fleurs *simples* sont aussi plus actives que les fleurs *doubles*. Il devenait intéressant de comparer les fleurs de même espèce parvenues à des degrés divers de développement, et aussi les diverses parties qui composent une même fleur. Cette étude a été faite avec beaucoup de soin par de Saussure.

Comparaison des fleurs épanouies avec les fleurs en bouton :

Une fleur de *Passiflora serratifolia*, *en bouton*, mise en expérience dans les 12 heures qui ont précédé l'épanouissement, a absorbé, en 12 heures..... 6 vol. d'oxyg.

Une fleur de même espèce, *épanouie*, a absorbé, en 12 heures........................... 12

Une fleur *d'Hibiscus speciosus*, *en bouton*, mise en expérience 48 heures avant l'épanouissement, a absorbé, en 24 heures.................... 6

Une fleur de même espèce, *épanouie*, a absorbé en 24 heures 8,7

Une fleur mâle de courge a absorbé en 24 heures
- en bouton............. 7,4 vol. d'oxyg.
- épanouie et fraîche.... 12
- commençant à se flétrir. 10

Ces observations démontrent que plus les parties vertes sont abondantes dans la fleur et plus la consommation d'oxygène est faible.

Comparaison des fleurs de sexe différent et des diverses parties constituantes des fleurs.

1° Fleurs de courge mises en expérience pendant dix heures :

Gaz oxygène absorbé..
- par les fleurs mâles.......... 7,6 vol.
- par les fleurs femelles....... 3,5
- par les étamines 11,7
- par les pistils séparés de l'ovaire 4,7

2° Chatons de massette mis en expérience pendant vingt-quatre heures :

Gaz oxygène absorbé..
- par le chaton mâle......... 15 vol.
- par le chaton femelle....... 6,2
- par les chatons mâle et femelle réunis............ 9,8

3° Fleurs de blé de Turquie mises en expérience pendant vingt-quatre heures :

$$
\text{Gaz oxygène absorbé..}
\begin{cases}
\text{panicules de fleurs mâles......} & 9,6 \\
\text{épis femelles avec leur tunique.} & 5,2
\end{cases}
\quad \text{vol.}
$$

4° Fleurs de giroflée simple mises en expérience pendant vingt-quatre heures :

$$
\text{Oxygène absorbé.....}
\begin{cases}
\text{fleur entière................} & 11\,\text{vol.} \\
\text{organes sexuels ....} & 18
\end{cases}
$$

5° Fleurs de capucine simple mises en expérience pendant vingt-quatre heures :

$$
\text{Oxygène absorbé...}
\begin{cases}
\text{fleurs entières ....} & 8,5 \\
\text{organes sexuels ....} & 16,3
\end{cases}
\quad \text{vol.}
$$

6° Fleurs de millepertuis mises en expérience pendant vingt-quatre heures :

$$
\text{Oxygène absorbé...}
\begin{cases}
\text{fleurs entières..............} & 7,5 \\
\text{organes sexuels..............} & 8,5
\end{cases}
\quad \text{vol.}
$$

7° Fleurs d'*Hibiscus speciosus* mises en expérience pendant douze heures :

$$
\text{Oxygène absorbé...}
\begin{cases}
\text{fleurs entières ....} & 5,4 \\
\text{organes sexuels ....} & 6,3
\end{cases}
\quad \text{vol.}
$$

8° Fleurs de *Cobœa scandens* mises en expérience pendant vingt-quatre heures :

$$
\text{Oxygène absorbé...}
\begin{cases}
\text{fleurs entières ....} & 6,5 \\
\text{organes sexuels ....} & 7,5
\end{cases}
\quad \text{vol.}
$$

9° Fleurs mâles de courge mises en expérience pendant vingt-quatre heures :

$$\text{Oxygène absorbé}\ldots \begin{cases} \text{fleurs entières} \ldots\ldots\ldots\ldots\ldots & 7,6 \\ \text{étamines} \ldots\ldots\ldots\ldots\ldots\ldots & 16 \end{cases} \text{vol.}$$

De Saussure a fait des expériences de même genre sur trois espèces d'arum ; les résultats qu'il a obtenus présentent un grand intérêt.

1° *Arum maculatum.* Une fleur *entière*, placée dans une cloche pleine d'air et renversée sur le mercure, exhala assez de vapeur pour obscurcir, en peu d'instants, les parois du vase. Cette fleur, laissée en expérience pendant vingt-quatre heures, absorba 30 volumes d'oxygène.

La *même* fleur ayant été replacée une seconde fois sous la même cloche, n'absorba plus, dans les vingt-quatre heures, que 5 volumes d'oxygène.

Cette observation est un fait important, en ce qu'elle démontre que l'absorption de l'oxygène suit, dans l'arum, la même marche paroxystique que la *température propre* de la plante.

Une fleur d'*Arum maculatum* fut divisée en trois parties ; chacune d'elles fut mise séparément en expérience pendant vingt-quatre heures :

$$\text{Oxygène absorbé}\ldots \begin{cases} \text{1}^{\text{re}}\text{ partie, spathe} \ldots\ldots\ldots\ldots\ldots & 5\,\text{vol.} \\ \text{2}^{\text{e}}\text{ partie, massue ou étamines stériles.} & 30 \\ \text{3}^{\text{e}}\text{ partie, organes sexuels mâles et fe-} & \\ \quad \text{melles fertiles} \ldots\ldots\ldots\ldots\ldots & 132 \end{cases}$$

2° *Arum dracunculus.* De Saussure se contente de dire qu'il a obtenu des résultats du même genre avec cette espèce d'*Arum*, originaire des îles Baléares.

3° *Gouet serpentaire.* La fleur entière, mise en expérience pendant vingt-quatre heures, absorba 13 volumes d'oxygène.

L'absorption de la serpentaire a été beaucoup moins considérable que celle de l'*Arum maculatum*; mais, d'abord, ce dernier a une *température* beaucoup plus élevée, et en second lieu, la fleur de la serpentaire est munie d'une spathe plus volumineuse.

Une fleur de serpentaire fut divisée en quatre parties; chacune d'elles fut mise séparément en expérience pendant vingt-quatre heures :

		vol.
	1ʳᵉ partie, spathe.............	0,5
Oxygène absorbé.	2ᵉ partie, massue.............	26
	3ᵉ partie, organes mâles........	135
	4ᵉ partie, organes femelles......	10

De tous ces faits, nous pouvons conclure que :

1° Toutes les fleurs absorbent de l'oxygène et exhalent sensiblement un égal volume d'acide carbonique ;

2° Une même fleur absorbe moins d'oxygène à l'état de bouton qu'après son épanouissement complet ;

3° Chez les fleurs d'espèces différentes, la consommation d'oxygène parait être d'autant plus forte que leur *règne* est plus court ;

4° Dans les fleurs monoïques, les fleurs *mâles* consomment plus d'oxygène que les fleurs femelles ;

5° Dans une fleur complète, les organes sexuels consomment plus d'oxygène que la corolle, et les organes mâles plus que les organes femelles.

Tous ces faits, et surtout ceux qui se rapportent aux diverses espèces d'*Arum*, prouvent que la consommation d'oxygène est toujours en rapport direct avec la *tempé-*

rature propre de la fleur ou de la portion de fleur mise en expérience.

Par leur respiration, les graines et les fleurs se placent donc réellement à côté des animaux, elles empruntent de l'oxygène à l'air ambiant, brûlent leur carbone et une partie de leur hydrogène ; comme eux aussi, elles perdent, par leur surface, de l'eau qui s'échappe sous forme de vapeur. Les causes de la chaleur qu'elles développent sont les mêmes que celles dont nous avons étudié l'action dans les principales conditions physiologiques de la vie des animaux.

C. **Végétation**. La plante emprunte, au sol qui la porte et à l'air qui l'entoure, tous les éléments nécessaires à la constitution de son organisme. Les racines lui apportent, par la séve ascendante, de l'eau, des sels, de l'aci le carbonique libre ou engagé dans des combinaisons diverses et des produits ammoniacaux fournis surtout par les engrais. Par toutes ses parties vertes, et surtout par les feuilles, la plante prend à l'atmosphère de l'eau, des composés ammoniacaux, *peut être* de l'azote à l'état de corps simple, et de l'acide carbonique *pendant le jour*.

Sous l'influence de la radiation solaire, la plante décompose l'acide carbonique puisé dans l'atmosphère et aussi celui de la séve ascendante ; elle fixe dans ses tissus la totalité du carbone rendu libre, et exhale incessamment de l'oxygène ; revivifiant ainsi, conformément à la belle observation de Priestley, l'air vicié par la respiration des animaux. Les végétaux n'absorbent l'acide carbonique par leurs feuilles, et ne le décomposent que *pendant le jour*, et dans les lieux éclairés par la lumière du soleil. La manière dont les parties vertes des plantes se comportent au daguerréotype démontre que cette réduction de l'acide carbonique s'accomplit sous l'influence de la portion chimique de la radiation solaire. La décomposition d'acide carbonique et l'exhalation d'oxygène sont d'ailleurs d'autant plus considérables que les végétaux sont plus fortement éclairés. L'insolation directe n'est pourtant pas indispensable ; l'action désoxydante des parties vertes, quoique moins intense, s'exerce aussi à la lumière diffuse ; beaucoup de végétaux restent toujours à l'ombre et ne diffèrent des autres que par un développement moins rapide. De Saussure pensait qu'indépendamment du carbone, les végétaux fixent à peu près la moitié de l'oxygène de l'acide carbonique absorbé par les feuilles et décomposé pendant le jour.

Les plantes assimilent aussi les éléments de l'eau absorbée par leurs racines et par leurs feuilles. Ingenhousz pensait que, sous l'influence de la lumière solaire, les parties vertes décomposent l'eau et exhalent une partie de leur oxygène ; de Saussure, au contraire, croyait que l'eau est fixée en nature sans subir de décomposition préalable. Cette question importante a été bien éclairée par les travaux de M. Boussingault. Dans deux beaux mémoires (1) consacrés à l'étude des phénomènes chimiques de la *germination* et de la *végétation*, ce savant a comparé la composition de la graine avec celle de la jeune plante qui en provient. Il résulte de ses analyses que,

____

(1) *Ann. de chim. et de phys.*, 2ᵉ série, t. LXVII, p. 5, et t. LXIX, p. 353.

pendant la *végétation*, la plante gagne du carbone, de l'hydrogène et de l'oxygène; dans quelques cas, l'hydrogène et l'oxygène ainsi fixés sont dans les rapports nécessaires pour faire de l'eau, mais ordinairement l'oxygène, dont la plante s'est enrichie, n'est pas en quantité assez considérable pour brûler tout l'hydrogène assimilé. Les recherches de M. Boussingault démontrent donc que, conformément aux idées de Ingenhousz et contrairement à celles de de Saussure, la plante, sous l'influence de la radiation solaire, décompose de l'acide carbonique et de l'eau, et exhale tout l'oxygène de l'acide carbonique réduit en même temps qu'une portion de l'oxygène de l'eau fixée dans ses tissus.

Pendant la nuit, et dans toutes les circonstances où elles sont maintenues dans l'obscurité, les plantes absorbent de l'oxygène par leurs feuilles et exhalent de l'acide carbonique. Pour Ingenhousz, de Saussure et Dutrochet, l'acide carbonique ainsi fourni par les végétaux provenait de la combinaison de l'oxygène absorbé avec le carbone de leurs tissus, était le résultat d'une véritable combustion. Dans cette manière de voir, les plantes jouiraient d'une double respiration; l'une *diurne* et caractérisée par une action de *réduction*, l'autre *nocturne*, analogue à celle des animaux et se résumant en une *combustion* de carbone. La plante serait ainsi, comme Pénélope, condamnée à défaire la nuit tout l'ouvrage du jour; son développement ne traduirait, en définitive, que l'excès du travail de composition diurne sur le travail de décomposition nocturne. Cette interprétation des faits est aujourd'hui complétement abandonnée; tout démontre que, dans l'obscurité, la plante n'agit pas. Au moment même où le végétal est soustrait à l'action de la partie chimique de la radiation solaire, il cesse de décomposer l'acide carbonique. Mais ses sucs et ses lacunes contiennent encore beaucoup d'acide carbonique, soit libre, soit dissous, apporté par la séve ascendante ou absorbé par les parties vertes, qui n'a pas encore été réduit. Il s'établit alors, par voie d'endosmose, un double courant gazeux qui chasse au dehors de l'acide carbonique tout formé, et le remplace par de l'oxygène emprunté à l'atmosphère ambiante. Dans l'obscurité, la plante est passive, sa surface extérieure est un filtre qui laisse passer les gaz sans leur faire subir aucune espèce d'action chimique. Dans leurs recherches expérimentales sur la *végétation* des plantes submergées (1), MM. Cloez et Gratiolet ont démontré que, dans l'obscurité, les parties vertes des végétaux ne *font pas de l'acide carbonique.*

La respiration des plantes en pleine végétation est donc caractérisée par des phénomènes *inverses* de ceux que nous avons constatés dans la respiration des animaux. Les premières réduisent de l'eau et de l'acide carbonique, et exhalent de l'oxygène ; les seconds absorbent de l'oxygène, et brûlent le carbone et l'hydrogène des matériaux de leur sang. Si là s'arrêtaient les phénomènes physico-chimiques de la nutrition de ces deux grandes classes d'êtres vivants, l'animal devrait produire de la chaleur, le végétal devrait, au contraire, en consommer, et se maintenir constamment à une température *inférieure* à

____

(1) *Ann. de chim. et de phys.,* 3ᵉ série, t. XXXII, p. 41.

celle du milieu ambiant. Mais, tandis que la digestion fournit à l'animal, tout formés à l'avance, les principes immédiats de ses organes, les racines et les feuilles n'introduisent dans les plantes que les *éléments minéraux* à l'aide desquels elle devra, elle-même et de toutes pièces, fabriquer ses tissus.

Au moyen des quatre éléments : carbone, hydrogène, oxygène, azote, qu'elle puise dans la terre et dans l'atmosphère à l'*état minéral*, la plante forme cette masse de principes immédiats organiques, ternaires et quaternaires, acides, alcalins et neutres, qui composent ses organes, nagent suspendus ou dissous dans ses sucs propres, et sont de vrais dépôts de matières alimentaires pour les animaux et de médicaments précieux pour l'homme. A côté de la réduction de l'acide carbonique et de l'eau, il se passe donc, dans les végétaux, un grand travail de composition, des réactions chimiques importantes, nombreuses, dont la nature n'est pas encore bien définie, mais dont l'existence est hautement proclamée par les produits qui en dérivent. Ces actions chimiques, si multipliées et si diverses, fournissent à la plante la chaleur nécessaire pour décomposer l'acide carbonique et l'eau, évaporer ses liquides, et maintenir sa température au-dessus de celle du milieu ambiant.

D'après les belles observations de M. Dutrochet, les phénomènes de *température propre* des parties vertes ne sont réellement sensibles que dans les jeunes pousses en voie de formation, c'est-à-dire là où s'exécutent réellement les actions chimiques de composition. La *température propre* de ces parties vertes va croissant à mesure que le soleil s'élève au-dessus de l'horizon ; puis elle s'abaisse graduellement dans la soirée pour devenir à peine sensible et même disparaître complétement dans la nuit. La signification de tous ces faits nous parait évidente ; ils prouvent, d'une manière incontestable, que la chaleur produite par les végétaux est la conséquence immédiate des réactions chimiques provoquées, entretenues par la radiation solaire, et nécessaires à la formation de ses tissus.

Ainsi, à quelque période de son développement que la plante soit parvenue, qu'on l'étudie pendant la germination ou pendant la végétation, dans ses parties vertes ou dans ses organes de reproduction, toujours on trouve que, chez elle comme chez l'animal, les phénomènes physico-chimiques de la nutrition sont les vraies sources de la chaleur qu'elle produit.

CONCLUSIONS GÉNÉRALES.

Depuis l'animal le plus haut placé dans l'échelle zoologique jusqu'au dernier zoophyte, depuis la plante la plus parfaite jusqu'au végétal le plus simple, l'être vivant, pris dans les conditions physiologiques normales de son existence et de son développement, et protégé contre l'action réfrigérante de l'évaporation, se montre, partout et toujours, doué d'une température supérieure à celle de l'air ou de l'eau qui l'entoure. La production de chaleur est le fait le plus général et le plus constant de la vie. Mais la vie ne se maintient qu'à la condition d'une action continuelle et réciproque du milieu ambiant et de l'être organisé l'un sur l'autre. C'est dans l'étude de ces rapports nécessaires et incessants de l'être vivant avec tout ce qui l'entoure que nous avons dû chercher, et que nous avons trouvé la cause réelle de cette production de chaleur si remarquable et si bien démontrée.

L'animal emprunte de l'oxygène au milieu ambiant, et brûle les matériaux organiques que la digestion verse dans son sang. Ces combustions lentes, complètes ou incomplètes, dont les produits sont éliminés par les voies respiratoires, la peau et les divers émonctoires de l'économie, lui fournissent toute la chaleur nécessaire pour maintenir sa température.

Les graines et les fleurs prennent place à côté des animaux. Comme eux, elles absorbent de l'oxygène, brûlent des matières organiques, et produisent de la chaleur.

Du moment où commence, et tant que dure le mouvement de végétation, la plante puise, dans la terre par ses racines et dans l'air par ses feuilles, de l'eau, des sels, de l'ammoniaque et de l'acide carbonique. Avec ces éléments *minéraux* elle fabrique, de toutes pièces, les matières *organiques* nécessaires à son développement, et destinées à former ultérieurement la base de l'alimentation des animaux. Ce travail d'association d'éléments *minéraux*, empruntés au sol et à l'atmosphère, a pour but et pour résultat la production de *la molécule organique*; les parties vertes des végétaux ne possèdent pas d'autre source de chaleur.

FIN.

TABLE DES FIGURES.

TABLE DES MATIÈRES.